诱发式脑-机接口技术

印二威　〔加〕蒂姆·泽埃尔　江　京　著

国家自然科学基金青年科学基金项目(61703407)
科技委智创基金(18-163-00-TS-003-007-01)

科学出版社
北　京

内 容 简 介

本书主要介绍诱发式脑-机接口技术。全书共12章，主要内容包括：SSVEP特征机理研究与SSVEP-BCI优化，基于听触觉的非视觉P300-BCI方法，基于P300和SSVEP的多模态BCI，基于P300和ErrP的多模态BCI等。本书是作者在多项国家自然科学基金项目和科技委创新特区项目支持下取得的研究成果的总结，意在推动脑-机接口理论与应用的发展，对于人-机混合智能的机理研究和脑-机智能融合系统的应用具有一定的科学意义。

本书可作为高等院校与科研院所中从事人-机混合智能、生物信息处理、多模态交互等技术工作人员的参考书，尤其可供直接从事脑-机接口技术研究的科研人员、研究生和高年级本科生参考学习使用。

图书在版编目（CIP）数据

诱发式脑-机接口技术/印二威，〔加〕蒂姆·泽埃尔(Tim Zeyl)，江京著. —北京：科学出版社，2020.11

ISBN 978-7-03-064618-7

Ⅰ. ①诱… Ⅱ. ①印… ②蒂… ③江… Ⅲ. ①脑科学-人-机系统-研究 Ⅳ. ①R338.2②TP11

中国版本图书馆CIP数据核字(2020)第043505号

责任编辑：孙伯元 / 责任校对：王 瑞
责任印制：吴兆东 / 封面设计：迷底书装

科学出版社 出版
北京东黄城根北街16号
邮政编码：100717
http://www.sciencep.com

北京中石油彩色印刷有限责任公司 印刷
科学出版社发行 各地新华书店经销

*

2020年11月第 一 版 开本：720×1000 1/16
2021年 3 月第二次印刷 印张：13 3/4
字数：261 000

定价：99.00元

（如有印装质量问题，我社负责调换）

前　言

脑-机接口(brain-computer interface, BCI)可通过检测大脑神经活动来识别人的意图，并将其转换成计算机控制指令，从而实现人脑与外部设备的交互控制。近年来，BCI 技术已经应用在康复医疗、军事装备、载人航天等诸多领域，其重要的科学研究价值和广泛的应用前景受到国内外众多学者的关注。作为 BCI 领域的主要分支之一，诱发式 BCI 具有操控简单、高效和多目标的信息传输等特点，引起学术界的广泛关注。近年来，尽管诱发式 BCI 技术的研究已经取得了较大进展，信息传输速率得到了显著提高，但是其系统的通信控制能力仍难以满足实际应用的需求。为了推动诱发式 BCI 技术的实用化，本书以脑-机通信速率的提高为目标牵引，以基于稳态视觉诱发电位(steady-state visually evoked potential, SSVEP)、P300 事件相关电位(event-related potential, ERP)和错误相关电位(error-related potential, ErrP)的 BCI 系统为研究对象，主要从诱发特征电位神经机制、动态停止策略、多模态刺激诱发范式和多模态特征电位融合方法四个方面展开研究。

本书第 1 章简要介绍 BCI 技术领域现状及本书涉及的诱发式 BCI 的研究思路。第 2 章以 SSVEP 特征电位为例，在相对理想实验条件下对诱发特征电位神经机制进行探索研究，并提出 SSVEP-BCI 优化设计策略的建议。第 3、4 章重点考虑被试状态变化对诱发式 BCI 系统性能的影响，针对 SSVEP-BCI 提出动态反馈机制和动态停止策略，有效提高了传输速率。第 5 章结合人脑多模态感知整合现象，提出一种基于听觉和触觉同步刺激的非视觉 P300-BCI，首次验证多模态刺激对提升诱发式 BCI 系统性能的作用，拓展了诱发式 BCI 系统的优化设计思路。第 6～8 章采用混合 BCI 研究思路，从准确率、目标选择速度到可选目标数逐步深入，提出三个基于 P300 和 SSVEP 的混合 BCI 系统，从不同侧面实现了诱发式 BCI 系统性能的显著提升。第 9～11 章将 ErrP 引入 P300-BCI 中，并设计自动纠错机制和半监督自适应方法。值得注意的是，第 11 章首次通过听觉诱发 ErrP，并将其应用于听觉 BCI 中设计自动纠错机制，显著提高听觉 P300-BCI 的通信效率。第 12 章对本书的工作进行系统总结，并提出未来诱发式 BCI 的研究方向和研究思路。

作为诱发式 BCI 技术方面的专著，本书总结了作者十年来的研究成果，引用了相关文献的观点，希望能够促进国内脑-机接口及其相关领域的研究，并对从事相关领域研究的人员有所帮助。在作者的学术研究过程中，许多人给予了无私的帮助。首先要感谢国防科技大学周宗潭教授、胡德文教授和多伦多大学 Tom Chau 教授三位导师的指导，感谢清华大学高小榕教授、天津大学明东教授、华东理工大学金晶教授、中国科学院半导体研究所王毅军研究员几位 BCI 研究先驱一直以来的关心、支持和信任，感谢许敏鹏、陈小刚、陈勋、张杨松、张宇、陈远方、黄肖山、徐仁几位一同成长的学术挚友的陪伴。本书部分计算过程和数据源于已公开发表的论文，在此对相关专家和学者表示感谢。此外，本书的撰写得到了王怡静、裴育、邓徐韬几位研究生同学的帮助，在此一并表示感谢。

本书的研究工作还得到了国家自然科学基金青年科学基金项目(61703407)和科技委智创基金(18-163-00-TS-003-007-01)的资助，在此表示感谢。

由于作者水平有限，书中难免存在不足之处，望广大读者批评指正。

目　　录

第1章　绪　　论

1.1　BCI 技术概述

大脑是人类神经系统的中心，负责控制人类的认知与感知、运动与协调等多种神经活动。具有严重运动功能障碍而脑功能正常的患者，尽管有着正常的意识活动，但却无法与外界进行交流，处于一种“自锁”状态。此类疾病包括肌萎缩性侧索硬化(amyotrophic lateral sclerosis, ALS)、脊髓损伤(spinal cord ingury, SCI)、脑干中风(brainstem stroke, BS)和脑瘫(cerebral palsy, CP)，以及在病情晚期所产生的闭锁综合征(locked-in syndrome, LIS)等。患有该类疾病的患者不但自身处于一种极度痛苦的状态，也给家庭和社会增添了沉重的负担。为了帮助这些患者恢复自身与外界环境的通信和交流控制能力，改善他们的生活状况，神经工程科学家提出了一种新的通信渠道——BCI。BCI 技术通过检测、判别大脑信号中不同神经活动所体现出来的对应模式来识别人的意图，并将其转换成计算机可以执行的控制指令，从而实现人脑与外界的交流和对环境的控制。如图 1.1 所示，BCI 技术与常规外周神经通道不同，是一种不依赖外周神经和肌肉参与的、与大脑直连的新型通信接口系统[1,2]。

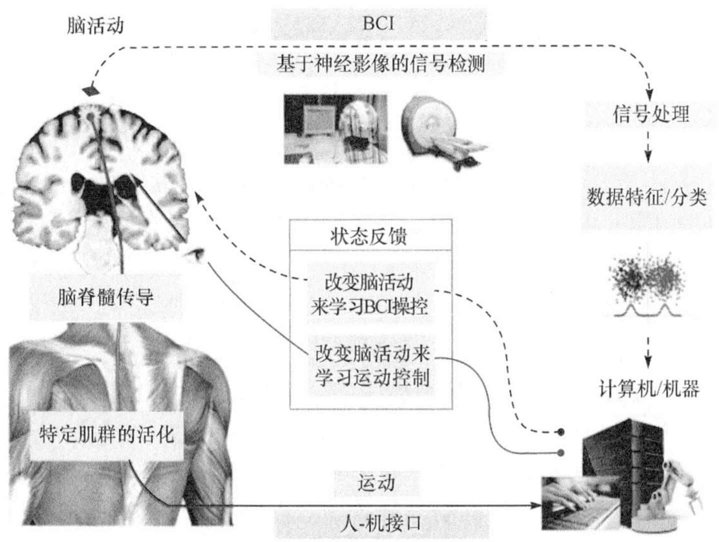

图 1.1　BCI 技术与外周神经通道的对比示意图[3]

—▸外周神经系统通路；- - ▸BCI 通路

典型的BCI系统一般由信号采集、信号处理和指令输出三个模块组成(图1.2)。其中，信号采集模块负责采集和放大脑源信号，并将信号传送至信号处理模块；信号处理模块用于完成对大脑信号的去噪、特征提取以及分类等操作；指令输出模块可以将信号处理结果翻译成相应的控制命令，并发送至外部设备。

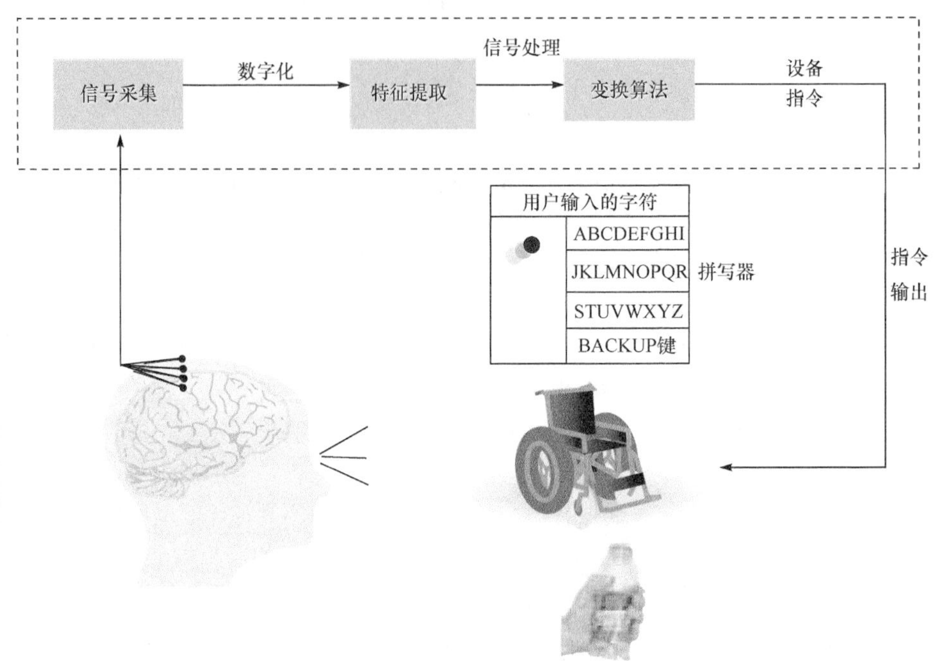

图1.2 BCI系统的基本结构[2-4]

BCI技术综合了认知神经科学、心理学、计算机科学、信息科学以及生物医学工程等多种学科，是一个高度交叉的科学领域和前沿热点研究方向。自20世纪70年代BCI技术提出以来，随着相关学科的快速发展，BCI技术和理论研究已经取得了长足的进展[5-7]。目前，BCI技术已由最初用于帮助运动神经疾病患者建立与外界交流的辅助运动通道，发展到了医疗、康复、军事、娱乐等诸多领域，有着重要的科学研究价值和广泛的应用前景，受到国内外学者的广泛关注[7]，具体来说有以下四个方面。

(1) 对于无法通过医疗手段完全康复的、有严重运动功能障碍疾病的患者，BCI技术是其当前实现与外部世界交流控制的重要途径之一[6,8,9]。近年来，科学家基于BCI技术开发出了意念打字系统[10-12]、脑控假肢与机械臂系统[13-15]、脑控智能轮椅系统[16-19]以及脑控网页浏览器[20]等一批辅助控制系统。其中，最引人注意的是2012年Hochberg等设计的植入式脑控机械手臂抓取系统[14]。在该报道中，一名四肢瘫痪的患者利用BCI技术成功完成了通过意念控制喝饮料的任务

(图 1.3(a))。随后，在“重新行走计划”(Walk Again Project)项目的支持下，巴西科学家 Nicolelis 带领的国际 BCI 团队设计了一种“脑控机械衣”，使一名瘫痪青年在2014年巴西世界杯上成功实现了行走，完成为世界杯开球的任务(图 1.3(b))。

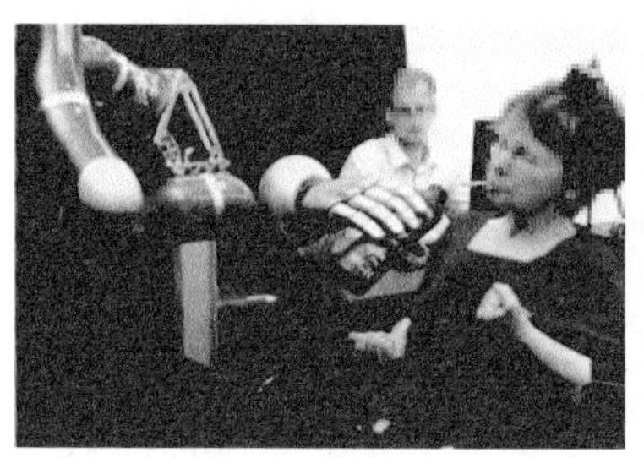

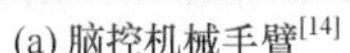

(a) 脑控机械手臂[14]

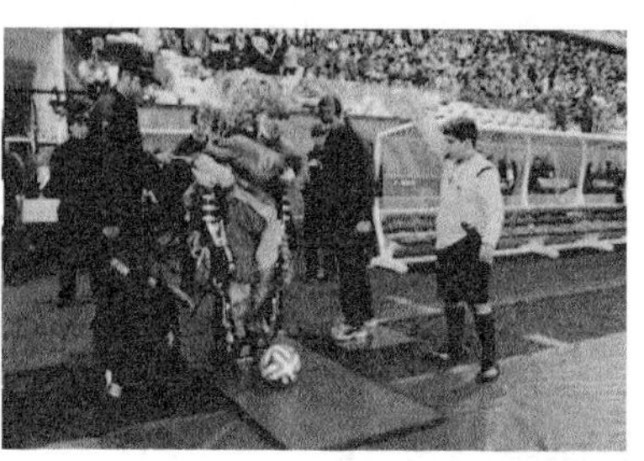

(b) 脑控机械衣

图 1.3　BCI 技术在辅助运动领域的应用

(2) BCI 技术可实时解读大脑活动，并反馈给用户，这使其成为康复工程领域中的一种新型的技术手段。BS 患者的某些大脑皮层区域受到损伤后丧失了对相应肢体的控制能力。根据大脑可塑性原理，可以通过特定动作的运动想象方式，加强对相应脑功能区的刺激，促进其修复再生长。目前，康复工程领域的科学家已证实，患者在康复运动任务中的专注度对其恢复速度有着很大的影响。BCI 技术将患者意图所对应的运动模式通过机械装置[21-23]或虚拟现实技术[24]实时反馈给患者，使原本枯燥的康复训练过程变得有趣，可以极大地提高患者对康复任务的专注度，加快恢复速度。此外，心理健康也日渐受到人们的关注，BCI 技术对心理状态的实时监测能力可以帮助具有心理疾病或心理处于亚健康状态的患者监控并调整心理状态[25-27]。目前，美国的 Emotiv 公司、NeuroSky 公司以及加拿大的 InteraXon 公司等已经注意到 BCI 技术在心理健康方面巨大的市场潜力，生产了相应的脑信号采集设备，以及用于心理状态检测、康复训练的应用软件。

(3) BCI 技术在增强人的认知感知和运动能力方面的巨大潜力，引起了各国军方在武器装备研发方面的广泛关注[28-30]。美国国防高级研究计划局(Defense Advanced Research Projects Agency, DARPA)早在 20 世纪 70 年代就开始立项，对 BCI 技术在军事上的应用展开研究。在增强运动能力方面，DARPA 研发了可携带重武器的脑控外骨骼技术(图 1.4(a))，并开展了通过意念实现对重武器、战车、无人飞机等装备的控制研究。为了提高战场上士兵之间的通信协调能力，DARPA 计划通过“意念头盔”(thought helmet)实现士兵大脑之间的直连通信(图 1.4(b))，进而取代通话和手语等传统的通信方式。在提高士兵感知能力方面，DARPA 计划利用脑控高精度望远镜装置，将士兵的视角扩大到 120°，可视距离扩大至 10km。此外，DARPA 更是致力于研究如何通过 BCI 技术调控士兵的情感，将其用于士兵训练和士兵战后心理疾病的治疗。美国国家航空航天局(National Aeronautics and Space Administration, NASA)和欧洲太空局(European Space Agency, ESA)将 BCI 技术作为未来空间任务战略性计划的重要部分之一，并于 2012 年合作投资，用于太空中 BCI 技术的应用技术研究，同时计划设计更加安全可靠的通信控制系统，以适应太空多变的环境。

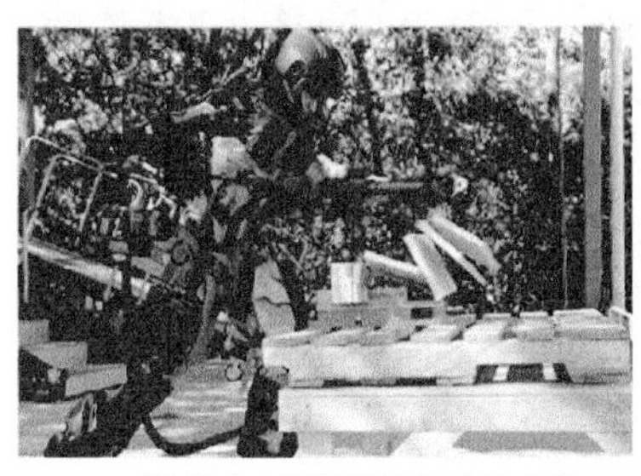
(a) 可携带重武器的脑控外骨骼系统

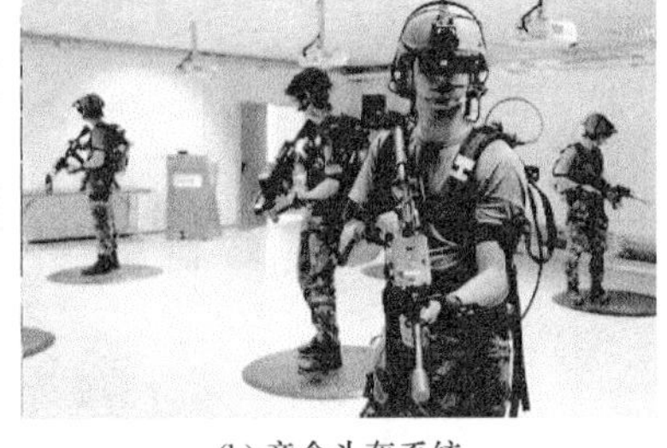
(b) 意念头盔系统

图 1.4 BCI 技术在军事上的应用

(4) 在 BCI 系统的操控过程中，用户对意念控制的新奇体验使其在娱乐游戏领域存在着巨大的潜在市场价值[31-36]。在实验室环境下，研究人员已经设计了多款视频对战游戏[31]，实现了通过脑控机械臂下国际象棋[33]，并将 BCI 与虚拟现实技术结合来设计角色扮演游戏等。然而，在商品化过程中，BCI 游戏对信号采集设备的成本和佩戴便捷性，以及玩家对游戏的操控感和认知负荷要求等方面具有较高要求。目前，市场上已有 NeuroSky、Emotiv 等硬件设备公司开发的多款游戏，如 PND(Personal Neuro Device)公司基于 Android 系统推出的“UpCake”和“Neuronauts”等 BCI 视频游戏产品，软件开发商 Puzzlebox 与 NeuroSky 公司合作推出的脑控直升机等硬件操控游戏产品。此外，BCI 技术在手机游戏市场的巨大潜力已经引起了手机制造商三星公司的重视，目前该公司已开始着手开发相关的 BCI 硬件设备。

随着相关学科技术的发展，BCI 技术的研究不仅将在上述工程领域有着重要的应用价值，其成果也必将对其他相关学科的发展和交叉产生巨大的推动作用。尤其是在认知科学与心理学等领域的研究中，BCI 技术可以作为一种重要的研究手段，并成为了解、维护和改造大脑的重要技术基础。

1.2 BCI 的分类与类型特点分析

随着 BCI 技术研究的进一步深入，目前出现了多种类型的 BCI，其分类方式也不尽相同。例如，根据系统工作模式的不同，可以将其分为同步 BCI 或异步

BCI；根据大脑信号的产生是否依赖外围神经和肌肉，也可以将其分为独立 BCI 与非独立 BCI。目前，在 BCI 研究领域中最为常见的两种分类方法则是基于大脑信号采集技术手段和大脑信号产生方式。

1.2.1　基于大脑信号采集技术手段的分类

自最初提出至今，BCI 技术经历了一个快速发展过程。研究人员建立了基于不同信号采集手段的多种 BCI。按照大脑信号采集技术手段不同，BCI 系统可分为非植入式 BCI、半植入式 BCI 和植入式 BCI 三类[6]。如图 1.5 所示，非植入式 BCI 所用的信号采集技术包括脑电图(electroencephalography, EEG)[9,37-40]、功能磁共振成像(functional magnetic resonance imaging, fMRI)[41,42]、经颅多普勒超声(transcranial Doppler, TCD)[43-45]、脑磁图(magnetoencephalography, MEG)[46]，以及最近发展的近红外光谱成像(near-infrared spectroscopy, NIRS)[47-50]等；半植入式 BCI 通常采用脑皮层电图(electrocorticography, ECoG)作为信号源[51-53]；而植入式 BCI 则通常利用局部场电位(local field potential, LFP)[54,55]和单个动作电位(single-unit action potential, SUAP)[55]。

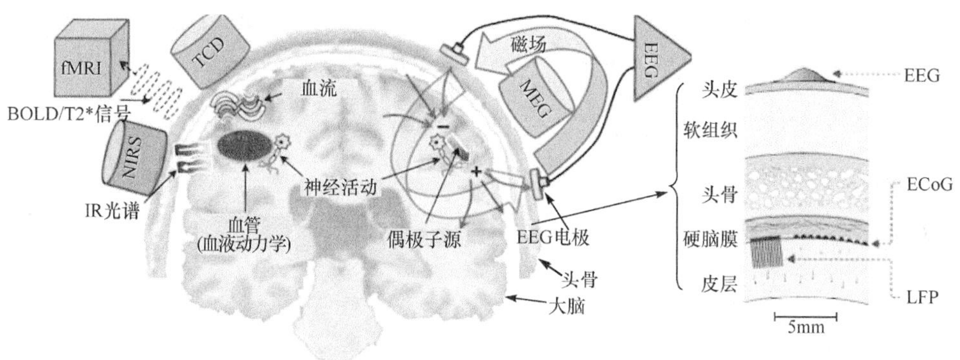

图 1.5　多种大脑信号采集技术对比示意图[3, 56]

虽然半植入式 BCI 和植入式 BCI 可以通过电极直接和大脑皮层接触，或穿过大脑皮层获得信噪比较高的信号，但是被试需要进行开颅手术植入电极，植入手术不仅有风险，而且存在一定的社会伦理问题。目前，基于 ECoG 的半植入式 BCI 应用于病人的临床实验极少，而植入式 BCI 仅适用于实验室动物的 BCI 研究。相比之下，非植入式 BCI 具有操作简单、安全等优点，十分有利于 BCI 技术的推广。虽然非植入式 BCI 的信号传感器距离信号源较远，噪声较大，但是随着人们对大脑功能研究的不断深入，以及信号处理技术的不断进步，大脑信号的处理算法已经达到一定水平。这为非植入式 BCI 的推广及相关产品的实际生活应用提供了技术基础。

1924 年，德国科学家 Berger 首次将 EEG 用于采集人类(其儿子)大脑活动电信号；1973 年，Vidal 等发表第一篇基于 EEG 的 BCI 文章；之后，EEG 信号已成为非植入式 BCI 最主要的信号源[39]。EEG 之所以被广泛应用于 BCI 的研究中，主要归因于其无损伤、易于采集、时间分辨率高等优点。EEG 信号采集设备主要包括脑电放大器、电极帽和电极等。如图 1.6 所示，电极的安放一般采用国际通用的 10-20 标准布置。EEG 信号采集设备的生产厂商主要为美国 Neuroscan、奥地利 g.tec 以及德国 BP(Brain Products)等公司。本书部分实验研究所采用的是 BP 公司的 Brain Products GmbH 脑电放大器和 actiCAP 主动电极(图 1.7)。

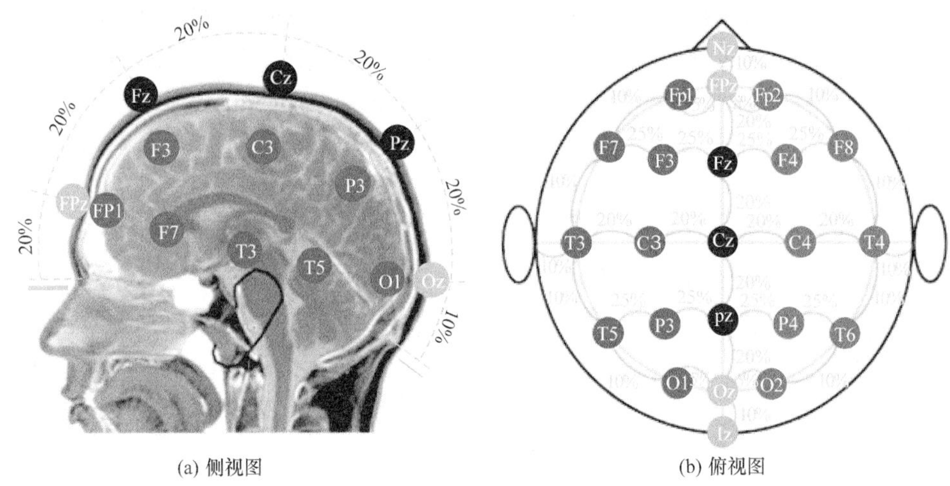

(a) 侧视图　　　　(b) 俯视图

图 1.6　国际 10-20 电极导联标准

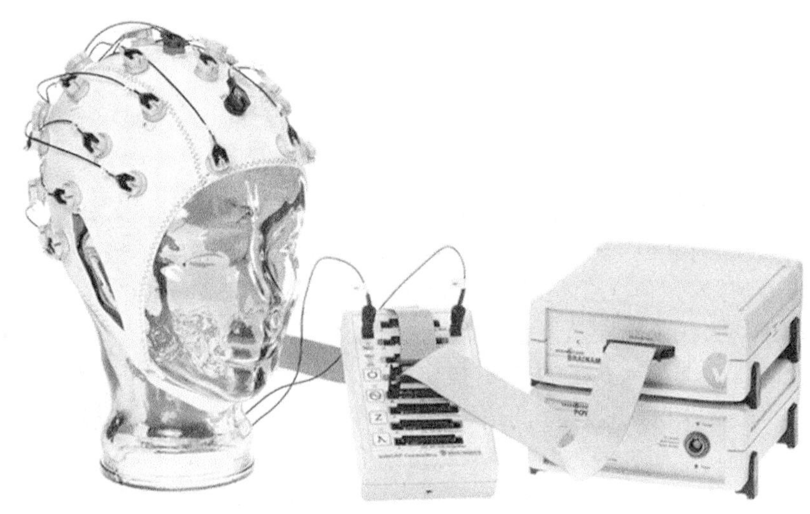

图 1.7　EEG 信号采集装置

1.2.2 基于大脑信号产生方式的分类

第一次 BCI 国际会议根据大脑信号产生方式的不同将 BCI 系统分成两大类，即自发式 BCI 和诱发式 BCI[1]。其中，自发式 BCI 的输入信号完全来自被试的自发脑电，即通过被试主动执行特定的大脑意识活动任务，产生相应的特征电位。被试所执行的认知任务主要包括运动想象(motor imagery, MI)[57-59]、音乐想象(music imagery)[47, 60, 61]、心算(mental arithmetic)[48]，以及用于改变皮层慢电位(slow cortical potential, SCP)的意念控制任务[62-64]等。自发式 BCI 的特点是被试自主地控制大脑特征电位变化，不需要外部刺激，直接实现对外部设备的控制，但被试通常需要进行大量的训练，而且系统性能很容易受被试身体状况、情绪、病情等各种因素的影响。诱发式 BCI 主要通过外部刺激诱使大脑皮层相应部位的电活动产生变化，形成特征电位信号，进而实现 BCI 通信。诱发式 BCI 的特征信号主要包括 SSVEP、P300 事件相关电位和错误相关电位等。大脑处在一个具有复杂刺激的外部环境中，且被试心理活动受到影响，这导致基于主动认知任务的自发式 BCI 的通信能力较差。相比之下，诱发式 BCI 技术更为成熟，被试几乎不用进行特殊训练就可诱发得到特征电位。同时操控任务相对于认知任务简单很多，被试只需要了解刺激呈现方式，然后对目标刺激做出相应的感知和认知反应即可。不仅如此，诱发式 BCI 可以很容易地实现多目标选择控制。在该类 BCI 系统运行过程中，不同的刺激代表不同的可选命令，被试通过直接关注目标刺激来实现相应命令的选择与输出。然而，基于 MI 的自发式 BCI 系统只能支持 2～6 类命令的信息传输，并且随着可选命令数的增加，任务复杂度明显提高，准确率也显著下降[65]。对于多命令控制场合，自发式 BCI 只能通过多步选择的方式来弥补这方面的系统缺陷。因此，近年来诱发式 BCI 受到更多关注，其中基于 ERP 和 SSVEP 的 BCI 技术研究最为广泛。

1.3 基于 EEG 的诱发式 BCI

1.3.1 刺激模态分析

我们生活在具有多种模态刺激的环境中，时刻接收并处理着这些来自外界的刺激。同样地，可用于诱发特征电位的刺激也是多种多样的，总结起来主要包括视觉、听觉、触觉、嗅觉和味觉五种刺激模态。如图 1.8 所示，视觉功能区主要位于大脑枕叶区域；听觉功能区主要位于双侧颞叶区域的 Broca 和 Wernicke 两个脑功能区，95%的人的听觉功能区位于左半脑[66-71]；触觉功能区主要位于中央后回；嗅觉功能区位于大脑中部的深处；味觉功能区主要位于顶叶岛盖和脑岛前部。

其中，嗅觉和味觉通路相对其他三种感知通路欠发达，刺激实施困难且实效性不强。目前尚未出现基于嗅觉和味觉刺激 BCI 的相关报道。视觉是人类五种感知模态中最为发达的感知通路，因此在诱发式 BCI 的研究中，基于视觉刺激的 BCI 技术研究最为广泛[65]。随着对视觉 BCI 技术研究的深入，人们逐渐发现，视觉刺激在执行过程中对视线的依赖较大，这导致其难以应用于运动功能障碍疾病晚期和失去视线控制能力的患者，或者一些视觉通路已经被占用的场合。近年来，为了满足视觉刺激受限情况下 BCI 技术的可行性，研究人员开始了基于听觉和触觉双重刺激的 BCI 技术研究。

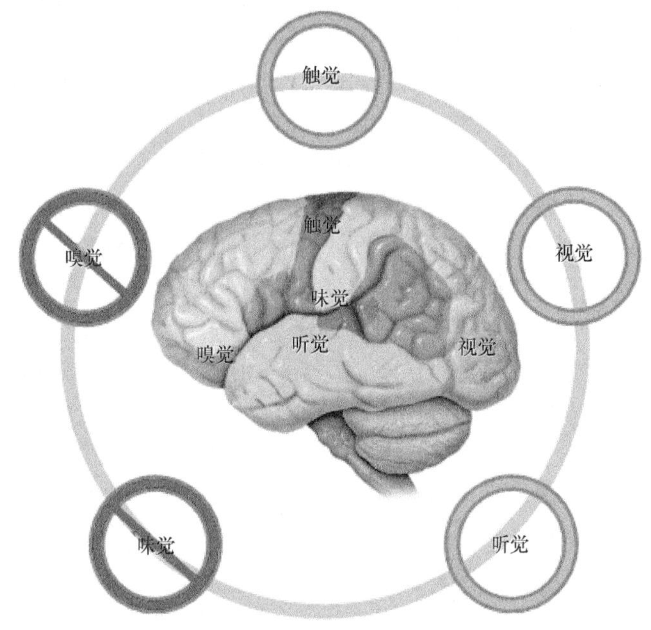

图 1.8　五种可能成为诱发式 BCI 的刺激模态

1.3.2　SSVEP-BCI 技术

SSVEP 是一种由特定频率的周期性视觉刺激调制产生的特征电位。当被试受到外界周期性闪烁刺激时，其大脑枕部初级视觉皮层会产生相应频率的调制信号。如图 1.9(a)所示，当被试注视某一个特定频率的闪烁目标时，被试所产生的 EEG 信号在该频率及其 2、3 次谐波处的能量均会有明显增强。通常位于视场中心的 SSVEP 频率特征最为强烈，并呈近似高斯分布逐渐向外衰减[72]，所以被试需要直视刺激物，并且减弱对非目标刺激的选择性注意。可用于诱发 SSVEP 的视觉刺激频率一般在 6～50Hz，分为低频段(6～12Hz)、中频段(12～30Hz)和高频段(30～50Hz)。SSVEP 特征响应强度随频率增加呈减弱趋势[73]。

首个 SSVEP-BCI 系统由清华大学的 Gao 等提出[74, 75]。SSVEP-BCI 的经典刺激界面如图 1.9(b)所示，系统采用 EEG 信号与刺激频率在频域上匹配分析的方法，检测信号频域特征最为明显的频率值，确定 EEG 信号的调制频率及其所对应的刺激目标。视觉刺激的光源可以由独立的发光二极管(light emitting diode, LED)，或者 CRT、LED、LCD 电脑显示器等设备提供。虽然独立 LED 刺激模块相比于显示器可以设置更多的刺激频率，但是系统需要外接单片机才可实施对 LED 模块的控制，这对硬件有较高的要求，频率参数修改的不便也增加了系统的复杂度。随着电脑显示技术的发展，电脑显示器逐渐成为 SSVEP-BCI 研究的主流刺激光源[76]。它不仅具有稳定高效的信息传输能力，而且不需要对被试进行训练(甚至不需要训练目标识别算法)，这也使得 SSVEP-BCI 技术在 BCI 领域获得了更广泛的关注。目前，SSVEP-BCI 已被用于字符输入[77]、智能轮椅控制[78, 79]、假肢控制[80]、电脑游戏[36]等系统意念控制的开发设计。值得注意的是，由于受到电脑屏幕刷新率和刺激频率的限制，SSVEP-BCI 系统可选目标数较少(通常少于 12)。为了减轻 SSVEP-BCI 对目标数的限制，研究人员在刺激模式的设计上开展了大量的研究。

触觉和听觉通路远不如视觉通路发达，难以被相应模态的周期性刺激信号调制。虽然目前已有基于触觉周期性刺激的 BCI 研究报道(所诱发的特征电位称为稳态体感电位(steady-state somatosensory potential, SSSEP)[81])，但是其目标识别准确率仅略高于随机概率值，难以实现有效的目标识别与通信控制。

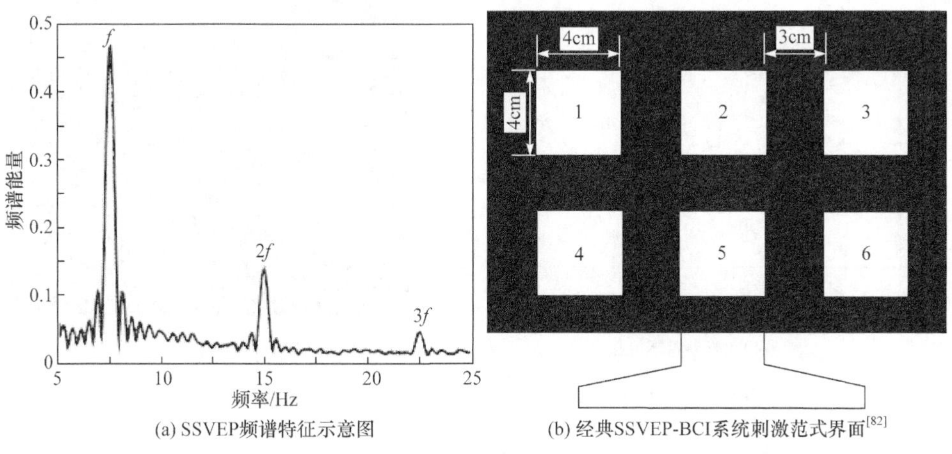

(a) SSVEP频谱特征示意图 (b) 经典SSVEP-BCI系统刺激范式界面[82]

图 1.9 SSVEP 频谱特征示意图与经典 SSVEP-BCI 系统刺激范式界面[82]

1.3.3 P300-BCI 技术

P300 是一种由特定随机刺激范式(“oddball”范式)诱发的瞬时特征电位信号[83]。“oddball” 范式包含两种刺激，一种为出现概率很大的标准刺激(非目标刺激)，另一种为小概率出现的偏差刺激(目标刺激)。该范式中，目标刺激与非目标刺激随机出现。当目标刺激突然出现时，被试对其出现没有预期，将会产生类似惊讶的心理响应。这种心理响应会诱发大脑神经元放电，进而产生具有特定波形和潜伏期的 ERP 特征电位。ERP 波形与刺激事件具有锁时性(time-locked)，并与被试和刺激方式有着密切关系。如图 1.10(a)所示，ERP 波形主要分为早期成分和晚期成分。早期成分与小概率目标刺激所引发的感知上的新奇性(surprise)有着密切关系，表现为大脑对外部刺激直接的应激反应，没有经过高级认知过程的加工，潜伏期一般在 300ms 左右，主要包括 N1、P1、N2、P2 等特征成分；晚期成分主要反映了被试主动识别目标刺激过程中的心理活动，与人的认知过程有着密切关系，潜伏期大于 300ms，主要包括 P300 和 LPC 成分等。潜伏期越长说明被试的认知处理过程所耗时间越长，认知任务越复杂[84]。在对 ERP 成分的描述中，P 表示正波，N 表示负波，P300 则表示潜伏期为 300ms 左右的正波。在基于 ERP 的 BCI 研究中，该成分对目标分类的贡献率最大，也最为稳定，故学术界将此类 BCI 范式称为 P300-BCI。需要注意的是，在 P300-BCI 的研究中，人们并没有只局限于利用 P300 波，而是同时综合运用了其他 ERP 成分，且主要采用刺激发生后 0～800ms 的数据用于目标识别。

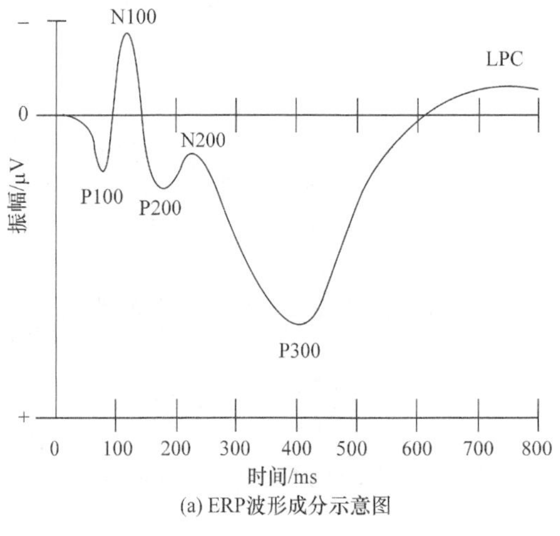

(a) ERP波形成分示意图

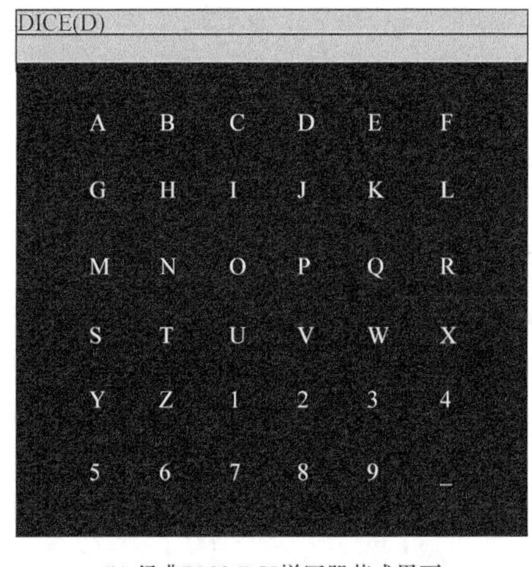

(b) 经典P300-BCI拼写器范式界面

图 1.10　ERP 波形成分示意图与经典 P300-BCI 拼写器范式界面[88]

视觉在人的五种感知通路中最为发达，当前 P300-BCI 技术的研究仍主要集中于视觉刺激。由于 P300-BCI 较容易实现多目标控制，学者们多将其应用于基于BCI的字符输入系统的研究中。P300-BCI拼写器是P300-BCI中最经典的系统，由 Farwell 等在 1988 年共同提出[10]。如图 1.10(b)所示，经典的 P300-BCI 拼写器由 6×6 的字符矩阵组成，包括 26 个英文字母、1～9 数字及一个控制键。该范式采用行列随机闪烁的方式对被试施加视觉刺激，这也是之后被广泛传用的行/列

(row/column, RC)范式。在 P300-BCI 拼写器的字符拼写过程中，被试只需要注视想要拼写的字符，并在心里默念该字符上刺激出现的次数。系统将被试大脑信号中 ERP 特征最为明显的行和列交叉处的字符判定为目标字符。P300-BCI 拼写器虽然不需要被试进行训练，但是需要在使用前采集一定量的数据用于 ERP 分类器的离线训练。由于存在背景噪声的影响，ERP 单次识别的准确率相对较低，常常需要采用多次循环闪烁取均值的方法来提高准确率，加之单次循环闪烁的刺激时间也会随着系统可选目标数的增多而增加，P300-BCI 拼写器的目标选择速度受到了极大的限制。自 P300-BCI 拼写器提出之后，国内外 BCI 研究学者在其性能优化方面展开了深入的研究。

随着 BCI 研究和应用领域的拓展，人们对 BCI 系统提出了诸多要求。近年来，考虑到部分应用场合视觉刺激受到限制，越来越多的研究人员开始关注基于听觉和触觉双重刺激的 P300-BCI 技术研究[85-87]。

1.3.4 ErrP-BCI 技术

ErrP 是错误发生时诱发的一种事件相关电位[89]，具有非常典型的波形特征，包含一个短时负向波峰、一个短时正向波峰和一个长时负向尾迹。这种波形通常出现在个体执行有一定时间紧迫感的任务并且错误行为发生时或者发生后 100～150ms。不同被试测得的 ErrP 波形却非常相似，其在额中央区的振幅达到最大。它被认为与大脑的错误监控系统有关，这种特征电位不仅会在个体犯错时被激活，在动作监控过程中外部因素发生错误时也会被激活[90,91]。Schalk 等证明了 MI-BCI 任务中的错误，表现出与 ErrP 的错误一致性，使得 ErrP 在 BCI 研究中成为人们研究大脑电位的一大热点[92]。Ferrez 等的研究显示，由前一天采集的数据训练得到的分类器在检测 ErrP 时准确率较高，并且在被试之间的个体差异较小[93]。至此，研究人员对 ErrP 的研究热情越发高涨。

我们知道，ErrP 只存在于错误监测过程中，因此目前对 ErrP 的研究大多集中在辅助手段的应用上，即通过将 ErrP 融入其他模式的 BCI 范式中，增加一道检测环节来保证分类结果的正确性，从而提升系统的鲁棒性。直到近几年 ErrP 才被用于实时驱动任务中的行为改进[94]。2017 年，MIT 的研究团队通过监测 ErrP 信号，实现了 BCI 机器人实时闭环的手臂控制[95]。

1.3.5 诱发式 BCI 的性能评价指标

评价 BCI 系统性能的指标有很多种，如系统的通用性、便携性、图形用户界面(graphical user interface, GUI)的友好性、成本等。作为通信接口系统的一种，BCI 系统通信效率尤为重要。本书主要从脑机通信速率的角度出发，着重研究 BCI 系统性能的优化方法和理论。实际应用中，诱发式 BCI 主要提供了目标选择功能，属于离散通信控制系统(图 1.11)。因此，在对诱发式 BCI 系统性能的评估中，重点关注系统的三个基本指标，即系统所能提供的可选目标数 N、目标识别准确率 P 及单次目标选择时间 T。

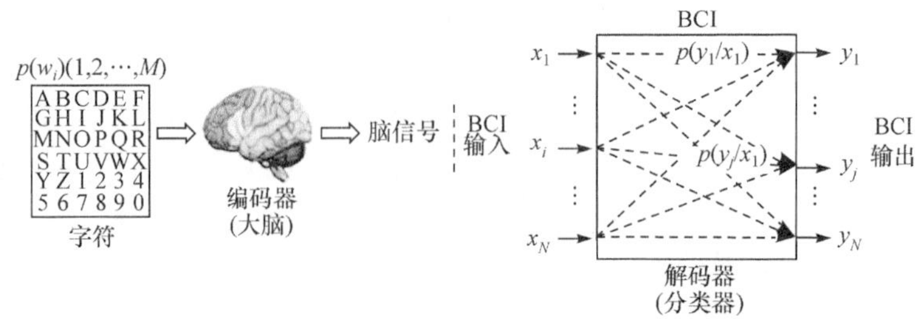

图 1.11 诱发式 BCI 系统信息传输过程示意图[97]

系统空闲状态时没有信息传输，在计算位率时将其忽略不计，即 $N = M$

(1) 可选目标数 N。BCI 系统可选目标数通常定义为系统可以输出的命令类别数，并在计算系统性能时设定为常数 N。可选目标数是衡量一个 BCI 系统是否可以完成特定操控任务的必要条件，直接关系到系统的完备性和执行效率。具体来说，如果 N 小于控制任务对可选命令数的要求，系统将是不完备的；如果 N 大于控制任务对可选命令数的要求，必然会出现占用系统资源的空操作，降低系统通信效率[96]。由此可见，可选目标数是诱发式 BCI 系统优化设计的前提，十分重要。然而，在 BCI 系统性能评估过程中，可选目标数很少被单独比较并深入讨论，并没有引起足够的重视。不仅如此，在基于多步选择的 BCI 系统中，N 应取值为单步选项数还是系统最终输出的可选目标数，至今仍无统一说法。但由于中间选择过程并没有完成与外界的通信，所以作者同意文献[97]中的观点：将 BCI 系统看成黑箱子问题，只关注系统最终可选目标数。

(2) 目标识别准确率 P。目标识别准确率的高低直接影响着 BCI 系统通信的可行性和可靠性，它与可选目标数在系统优化设计过程中有着密切的关系。理想情况下，目标识别的随机概率值为 $1/N$，即可选目标数越多，目标被正确识别的可能性也就越小。因此，随着可选目标数的增多，准确率的提高也变得越发困难。除此之外，与准确率密切相关的评价指标还有错误率、混淆矩阵方法、被试者工作特性(receiver operating characteristic，ROC)曲线，以及 Kappa 系数等。目标识别准确率是 BCI 系统最重要的评价指标之一，直接反映了系统输出命令的正确性，在 BCI 研究中的应用最为广泛。

(3) 单次目标选择时间 T。单次目标选择时间定义为 BCI 系统输出单个命令所需的时间。在经典诱发式 BCI 系统中，T 被设置为常数。然而，在目标选择时间的动态优化设计研究中，T 会随着被试的状态发生改变。在这种情况下，T 通常采用计算平均目标选择时间的方法进行估计。值得注意的是，关于 T 是否应该包括两个目标选择之间用于系统反馈和提示的停顿时间，学者们说法不一。在本书中，作者认为在执行连续目标选择任务过程中(如字符拼写[65, 98]、机械臂或轮椅控制[78, 80, 99]等)，该停顿时间不可避免，应该根据系统实际运行情况将其纳入性能指标的计算中。

当以上三个基本性能指标均达到最优时，可以认为系统性能达到了最佳状态。不难得知，这三者之间存在一种矛盾与折中的关系，即其中一个指标的改善常以其他两个性能指标的牺牲为代价。因此，仅使用基本指标已经不再满足 BCI 系统性能评价的要求。

信息传输率(information transfer rate, ITR)最初用于通信领域中测量系统的通信和计算速率[100]，由 Wolpaw 等引入到 BCI 领域[101, 102]。由于同时兼顾了可选目标数、目标识别准确率，以及单次目标选择时间这三个基本性能指标，ITR 已经成为 BCI 研究中评估系统通信速率最常用的综合评价指标之一。在计算 ITR 之前，首先需要计算单次目标选择所传输的信息量，即位率(bitrate, B)。其计算公式如下：

$$B = \log_2 N + P\log_2 P + (1-P)\log_2\left[(1-P)/(N-1)\right] \tag{1.1}$$

其中，B 的单位是 bit/selection。公式(1.1)成立的先决条件需要基于下列理想化假设[97]。

(1) BCI 系统具有无记忆性(与之前的选择结果无关)，是稳定离散的信息传输通道。

(2) 所有可选目标的被选概率相同：$p(w_i) = 1/N$。

(3) 所有可选目标的分类准确率相同：$p(y_i \mid x_i) = p(y_j \mid x_j)$。

(4) 可选目标之间的错误分类概率相同：$p(y_j \mid x_i)_{j\neq i} = \left[1 - p(y_i \mid x_i)\right]/(N-1)$。

由公式(1.1)可知，当 $P \leqslant 1/N$ 时，$B=0$，表示没有信息传输。ITR 的大小代表了单位时间系统输出的信息量，计算公式如下：

$$\mathrm{ITR} = B\left(60/T\right), \quad T = t_{\mathrm{s}} + t_{\mathrm{b}} \tag{1.2}$$

其中，ITR 的单位为 bit/min；单次目标选择时间 T 的单位为 s，包括单次目标选择的刺激时间 t_{s} 和两次选择之间的停顿时间 t_{b}。

由公式(1.1)和公式(1.2)可知，ITR 随着 P 和 N 的增大而增大，随着 T 的增大而减小。考虑到这三个基本性能指标相互制约的关系，在特定诱发式 BCI 系统中，ITR 与三个基本性能指标的相互关系常会呈相反趋势变化[96]。例如，在基于 RC 编码的 P300-BCI 拼写器系统中，当 N 大于特定值时，系统刺激时间 T(与 $\sqrt{N}$ 呈正比关系)的增长速度比位率 B(与 $\log_2 N$ 呈正比关系)的增长速度快，这使得系统 ITR 存在下降的可能。

当 BCI 系统具有纠错功能时，系统操作过程中每发生一次错误，则至少需要两个额外的控制命令(一个用于删除错误输出，一个用于正确命令的选择)进行补救。当全部错误被纠正后任务结束时，准确率 P 为 100%。此时，ITR 可表示为

$$\mathrm{ITR} = \log_2 N / T \tag{1.3}$$

假设准确率稳定在 P，目标选择任务由 M 个命令组成，用户在纠正所有选择错误后表示完成任务。此时，需要的总命令数 M' 可用迭代公式表示为

$$M' = M + 2M(1-P) + 2\left[2M(1-P)\right](1-P) + \cdots = M\frac{1}{2P-1}, \quad P > 0.5 \tag{1.4}$$

每个命令的期望选择时间可以表示为

$$T' = \frac{T}{2P-1}, \quad P > 0.5 \tag{1.5}$$

将公式(1.3)代入公式(1.5)，可以得到实际 ITR (practical ITR, PITR)的表达式：

$$\mathrm{PITR} = \log_2 N / T' = \begin{cases} (2P-1)\log_2 N / T, & P > 0.5 \\ 0, & P \leqslant 0.5 \end{cases} \tag{1.6}$$

除此之外，与 ITR 和 PITR 类似，Furdea 等提出了用选项数代替位数的思想，定义了字符率(symbol rate, SR)的概念[86]，并在考虑了系统纠错时间后，推导得到了写入字符率(written symbol rate, WSR)的计算公式[86, 103]。

当前，研究人员在 BCI 系统性能评估中采用了不同的评价指标，或者对相同性能指标存在不同的理解，致使诱发式 BCI 相关文献对系统性能的评价标准仍存在较大争议，难以进行相关领域研究成果的性能比较。本书建议在 BCI 系统的性能评估中采用相同的评价标准，这样不仅便于学术成果的对比，也有助于促进 BCI 领域研究的良性发展。

1.4 诱发式 BCI 研究方法分析

诱发式 BCI 是离散通信控制系统中的一种。脑机通信速率的提升贯穿着该领域理论研究与优化设计的全过程，被视为首要研究目标。为了推动诱发式 BCI 技术向实用化方向发展，研究人员致力于实现更快、更稳定以及更多样的目标识别方法。

近年来，随着相关理论和技术的发展，诱发式 BCI 的通信效率和实用性已经有了显著提高。其中，系统 ITR 最高已经超过了 200 bit/min[104-106]。可选目标数最多已经可以实现与电脑键盘按键数量相当，甚至更多的目标选项数[103, 107, 108]。

经过足够长的刺激时间，目前可以实现控制命令的无错输出[96, 109]。然而，当前BCI系统的通信控制能力相比于传统的辅助运动系统和通信系统仍有较大差距，难以满足运动功能障碍患者像正常人一样活动，或者增强健康人运动和感知能力的现实需求。

目前，诱发式BCI的研究重心仍集中在信号处理算法和刺激范式的设计研究上，即通过挖掘模式识别算法和范式设计的潜力，做到对大脑神经活动更快速、更准确、更鲁棒的识别。然而，诱发式BCI的信号处理研究，以及对传统范式的优化改进正逐步接近瓶颈状态，采用传统的研究思路和优化思想难以使BCI系统的通信速率再有较大的性能跃升。为了克服现有诱发式BCI研究方法的局限，更加有效地提高BCI的通信速率，本书的主要研究思路如下。

1. 基于脑电特征电位神经机制的诱发式BCI优化方法研究

从工程角度看，BCI系统性能虽然有了巨大的提升，但是缺乏对其背后内在神经机制的研究，BCI技术的发展逐渐触碰到了天花板。诱发式BCI，SSVEP、P300和ErrP等脑电特征电位神经机制的探索对诱发范式设计、脑电特征模式算法、脑电信号采集系统设计等方面的研究无疑具有扎实的指导意义。清华大学BCI团队对SSVEP脑电特征电位神经机制的持续研究有效促进了SSVEP-BCI信号处理算法和诱发刺激范式设计技术的发展[75,106]，也使得SSVEP-BCI在BCI三大范式(SSVEP、P300、MI)中的发展最为显著。美国东田纳西州立大学和我国华东理工大学BCI团队对P300脑电特征电位神经机制的探索，使得P300-BCI刺激范式设计、神经编码机制、通道选择方法等方面均得到了较大发展，促进了P300-BCI在ALS患者中的临床应用[110]。本书以SSVEP的神经机制探索为例，追本溯源提出了对SSVEP-BCI优化设计的方法建议。

2. 基于被试状态变化的诱发BCI动态优化机制研究

在诱发式BCI的操控过程中，被试的任务可分为感知任务和认知任务两种。例如，在SSVEP-BCI中，被试只需要直接注视特定频率的视觉刺激即可执行感知任务；而在P300-BCI中，被试则既需要执行感知任务(对刺激事件的关注)，又需要执行认知任务(针对目标刺激事件特定的心理响应)。目前，已有研究结果表明，被试对SSVEP-BCI中目标刺激中心专注程度的提高有助于增强目标刺激频率的响应，减小周围非目标刺激频率的干扰，进而有效提高SSVEP-BCI系统的准确率[111, 112]。此外，在P300-BCI的研究中，研究人员发现被试对目标刺激认知任务部分的专注度提高可以有效增强ERP特征电位晚期成分的振幅，进而提高系统目标选择的可分性[113]。然而，在以往的诱发式BCI研究中，学者们的研究重心主要集中在BCI系统本身的优化设计与改进上，被试对诱发式BCI系统性能影响研究方面却没有得到足够的重视。增强被试对目标刺激事件的关注程度主要可以通过增强目标和非目标的区分度以及提供实时信息反馈等方式实现。因此，为了提高诱发式 BCI 的系统性能，本书从动态停止(dynamic stopping, DS)策略和动态反馈机制两方面研究了基于被试状态变化的诱发式 BCI 动态优化机制。

3. 基于多模态感知整合现象的诱发式 BCI 刺激范式设计研究

由于人类的视觉通路最为发达，最容易引起大脑的响应，所以诱发式 BCI 的研究仍主要采用视觉刺激。近年来，随着 BCI 研究的进步，人们发现在用户失去了视线控制能力或者在对外部设备操控过程中难以同时注视视觉刺激的应用场合中，基于视觉刺激的诱发式 BCI 系统通信速率急剧下降，实用性难以得到保障。为了克服视觉刺激带来的局限，BCI 研究人员也逐渐开始了对基于听觉和触觉双重刺激的诱发式 BCI 技术的研究。我们已经知道，基于单模态刺激的 BCI 很难通过刺激模式的优化使系统性能再有较大提高。然而最近的研究发现，多模态的刺激可以使负责相应感知功能的脑区同时被激活，进而增强人对外界刺激的响应，这种现象称为多模态感知整合(multisensory integration)现象[114, 115]。多模态感知整合现象的存在，从侧面证明了采用多模态刺激的方式可能会增强大脑对刺激事件的响应程度，进而提高诱发式 BCI 的目标识别准确率。本书以触觉和听觉两种刺激模态为例，研究了非视觉 P300-BCI 刺激范式的设计方法。

4. 基于多模态脑电特征电位的诱发式混合 BCI 研究

在对传统通信控制系统的研究中，我们不难发现对多模态互补信息的合理利用往往可以实现系统性能的明显提升。Pfurtscheller 等于 2010 年首次提出了一种新的 BCI 研究方法与路线，称为混合 BCI (hybrid BCI)[116]。混合 BCI 是由一种单模态 BCI 与至少一个以上的其他通信控制系统所构成的新型通信控制系统[116-118]。混合 BCI 理论为 BCI 技术的研究与优化设计提供了一种新的思路。该系统应具有以下四个方面的特性[116]。

(1) 直接性：系统必须依靠从大脑直接采集的信号。

(2) 意念控制能力：系统中至少采用一种大脑信号，作为系统的输入。

(3) 实时性：系统必须具有对大脑信号的实时处理能力。

(4) 反馈能力：用户必须可以获得其通信控制意图成功与否的结果反馈。

混合 BCI 系统的设计至少需要达到在某一方面优于单模态 BCI 系统的目的。如图 1.12 所示，混合 BCI 按照组成结构可以分为多种类型。例如，按照各模态信号组合的时序特点，可分为并行(simultaneously)式和串行(sequentially)式混合 BCI 系统[117, 118]。并行式混合 BCI 系统主要用于提高脑机通信速率，即通过多模态输入信号的信息互补，在不损害其他性能指标的前提下实现系统控制功能的增加，通信可靠性和鲁棒性的提高或者通信速度的提升(图 1.12(b)和(c))；串行式混合 BCI 系统考虑的应用场景与异步控制类似，由一个提供连续控制的输入信号和另一个用于提供开关信号(图 1.12(a)、(d)、(f))或者选择确认信号(图 1.13(e)、(g))等功能的分时控制输入组成，用于实现控制状态切换。本书基于 SSVEP、P300 和 ErrP 三种脑电特征电位，分别采用并行和串行方式提出了一系列混合 BCI 系统范式。

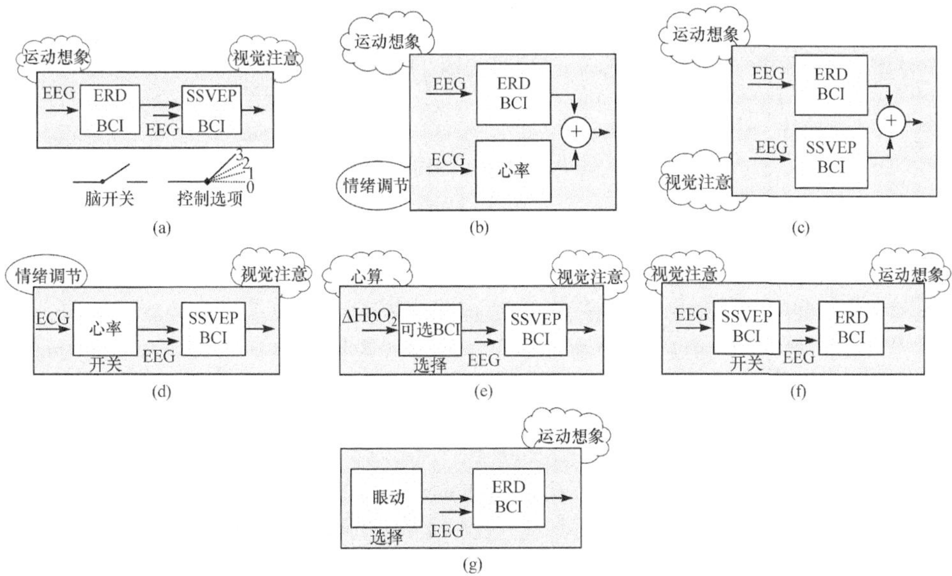

图 1.12　混合 BCI 系统的系统组成结构类型列举[116]

参 考 文 献

[1] Wolpaw J R, Birbaumer N, Heetderks W J, et al. Brain-computer interface technology: A review of the first international meeting [J]. IEEE Transactions on Rehabilitation Engineering, 2000, 8: 164-173.

[2] Allison B Z, Wolpaw E W, Wolpaw J R. Brain-computer interface systems: Progress and prospects [J]. Expert Review of Medical Devices, 2007, 4: 463-474.

[3] Min B K, Marzelli M J, Yoo S S. Neuroimaging-based approaches in the brain-computer interface [J]. Trends in Biotechnology, 2010, 28: 552-560.

[4] Wolpaw J R, Birbaumer N, McFarland D J, et al. Brain-computer interfaces for communication and control [J]. Clinical Neurophysiology, 2002, 113: 767-791.

[5] Nicolas-Alonso L F, Gomez-Gil J. Brain computer interfaces, a review [J]. Sensors, 2012, 12: 1211-1279.

[6] Burns A, Adeli H, Buford J. Brain-computer interface after nervous system injury [J]. The Neuroscientist, 2014, 20: 639-651.

[7] Lance B J, Kerick S E, Ries A J, et al. Brain-computer interface technologies in the coming

decades [J]. Proceedings of the IEEE, 2012, 100: 1585-1599.

[8] Bamdad M, Zarshenas H, Auais M A. Application of BCI systems in neurorehabilitation: A scoping review [J]. Disability and Rehabilitation: Assistive Technology, 2015, 10(5):1-10.

[9] Moghimi S, Kushki A, Guerguerian A M, et al. A review of EEG-based brain-computer interfaces as access pathways for individuals with severe disabilities [J]. Assistive Technology: The Official Journal of Resna, 2012, 25: 99-110.

[10] Farwell L A, Donchin E. Talking off the top of your head: Toward a mental prosthesis utilizing event-related brain potentials electroencephalogram [J]. Clinical Neurophysiology, 1988, 70: 510-523.

[11] Fazel-Rezai R, Allison B Z, Guger C, et al. P300 brain computer interface: Current challenges and emerging trends [J]. Frontiers in Neuroengineering, 2012, 5 (14):14.

[12] Riccio A, Mattia D, Simione L, et al. Eye-gaze independent EEG-based brain-computer interfaces for communication [J]. Journal of Neural Engineering, 2012, 9: 045001.

[13] Pfurtscheller G, Solis-Escalante T, Ortner R, et al. Self-paced operation of an SSVEP-based orthosis with and without an imagery-based "brain switch" : A feasibility study towards a hybrid BCI [J]. IEEE Transactions on Neural Systems and Rehabilitation Engineering, 2010, 18: 409-414.

[14] Hochberg L R, Bacher D, Jarosiewicz B, et al. Reach and grasp by people with tetraplegia using a neurally controlled robotic arm [J]. Nature, 2012, 485: 372-375.

[15] Onose G, Grozea C, Anghelescu A, et al. On the feasibility of using motor imagery EEG-based brain-computer interface in chronic tetraplegics for assistive robotic arm control: A clinical test and long-term post-trial follow-up [J]. Spinal Cord, 2012, 50: 599-608.

[16] Li J, Liang J, Zhao Q, et al. Design of assistive wheelchair system directly steered by human thoughts [J]. International Journal of Neural Systems, 2013, 23: 1350013.

[17] Li Y, Pan J, Wang F, et al. A hybrid BCI system combining P300 and SSVEP and its application to wheelchair control [J]. IEEE Transactions on Biomedical Engineering, 2013, 60: 3156-3166.

[18] Li J, Ji H, Cao L, et al. Evaluation and application of a hybrid brain computer interface for real wheelchair parallel control with multi-degree of freedom [J]. International Journal of Neural Systems, 2014, 24: 1450014.

[19] Kaufmann T, Herweg A, Kübler A. Toward brain-computer interface based wheelchair control utilizing tactually-evoked event-related potentials [J]. Journal of NeuroEngineering and Rehabilitation, 2014, 11: 7.

[20] Yu T, Li Y, Long J, et al. Surfing the internet with a BCI mouse [J]. Journal of Neural Engineering, 2012, 9: 036012.

[21] Daly J J, Cheng R, Rogers J, et al. Feasibility of a new application of noninvasive brain computer interface (BCI): A case study of training for recovery of volitional motor control after stroke [J]. Journal of Neurologic Physical Therapy, 2009, 33: 203.

[22] Broetz D, Braun C, Weber C, et al. Combination of brain-computer interface training and goal-directed physical therapy in chronic stroke: A case report [J]. Neurorehabil and Neural Repair, 2010, 24: 674-679.

[23] Daly I, Billinger M, Laparra-Hernández J, et al. On the control of brain-computer interfaces by users with cerebral palsy [J]. Clinical Neurophysiology, 2013, 124: 1787-1797.

[24] Wang H, Song Q, Zhang L, et al. Design on the control system of a gait rehabilitation training robot based on brain-computer interface and virtual reality technology [J]. International Journal of Advanced Robotic Systems, 2012, 9: 121-128.

[25] Wang X, Nie D, Lu B. Emotional state classification from EEG data using machine learning approach [J]. Neurocomputing, 2014, 129: 94-106.

[26] Lin Y, Yang Y, Jung T. Fusion of electroencephalographic dynamics and musical contents for estimating emotional responses in music listening [J]. Frontiers in Neuroscience, 2014, 8: 94.

[27] Liu Y, Wu C, Cheng W, et al. Emotion recognition from single-trial EEG based on kernel Fisher's emotion pattern and imbalanced quasiconformal kernel support vector machine [J]. Sensors, 2014, 14: 13361-13388.

[28] Kotchetkov I S, Hwang B Y, Appelboom G, et al. Brain-computer interfaces: Military, neurosurgical, and ethical perspective [J]. Neurosurgical Focus, 2010, 28: E25.

[29] Rudolph A. Military: Brain machine could benefit millions [J]. Nature, 2003, 424: 369.

[30] Hoag H. Neuroengineering: Remote control [J]. Nature, 2003, 423: 796-798.

[31] Lecuyer A, Lotte F, Reilly R B, et al. Brain-computer interfaces, virtual reality, and videogames [J]. Computer, 2008, 41: 66-72.

[32] Bonnet L, Lotte F, Lécuyer A. Two brains, one game: Design and evaluation of a multiuser BCI video game based on motor imagery [J]. IEEE Transactions on Computational Intelligence and AI in Games, 2013, 5: 185-198.

[33] Kaplan A Y, Shishkin S L, Ganin I P, et al. Adapting the P300-based brain-computer interface for gaming: A review [J]. IEEE Transactions on Computational Intelligence and AI in Games, 2013, 5: 141-149.

[34] Marshall D, Coyle D, Wilson S, et al. Games, gameplay, and BCI: The state of the art [J]. IEEE Transactions on Computational Intelligence and AI in Games, 2013, 5: 82-99.

[35] Chumerin N, Manyakov N V, Vliet M, et al. Steady-state visual evoked potential-based computer gaming on a consumer-grade EEG device [J]. IEEE Transactions on Computational Intelligence and AI in Games, 2013, 5: 100-110.

[36] Legény J, Viciana-Abad R, Lécuyer A. Toward contextual SSVEP-based BCI controller: Smart activation of stimuli and control weighting [J]. IEEE Transactions on Computational Intelligence and AI in Games, 2013, 5: 111-116.

[37] Millan J D R, Ferrez P W, Galan F, et al. Non-invasive brain-machine interaction [J]. International Journal of Pattern Recognition and Artificial Intelligence, 2008, 22: 959-972.

[38] Michel C M, Murray M M. Towards the utilization of EEG as a brain imaging tool [J]. NeuroImage, 2012, 61: 371-385.

[39] Hwang H J, Kim S, Choi S, et al. EEG-based brain-computer interfaces: A thorough literature survey [J]. International Journal of Human-Computer Interaction, 2013, 29: 814-826.

[40] Akcakaya M, Peters B, Moghadamfalahi M, et al. Noninvasive brain-computer interfaces for augmentative and alternative communication [J]. IEEE Reviews in Biomedical Engineering,

2014, 7: 31-49.

[41] Sitaram R, Weiskopf N, Caria A, et al. fMRI brain-computer interfaces [J]. IEEE Signal Processing Magazine, 2008, 25: 96-106.

[42] Bucolo M, Rance M, Muscarello A, et al. Brain connectivity networks and fMRI brain-computer interface [J]. International Journal of Bioelectromagenetism, 2012, 14: 154-161.

[43] Myrden A, Kushki A, Sejdic E, et al. A brain-computer interface based on bilateral transcranial Doppler ultrasound [J]. PLoS One, 2011, 6: e24170.

[44] Myrden A, Kushki A, Sejdic E, et al. Towards increased data transmission rate for a three-class metabolic brain-computer interface based on transcranial Doppler ultrasound [J]. Neuroscience Letters, 2012, 528: 99-103.

[45] Aleem I, Chau T. Towards a hemodynamic BCI using transcranial Doppler without user-specific training data [J]. Journal of Neural Engineering, 2013, 10: 016005.

[46] Mellinger J, Schalk G, Braun C, et al. An MEG-based brain-computer interface[J]. NeuroImage, 2007, 36: 581-593.

[47] Power S D, Falk T H, Chau T. Classification of prefrontal activity due to mental arithmetic and music imagery using hidden Markov models and frequency domain near-infrared spectroscopy [J]. Journal of Neural Engineering, 2010, 7: 026002.

[48] Power S D, Kushki A, Chau T. Towards a system-paced near-infrared spectroscopy brain-computer interface: Differentiating prefrontal activity due to mental arithmetic and mental singing from the no-control state [J]. Journal of Neural Engineering, 2011, 8: 066004.

[49] Mihara M, Miyai I, Hattori N, et al. Neurofeedback using real-time near-infrared spectroscopy enhances motor imagery related cortical activation [J]. PLoS One, 2012, 7: e32234.

[50] Schudlo L C, Power S D, Chau T. Dynamic topographical pattern classification of multichannel prefrontal NIRS signals [J]. Journal of Neural Engineering, 2013, 10: 046018.

[51] Leuthardt E C, Schalk G, Wolpaw J R, et al. A brain-computer interface using electrocorticographic signals in humans [J]. Journal of Neural Engineering, 2004, 1: 63-71.

[52] Leuthardt E C, Gaona C, Sharma M, et al. Using the electrocorticographic speech network to control a brain-computer interface in humans [J]. Journal of Neural Engineering, 2011, 8: 036004.

[53] Zhang D, Song H, Xu R, et al. Toward a minimally invasive brain-computer interface using a single subdural channel: A visual speller study [J]. NeuroImage, 2013, 71: 30-41.

[54] Moran D. Evolution of brain-computer interface: Action potentials, local field potentials and electrocorticograms [J]. Current Opinion in Neurobiology, 2010, 20: 741-745.

[55] Patil P, Turner D. The development of brain-machine interface neuroprosthetic devices [J]. Neurotherapeutics, 2008, 5: 137-146.

[56] Daly J J, Wolpaw J R. Brain-computer interfaces in neurological rehabilitation [J]. The Lancet Neurology, 2008, 7: 1032-1043.

[57] Wolpaw J R, McFarland D J. Control of a two-dimensional movement signal by a noninvasive brain-computer interface in humans [J]. Proceedings of the National Academy of Sciences of the United States of America, 2004, 101: 17849-17854.

[58] McFarland D J, Sarnacki W A, Wolpaw J R, Electroencephalographic (EEG) control of three-dimensional movement [J]. Journal of Neural Engineering, 2010, 7: 036007.

[59] LaFleur K, Cassady K, Doud A, et al. Quadcopter control in three-dimensional space using a noninvasive motor imagery-based brain-computer interface [J]. Journal of Neural Engineering, 2013, 10: 046003.

[60] Falk T H, Guirgis M, Power S, et al. Taking NIRS-BCIs outside the lab: Towards achieving robustness against environment noise [J]. IEEE Transactions on Neural Systems and Rehabilitation Engineering, 2011, 19: 136-146.

[61] Moghimi S, Kushki A, Power S, et al. Automatic detection of a prefrontal cortical response to emotionally rated music using multi-channel near-infrared spectroscopy [J]. Journal of Neural Engineering, 2012, 9: 026022.

[62] Pham M, Hinterberger T, Neumann N, et al. An auditory brain-computer interface based on the self-regulation of slow cortical potentials [J]. Neurorehabilitation and Neural Repair, 2005, 19: 206-218.

[63] Hinterberger T, Schmidt S, Neumann N, et al. Brain-computer communication and slow cortical potentials [J]. IEEE Transactions on Biomedical Engineering, 2004, 51: 1011-1018.

[64] Ibáñez J, Serrano J I, Castillo M D, et al. Detection of the onset of upper-limb movements based on the combined analysis of changes in the sensorimotor rhythms and slow cortical potentials [J]. Journal of Neural Engineering, 2014, 11: 056009.

[65] Cecotti H. Spelling with non-invasive brain-computer interfaces-current and future trends [J]. Journal of Physiology Paris, 2011, 105: 106-114.

[66] Catani M, Jones D K, Ffytche D H. Perisylvian language networks of the human brain [J]. Annals of Neurology, 2005, 57: 8-16.

[67] Apostolova L G, Lu P, Rogers S, et al. 3D mapping of language networks in clinical and pre-clinical Alzheimer's disease [J]. Brain & Language, 2008, 104: 33-41.

[68] Xiang H D, Fonteijn H M, Norris D G, et al. Topographical functional connectivity pattern in the perisylvian language networks [J]. Cerebral Cortex, 2010, 20: 549-560.

[69] Bruns P, Liebnau R, Röder B. Cross-modal training induces changes in spatial representations early in the auditory processing pathway [J]. Psychological Science, 2011, 22: 1120-1126.

[70] Leavitt V M, Molholm S, Gomez-Ramirez M, et al. "What" and "Where" in auditory sensory processing: A high-density electrical mapping study of distinct neural processes underlying sound object recognition and sound localization [J]. Frontiers in Integrative Neuroscience, 2011, 5: 23.

[71] Bizley J K, Cohen Y E. The what, where and how of auditory-object perception [J]. Nature Reviews Neuroscience, 2013, 14: 693-707.

[72] Sutter E E. The brain response interface: Communication through visually-induced electrical brain responses [J]. Journal of Microcomputer Applications, 1992, 15: 31-45.

[73] Diez P F, Mut V A, Perona E M A, et al. Asynchronous BCI control using high-frequency SSVEP [J]. Journal of NeuroEngineering and Rehabilitation, 2011, 8: 39.

[74] Cheng M, Gao X, Gao S, et al. Design and implementation of a brain-computer interface with

high transfer rates [J]. IEEE Transactions on Biomedical Engineering, 2002, 49: 1181-1186.

[75] Gao X, Xu D, Cheng M, et al. A BCI-based environmental controller for the motion-disabled [J]. IEEE Transactions on Neural Systems and Rehabilitation Engineering, 2003, 11: 137-140.

[76] Wu Z, Lai Y, Xia Y, et al. Stimulator selection in SSVEP-based BCI [J]. Medical Engineering & Physics, 2008, 30: 1079-1088.

[77] Allison B, Lüth T, Valbuena D, et al. BCI demographics: How many (and what kinds of) people can use an SSVEP BCI? [J]. IEEE Transactions on Neural Systems and Rehabilitation Engineering, 2010, 18: 107-116.

[78] Diez P F, Müller S M T, Mut V A, et al. Commanding a robotic wheelchair with a high-frequency steady-state visual evoked potential based brain-computer interface [J]. Medical Engineering & Physics, 2013, 35: 1155-1164.

[79] Leeb R, Friedman D, Müller-Putz G R, et al. Self-paced (asynchronous) BCI control of a wheelchair in virtual environments: A case study with a tetraplegic [J]. Computational Intelligence and Neuroscience, 2007, 2007: 79642.

[80] Müller-Putz G R, Pfurtscheller G. Control of an electrical prosthesis with an SSVEP-based BCI [J]. IEEE Transactions on Biomedical Engineering, 2008, 55: 361-364.

[81] Thurlings M E, van Erp J B, Brouwer A M, et al. Controlling a tactile ERP-BCI in a dual task [J]. IEEE Transactions on Computational Intelligence and AI in Games, 2013, 5: 129-140.

[82] Bin G, Gao X, Yan Z, et al. An online multi-channel SSVEP-based brain-computer interface using a canonical correlation analysis method [J]. Journal of Neural Engineering, 2009, 6: 046002.

[83] Squires N K, Squires K C, Hillyard S A. Two varieties of long-latency positive waves evoked by unpredictable auditory stimuli in man [J]. Clinical Neurophysiology, 1975, 38: 387-401.

[84] Luck S J, Hillyard S A. Electrophysiological correlates of feature analysis during visual search [J]. Psychophysiology, 1994, 31: 291-308.

[85] Gao S, Wang Y, Gao X, et al. Visual and auditory brain-computer interface [J]. IEEE Transactions on Biomedical Engineering, 2014, 61: 1436-1447.

[86] Furdea A, Halder S, Krusienski D J, et al. An auditory oddball (P300) spelling system for brain-computer interfaces [J]. Psychophysiology, 2009, 46: 617-625.

[87] Brouwer A M, van Erp J B. A tactile P300 brain-computer interface [J]. Frontiers in Neuroscience, 2010, 4: 19.

[88] Krusienski D J, Sellers E W, McFarland D J, et al. Toward enhanced P300 speller performance [J]. Journal of Neuroscience Methods, 2008, 167: 15-21.

[89] Chavarriaga R, Sobolewski A, Millán J D R. Errare machinale EST: The use of error-related potentials in brain-machine interfaces [J]. Frontiers in Neuroscience, 2014, 8: 208.

[90] van Schie H T, Mars R B, Coles M G H, et al. Modulation of activity in medial frontal and motor cortices during error observation [J]. Nature Neuroscience, 2004, 7(5): 549-554.

[91] Chavarriaga R, Millan J D R. Learning from EEG error-related potentials in noninvasive brain-computer interfaces [J]. IEEE Transactions on Neural Systems and Rehabilitation Engineering, 2010, 18(4): 381-388.

[92] Schalk G, Wolpaw J, McFarland D, et al. EEG-based communication: Presence of an error potential [J]. Clinical Neurophysiology, 2000, 111(12): 2138-2144.

[93] Ferrez P W, Millán J R. Error-related EEG potentials generated during simulated brain-computer interaction [J]. IEEE Transactions on Biomedical Engineering, 2008, 55(3): 923-929.

[94] Zhang H J, Chavarriaga R, Khaliliardali Z, et al. EEG-based decoding of error-related brain activity in a real-world driving task [J]. Journal of Neural Engineering, 2015, 12(6): 066028.

[95] Salazar-Gomez A F, DelPreto J, Gil S, et al. Correcting robot mistakes in real time using EEG signals [C]//IEEE International Conference on Robotics and Automation, Singapore, 2017.

[96] Zhou Z, Yin E, Liu Y, et al. A novel task-oriented optimal design for P300-based brain-computer interfaces [J]. Journal of Neural Engineering, 2014, 11: 056003.

[97] Yuan P, Gao X, Allison B, et al. A study of the existing problems of estimating the information transfer rate in online brain-computer interfaces [J]. Journal of Neural Engineering, 2013, 10: 026014.

[98] Minett J W, Zheng H Y, Fong M C M, et al. A Chinese text input brain-computer interface based on the P300 speller [J]. International Journal of Human-Computer Interaction, 2012, 28: 472-483.

[99] Rebsamen B, Guan C, Zhang H, et al. A brain controlled wheelchair to navigate in familiar environments [J]. IEEE Transactions on Neural Systems and Rehabilitation Engineering, 2010, 18: 590-598.

[100] Shannon C E, Weaver W. The Mathematical Theory of Communication [M]. Urbana: University of Illinois, 1964.

[101] Wolpaw J R, Ramoser H, McFarland D J, et al. EEG-based communication: Improved accuracy by response verification [J]. IEEE Transactions on Biomedical Engineering, 1998, 6: 326-333.

[102] Kronegg J, Voloshynovskiy S, Pun T. Analysis of bit-rate definitions for brain-computer interfaces [C]//International Conference on Human-computer Interaction, Las Vegas, 2005.

[103] Townsend G, LaPallo B K, Boulay C B, et al. A novel P300-based brain-computer interface stimulus presentation paradigm: Moving beyond rows and columns [J]. Clinical Neurophysiology, 2010, 121: 1109-1120.

[104] Bin G, Gao X, Wang Y, et al. A high-speed BCI based on code modulation VEP [J]. Journal of Neural Engineering, 2011, 8: 025015.

[105] Spüler M, Rosenstiel W, Bogdan M. Online adaptation of a c-VEP brain-computer interface (BCI) based on error-related potentials and unsupervised learning [J]. PLoS One, 2012, 7: e51077.

[106] Chen X, Wang Y J, Masaki N, et al. High-speed spelling with a noninvasive brain-computer interface [J]. Proceedings of the National Academy of Sciences, 2015, 112(44): E6058-E6067.

[107] Jin J, Allison B Z, Sellers E W, et al. An adaptive P300-based control system [J]. Journal of Neural Engineering , 2011, 8: 036006.

[108] Xu Y, Nakajima Y. A two-level predictive event-related potential-based brain-computer interface [J]. IEEE Transactions on Biomedical Engineering, 2013, 60: 2839-2847.

[109] Seno B D, Matteucci M, Mainardi L T. The utility metric: A novel method to assess the overall

performance of discrete brain-computer interfaces [J]. IEEE Transactions on Neural Systems and Rehabilitation Engineering, 2010, 18: 20-28.

[110] Miao Y Y, Yin E, Allison B Z, et al. An ERP-based BCI with peripheral stimuli: Validation with ALS patients [J]. Cognitive Neurodynamics, 2019,14(1): 1-13.

[111] Kelly S P, Lalor E C, Finucane C, et al. Visual spatial attention control in an independent brain-computer interface [J]. IEEE Transactions on Biomedical Engineering, 2005, 52: 1588-1596.

[112] Kelly S P, Lalor E C, Reilly R B, et al. Visual spatial attention tracking using high-density SSVEP data for independent brain-computer communication [J]. IEEE Transactions on Neural Systems and Rehabilitation Engineering, 2005, 13: 172-178.

[113] Guo J, Gao S, Hong B. An auditory brain-computer interface using active mental response [J]. IEEE Transactions on Neural Systems and Rehabilitation Engineering, 2010, 18: 230-235.

[114] Ito T, Gracco V L, Ostry D J. Temporal factors affecting somatosensory-auditory interactions in speech processing [J]. Frontiers in Psychology, 2014, 5: 1198.

[115] Stein B E, Stanford T R. Multisensory integration: Current issues from the perspective of the single neuron [J]. Nature Reviews Neuroscience, 2008, 9: 255-266.

[116] Pfurtscheller G, Allison B Z, Brunner C, et al. The hybrid BCI [J]. Frontiers in Neuroscience, 2010, 4: 42.

[117] Allison B Z, Leeb R, Brunner C, et al. Toward smarter BCIs: Extending BCIs through hybridization and intelligent control [J]. Journal of Neural Engineering, 2012, 9: 013001.

[118] Amiri S, Fazel-Rezai R, Asadpour V. A review of hybrid brain-computer interface systems [J]. Advances in Human-Computer Interaction, 2013, 2013: 187024.

第 2 章　严格视线限定条件下的 SSVEP 神经机制

尽管目前关于 SSVEP 特征电位神经机制的研究众多，但相对而言，许多研究的限定条件并不严格。本章目标是建立一个相对理想的实验条件，以探索 SSVEP 特性，考察人对不同位置刺激的感知能力。首先，设计一个脑电信息与眼动追踪同步采集的实验范式，以提高单试次选择准确率。在 11.5°的视野范围内，连续呈现 46 个周期性闪烁来诱发 SSVEP 信号，同时基于眼动仪为被试提供在线生物反馈来进行目光限制。实验采集、绘制、分析 8 名被试的视网膜地形图及全脑脑电图。实验结果表明，提高 SSVEP 响应的最佳视觉刺激方式应包括在 4°～6°空间距离内的圆形刺激区域及注视点下方增加的刺激区域。这些发现为 SSVEP-BCI 设计提供了刺激参数设计依据，并有望为未来的 SSVEP 相关研究提供一个精准的框架。

2.1　引　　言

近年来，众多研究人员都致力于改进 SSVEP 的信息处理算法[1,2]和视觉刺激形式[3,4]，或结合其他信号来构建混合 BCI[5,6]，仅有少数研究关注 SSVEP 特征电位神经机制本身的特性[7]。迄今，BCI 研究很少将 SSVEP 刺激在视网膜上的响应及人类自身的视场分布等神经机制考虑进去。Fuchs 等研究了初级视觉处理的神经竞争机制，发现当竞争刺激在接近 4.5°或者更小的视野范围内闪烁时，静止刺激诱发的 SSVEP 幅值将显著降低[8]。该实验为 SSVEP-BCI 范式设计中刺激位置分布，特别是为相邻刺激间的最小距离设置提供了参考。Vanegas 等曾提出一种新型刺激范式，该范式通过利用初级视觉皮层的几何结构来提高 SSVEP 的信噪比(signal-to-noise ratio，SNR)[9]。该项研究通过控制以中央凹为中心的刺激闪烁的相对相位，显著增强了被试的 SSVEP 响应。Maye 等设计了另一种新型 SSVEP-BCI 范式，仅用一个闪烁刺激便完成了多指令输出[10]。结果表明，当注意力向不同刺激分配时，投射到相应视网膜上的区域也有所不同。Clark 等的范式同样要求被试紧盯屏幕中心，中心十字坐标 8°距离以外的左右屏幕随机出现棋盘式圆形刺激，刺激显示时间为 34ms，记录并分析刺激出现后约 300ms 内的脑电波波形及刺激对应的相关脑区响应[11]。该项研究不仅验证了视场与脑区的对侧效应，指出对应关系因人而异，分布上也并非绝对严格对称。同时发现在水平向下 21°角乃至更低的刺激位置诱发 SSVEP 时，对侧效应相对比较显著。除此之外，在该实验中，被试需要注意屏幕中心十字架的颜色变化并手动按键以保证视线集中。Kelly 等通过分布在中心十字架两侧的两个不同频率刺激方块，分析了 SSVEP 和 alpha 频带诱发出的对侧效应，证明了非注视状态下可诱发出 SSVEP 并基于此设计了 BCI 系统[12]。

在以往 SSVEP 神经机制的相关研究中，鲜有对视线注视点提出明确限制的实验设置，也少有研究系统地分析严格视线限制条件下的视网膜投影或脑区分布，但这些很有可能是影响 SSVEP 特征电位诱发效果和 BCI 性能的重要因素。部分研究虽然要求被试关注某一刺激中心，却不对被试注视点进行监测，这样的实验设置并不严谨。在利用眼动仪等相关设备精准监测并限制被试视线的基础上开展 SSVEP 神经机制研究，可以大大提升实验结果的准确性。值得一提的是，之前研究中还有其他不足之处，例如，Hébert-Lalonde 等只关注了 4 个脑电通道，且被试需要在 20cm 左右的距离紧盯屏幕闪烁 30s，这种做法加快了被试的视觉疲劳，对实验结果产生了一定的影响[13]；Ng 等只讨论了 5 个空间位置的视觉刺激[7]，实验设计过于粗略，难以得到准确全面的实验结论。另外，同类研究往往过于侧重时域信号，而对 SSVEP 这一经典频域信号缺乏探索。总之，之前研究中尚且没有在严格控制视线，采集全脑脑电信号，刺激布满全屏的条件下研究 SSVEP 神经机制的公开报道。

2.2 方法与材料

2.2.1 范式设计

1. 系统构建

实验使用两台计算机搭建整个系统。如图 2.1 所示，一台计算机负责驱动眼动仪进行眼动信息的读取与采集，另一台计算机负责实验流程的控制、刺激界面的显示和脑电信号与眼动信息的同步记录。主控计算机用于控制视觉刺激、记录脑电数据、从眼动仪接收眼动数据并进行在线注视点反馈，以及将显示界面实时传输到眼动仪驱动计算机上。眼动信息则经眼动仪驱动计算机采集并传输到主控计算机，经坐标转换后实时显示在实验界面上，帮助被试调整自身状态。眼动信息通过 TCP/IP 网络通信协议实现传输，界面信息等传输则通过视频连接线。实验范式呈现与流程控制均基于 BCI2000 软件平台开发完成[14]。该软件同时承担了实时记录与保存眼动信息与脑电数据的任务。

2. 刺激呈现

诱发 SSVEP 的刺激采用黑色背景屏幕上周期性出现的白色(RGB：255，255，255)圆形亮片实现(图 2.1)，刺激形式为方波，相位设置为 0°，频率为 15Hz，对应屏幕(ASUS VH198，19in①，分辨率为 1440×900)刷新率的 1/4。该频率具有良好的视觉诱发效果[15]，可有效增强 SSVEP 特征电位的显著性差异。每个圆形亮片刺激的直径范围设置为 3°视角(3.14cm)，共计 46 个。除中心以外，以第 2 圈的 3 个位置为起始，向外每圈增加 3 个刺激直至第 6 圈，每圈相隔 2°。全部刺激视角跨度为 11.5°，基本覆盖了屏幕的中心区域(图 2.2)。每一层的刺激分布均匀，且在同一时刻只呈现一个刺激。首次出现屏幕中心位置的刺激，而后 2～46 号刺激按随机顺序出现。视觉刺激的分布位置可参见图 2.2。

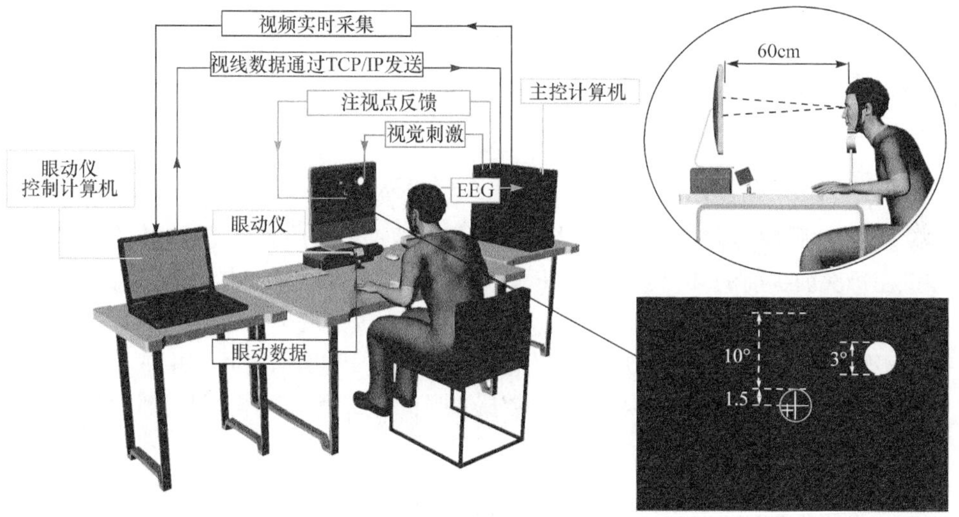

图 2.1　实验系统设置示意图

为了研究严格目光限制下的视觉刺激效果，将被试的注视点实时显示为一个白色十字，并使用一个以屏幕中心为圆心、半径为 1.5°的圆环来限制注视点(图 2.1)。若任何一个注视点超出圆环，该实验试次作废。在实验过程中，被试必须将下巴放于桌面特定支撑位置，微调位置以确保被试瞳孔正对显示器中心。

① 1in=2.54cm。

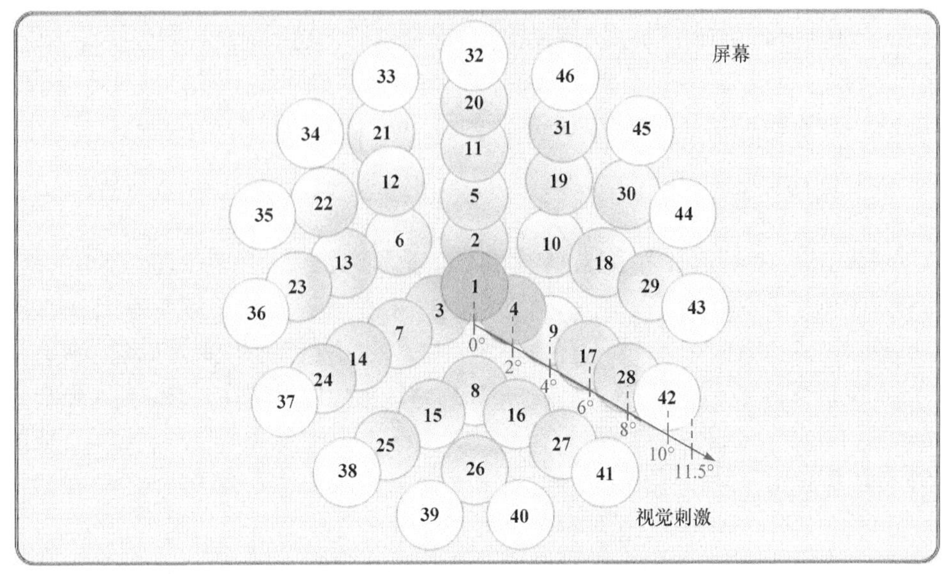

图 2.2　刺激位置分布示意图

圆形代表刺激，其大小与背景屏幕尺寸按真实实验设置缩放；圆形内数字为实验中刺激的编号，而非出现的顺序。视觉刺激按圆心位置偏离 0° ～10° 共分为 6 层

2.2.2　实验流程

1. 被试信息

8 名健康被试(6 名男性，2 名女性)参与了该实验。被试年龄在 23～30 岁(平均 24.9 岁)，裸眼视力在 4.7 以上，皆无眼疾与其他神经疾病史，无眼动仪使用经验。被试在每次训练前的 4h 内禁止喝任何咖啡因或酒精类饮料。在详细说明研究目的和任务要求后，所有被试都按照《赫尔辛基宣言》提出的标准签署了书面知情同意书。实验前所有被试均被告知实验目的、要求、手段与所需时间，并在未进行脑电信号采集的情况下观看和参与由离线数据主导的范式展示，作为适应性训练。

2. 数据采集

实验使用德国 BP 公司生产的 actiCHamp 放大器与配套电极进行脑电信号采集。根据国际 10-20 电极分布标准，采集过程共放置 31 个主动电极(图 2.3)，阻抗保持在 10kΩ以下，采样率为 500Hz，接地电极和参考电极分别设置为 FPz 和 TP10。每个被试都被采集了以国际 10-20 电极分布标准为参照的 31 个有效通道的信息。

本实验使用来自美国 ASL 公司的眼动仪，型号为 Eye-Trac6 eye tracker。该设备的眼动检测模块可固定在桌面上，利用红外激光检测通过眼球虹膜、角膜间的亮度差值来确定视线方向。眼动仪可跟踪的水平视角为 40°～45°，垂直视角为 30°～35°，采样率为 60Hz。采集数据前，对眼动仪进行九点校准。在眼动信息采

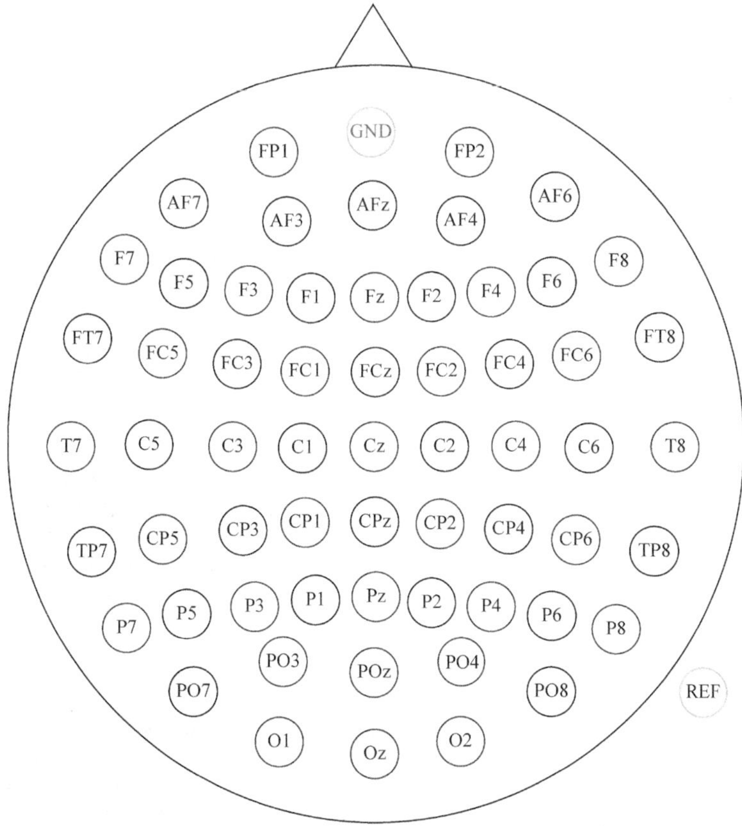

图 2.3　实验中信号采集所用通道分布

集过程中，被试距离屏幕 60cm，下巴固定于桌面支撑模块(图 2.1)，调节该模块保证被试瞳孔正对屏幕中心。整个实验过程中，被试下巴不可脱离该支撑模块以确保视线稳定及眼动信息准确。

3. 实验流程

实验流程如图 2.4 所示，所有被试需在两天内完成两个半天的 12 个组次，每个组次包括 46 个正确试次，每个试次包括三个阶段：“Prompt”“Dare”“Relax”。在“Prompt”阶段，两个数字分别表示距离“Rest”的剩余试次数目和总的剩余试次数目。显示这两个数字的目的在于让被试了解当前实验进度，避免出现厌烦情绪从而影响实验结果。接下来的“Dare”阶段，圆形刺激以特定频率连续闪烁 4s 以诱发 SSVEP 响应。此时，被试并不注视当前闪烁刺激，而是将视线限制在显示器中心。系统同时为被试提供注视点的实时反馈，便于被试控制视线。本阶段最大的难点在于被试需时刻将视线控制在圆环以内，一旦超出，当前试次视为无效，系统自动删除数据并重复该试次，直到所有试次成功完成。实验最后设置了 1.5～4.5s 的“Relax”阶段，用于缓解被试的视觉疲劳。同时在整个实验过程中，每 6 个试次后设置 10s 的休息时间，记为“Rest”。需要注意的是，本研究的主要目的在于构造一个相对理想的观测条件，尽可能地利用 SSVEP 的特性，而不是建立一个完整的 BCI 系统。

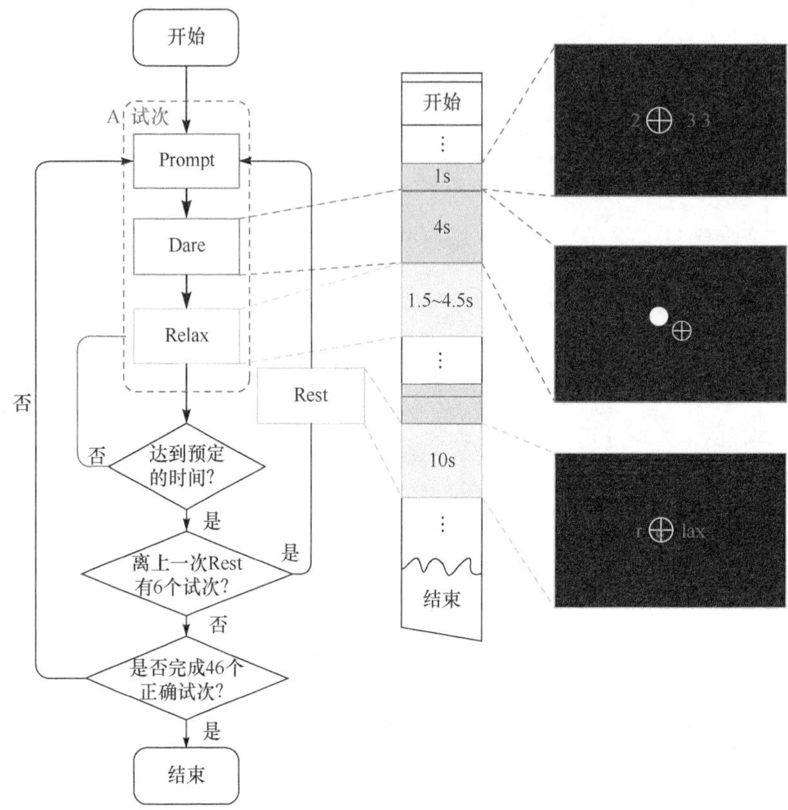

图 2.4　实验流程及界面展示

2.3　数 据 分 析

首先对 EEG 信号进行预处理，先后通过 50Hz 陷波器去除工频干扰及 4～35Hz 带通滤波器滤除多余背景噪声，提高 EEG 信号信噪比。随后，提取刺激开始呈现后 4s 的数据段用于提取 SSVEP 信号特征。

2.3.1　典型相关性分析

典型相关性分析(canonical correlation analysis，CCA)[16]是 SSVEP-BCI 中的一种经典方法。该方法是一种测量两个多维变量之间潜在相关性的统计算法[17]。在

EEG 信号的处理上，该方法考虑了输入信号各维度之间的关系，并被广泛应用于频率检测。其主要思路是通过最大化 x 和 y 之间的相关性来找到权重向量 W_x 和 W_y，如式(2.1)所示：

$$\begin{cases} R = \max\limits_{W_x, W_y} \rho(x, y) \\ \quad = \dfrac{W_x^{\mathrm{T}} X Y^{\mathrm{T}} W_y}{\sqrt{W_x^{\mathrm{T}} \times XX^{\mathrm{T}} \times W_x \times W_y^{\mathrm{T}} \times YY^{\mathrm{T}} \times W_y}} \\ x = X^{\mathrm{T}} W_x, \quad y = Y^{\mathrm{T}} W_y \end{cases} \tag{2.1}$$

其中，R 为 CCA 系数；X 为多通道 EEG 信号；Y 为参考信号，其构造如下：

$$Y_f = \begin{bmatrix} \sin(2\pi f t) \\ \cos(2\pi f t) \\ \sin(2\pi 2 f t) \\ \cos(2\pi 2 f t) \\ \vdots \\ \sin(2\pi M f t) \\ \cos(2\pi M f t) \end{bmatrix}, \quad t = \frac{1}{S}, \frac{2}{S}, \cdots, \frac{N}{S} \tag{2.2}$$

其中，f 为频率；M 为谐波数(本研究中 M =3)；N 为每个试次中的采样点数；S 为信号采样频率。

2.3.2　基于典型相关性分析的单通道贡献估计

为了研究 SSVEP 响应与脑区分布之间的联系，需要得到单通道 SSVEP 特征响应值。而 CCA 方法源自信号相关性，较其本源优点在于考虑了信号内部的关系。但为了说明单通道对 SSVEP 响应的贡献，仅对该通道进行 CCA 运算求取系数并不适合。因此，本节参照了 Maye 等的做法[10]，计算包含相应通道和不包含相应通道的 CCA 分析结果的差异，并将其作为单通道贡献。这样不仅减少了通道数据联系的损失，同时保持了 CCA 方法考虑信号内部关系的优点。单通道贡献定义如下：

假设信号处理使用了 CHnums 个通道，则 EEG 信号 X 可表示为一个大小为 $N \times [1, 2, \cdots, \mathrm{CHnums}]$ 的数据矩阵。若将抽取某些通道 $j = [1, 2, \cdots]$ 数据得到的 CCA 系数值表达为

$$R_j = \max \rho(X_{N \times j}, Y) \tag{2.3}$$

则本节所述方法公式可表达为

$$\rho r_j = \frac{R_j - R_{j-i}}{R_j} \tag{2.4}$$

$$j = [1, 2, \cdots, i-1, i, i+1, \cdots, \text{CHnums}] \tag{2.5}$$

$$j - i = [1, 2, \cdots, i-1, i+1, \cdots, \text{CHnums}] \tag{2.6}$$

其中，i 为待检测的某一通道标号。

2.3.3　对侧效应估计

为研究视野内不同视觉刺激带来的对侧效应，分析过程排除了所有位于中线上的通道，将其余通道按左右对称关系进行互相配对(如 O1-O2，PO3-PO4，P3-P4，P7-P8；图 2.3)，比较对应的 SSVEP 响应。随后，还利用中心刺激(刺激标号为 1，图 2.2)诱发出的 SSVEP 响应 ρr_i 作为参考，以减轻左、右半脑的误差。视觉刺激的对侧效应得分表示为

$$E_{s,d,p} = \frac{\text{avg}(\sum_{k\in K} \rho r_{s,k,p\_\text{left}})}{\rho r_{0,0,p\_\text{left}}} - \frac{\text{avg}(\sum_{k\in K} \rho r_{s,k,p\_\text{right}})}{\rho r_{0,0,p\_\text{right}}} \tag{2.7}$$

其中，s 为刺激在视野上的方位(左或右)；d 为刺激范围视角，例如，d=2°，4°，6°，8°，10°分别对应五层刺激(图 2.2)；p 为通道对标号，每对通道对都包含第 p 个左通道和第 p 个右通道，如 O1-O2；k 为刺激标号；K 则为在 s 侧第 d 层刺激的总个数。

2.4　实验结果

2.4.1　基于 SSVEP 响应的视场构建

图 2.5 展示视野中 SSVEP 响应的分布。具体来说，本节首先计算所有被试视野中每个位置的 SSVEP 响应，然后使用线性回归方法依次为每位被试绘制三维回归图像，见图 2.5(a)。需要说明的是，CCA 方法使用了顶叶、枕叶脑区的 11 个通道(P7, P3, Pz, P4, P8, PO3, POz, PO4, O1, Oz, O2)作为输入信号计算 SSVEP 响应。图 2.5(a)中散点为真实响应得分。由图可知，尽管 SSVEP 响应具有一定的个体差异性，但基本呈现类高斯分布的包络趋势，这证实了关于视觉皮层的研究结果[18,19]。除此之外，如图 2.5(b)所示，对所有被试的 SSVEP 响应进行平均后发现，平均 SSVEP 响应呈现圆形分布，且随着与中心视野距离的增加呈下降趋势。值得注意的是，在视野水平中线以下的 SSVEP 响应普遍高于视野水平中线以上。图 2.5(c)给出所有被试在每一层的平均 SSVEP 响应。结果表明，平均 SSVEP 响应在前 3 层(0°～4°)时迅速下降，而在后 3 层(6°～10°)下降趋缓。

在 SSVEP-BCI 系统中，目标识别准确率经常受到外围刺激的干扰。为了进

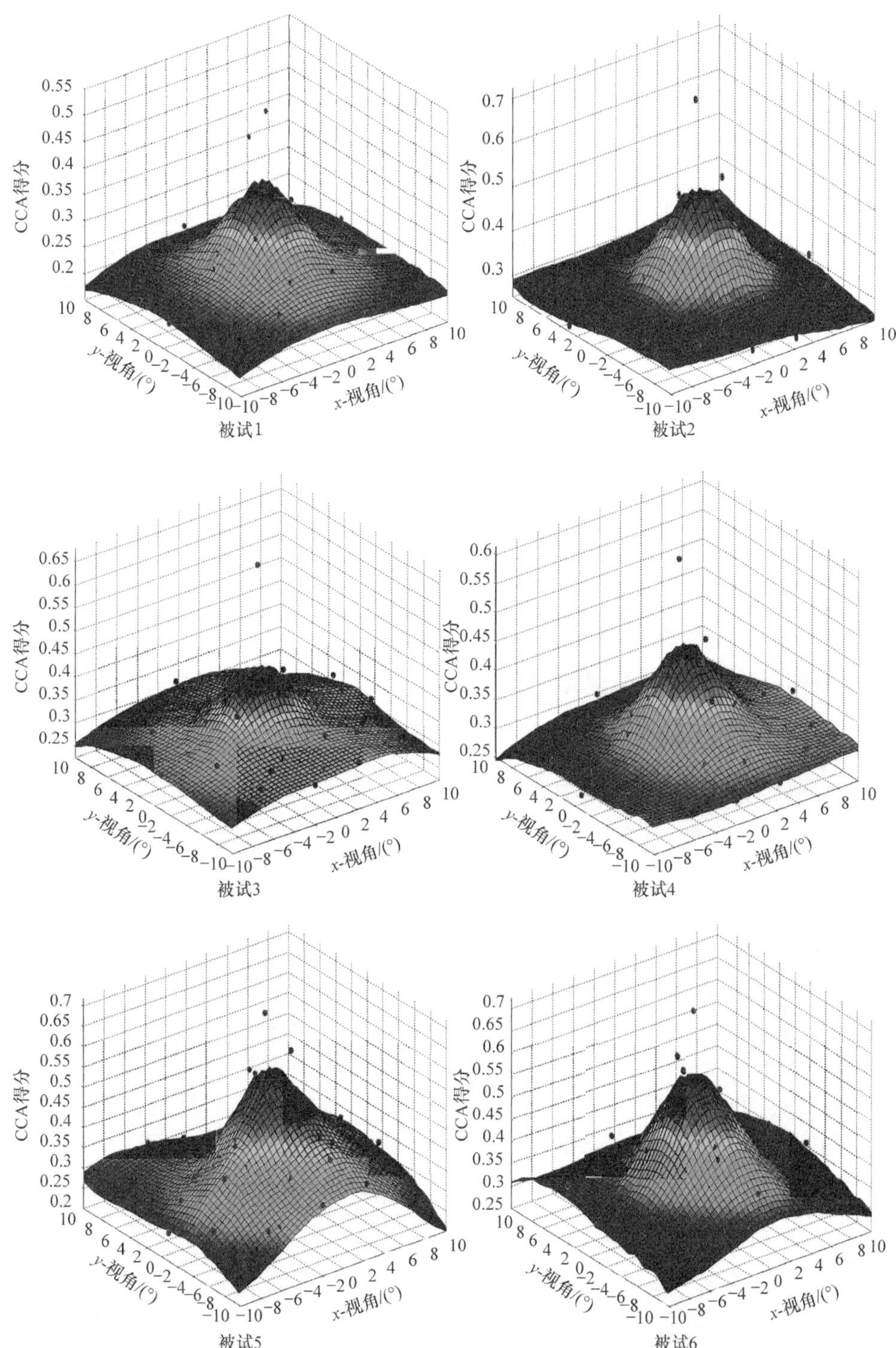

CCA得分
y-视角/(°)
x-视角/(°)
被试1
被试2
被试3
被试4
被试5
被试6

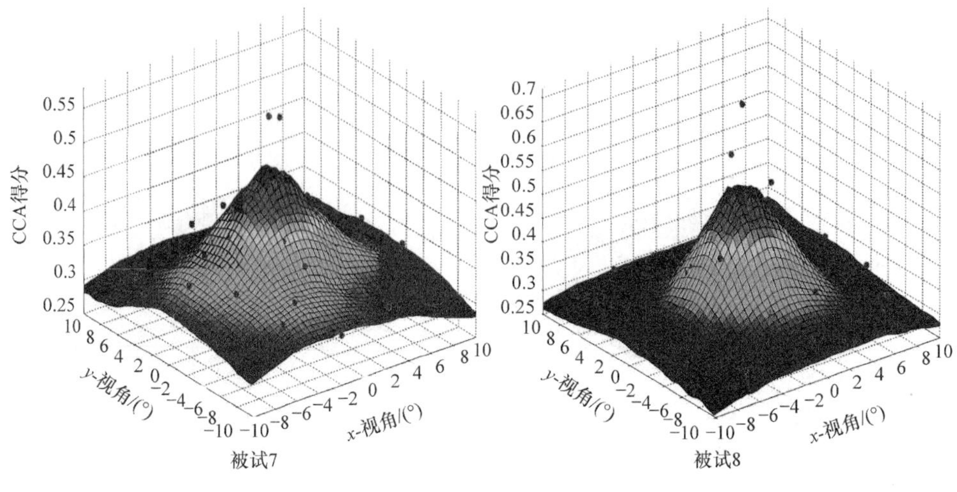

(a) 每名被试的SSVEP响应的三维回归图像

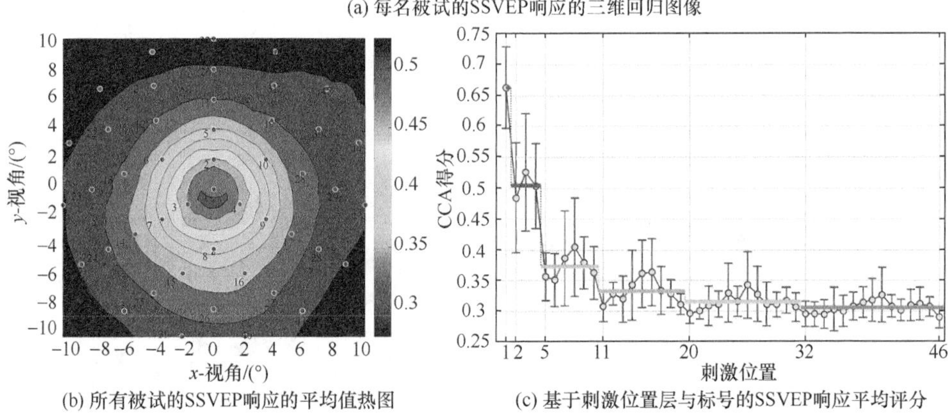

(b) 所有被试的SSVEP响应的平均值热图

(c) 基于刺激位置层与标号的SSVEP响应平均评分

图 2.5　基于 SSVEP 响应的视场估计

一步评估中心刺激和外围刺激之间竞争效应，本节计算了外围刺激 SSVEP 响应(2～6 层)强于中心刺激 SSVEP 响应的百分比，该百分比被定义为错误率。据此采用双样本 t -检验对 SSVEP 响应进行进一步统计比较。具体结果如表 2.1 所示，其中，第 2 层的平均错误率为 11.55% (p <0.001)，第 3 层的平均错误率降低至 5.30% (p <0.001)，第 6 层的平均错误率已降至 2.08% (p <0.001)。值得注意的是，这个发现与图 2.5(c)的结果是一致的。

表 2.1　中心刺激与外围刺激的竞争效应

被试	偏离角度/(°)				
	2	4	6	8	10
S1	[25.00%,0.0057]	[8.33%,<0.001]	[8.33%,<0.001]	[8.33%,<0.001]	[8.33%,<0.001]
S2	[8.33%,<0.001]	[0,<0.001]	[0,<0.001]	[0,<0.001]	[0,<0.001]

续表

被试	偏离角度/(°)				
	2	4	6	8	10
S3	[0,<0.001]	[0,<0.001]	[0,<0.001]	[0,<0.001]	[0,<0.001]
S4	[8.33%,<0.001]	[8.33%,<0.001]	[0,<0.001]	[0,<0.001]	[0,<0.001]
S5	[9.09%,0.0061]	[9.09%,<0.001]	[0,<0.001]	[0,<0.001]	[0,<0.001]
S6	[8.33%,0.0019]	[8.33%,<0.001]	[0,<0.001]	[0,<0.001]	[0,<0.001]
S7	[25.00%,0.0182]	[0,<0.001]	[0,<0.001]	[0,<0.001]	[0,<0.001]
S8	[8.33%,0.0033]	[8.33%,<0.001]	[8.33%,<0.001]	[8.33%,<0.001]	[8.33%,<0.001]
平均值	[11.55%,<0.001]	[5.30%,<0.001]	[2.08%,<0.001]	[2.08%,<0.001]	[2.08%,<0.001]

注：数据由[错误率,p值]表示。错误率是外围刺激(2～6 层)比中心刺激诱发的 SSVEP 响应强烈这一情况的比重；p值由双样本 t-检验得到

2.4.2　刺激位置影响

在基于全脑脑电图分析的脑地形图中，刺激位置对 SSVEP 响应的影响同样十分明显。如图 2.6 所示，与其他脑区相比，枕叶区域对 SSVEP 检测的贡献最大，这进一步支持了 SSVEP 主要由初级视觉皮层产生的结论[20]。此处的通道贡献值主要依据公式(2.4)计算得到。更重要的是，靠近视野中心的刺激可以诱发更强的 SSVEP 响应，水平中线以下的刺激诱发的 SSVEP 响应强于水平中线以上，这均与图 2.5 的结果一致。此外，最强的 SSVEP 响应位于枕骨头皮位置，在水平方向上与刺激位置相对，且所有刺激位置上的 SSVEP 响应均保持阳性。举例来说，当视觉刺激传递到视野右侧的 4 号位置时，从左侧通道记录的相应 SSVEP 响应强于右侧通道，这种现象被称为对侧效应[11,20]。

为了更加深入地研究对侧效应，选择了枕区的 4 组通道对(O1-O2, PO3-PO4, P3-P4, P7-P8)以比较左、右半脑之间的 SSVEP 响应得分，见公式(2.7)。首先计算出一定程度内(2°, 4°, 6°, 8°, 10°)左、右对应通道刺激的平均得分；由于样本未表现出正态分布，此处使用 Kruskal-Wallis (K-W)检验代替 t-检验进行进一步的统计比较。各通道对的得分和 K-W 测试结果汇总见表 2.2 可以看出，PO3-PO4、P3-P4 两组通道对与 SSVEP 响应存在的对侧效应相关性最强，且在所有视角下均具有显著性，此结果与 Clark 等研究结论一致[11]。然而，O1-O2、P7-P8 两组通道对表现出的对侧效应较差，在大多数情况下无显著性。P7-P8 通道对表现较差的原因可能是其本身 SSVEP 响应同样并不突出。相比之下，O1-O2 通道对在两侧视觉

刺激下的 SSVEP 响应最为显著(图 2.6)。之所以出现双侧 SSVEP 响应的现象，可能是由于这些通道正位于纹外皮层与联合区之上，能够直接接收胼胝体传来的同侧视觉信息[20]，难以有效区分。

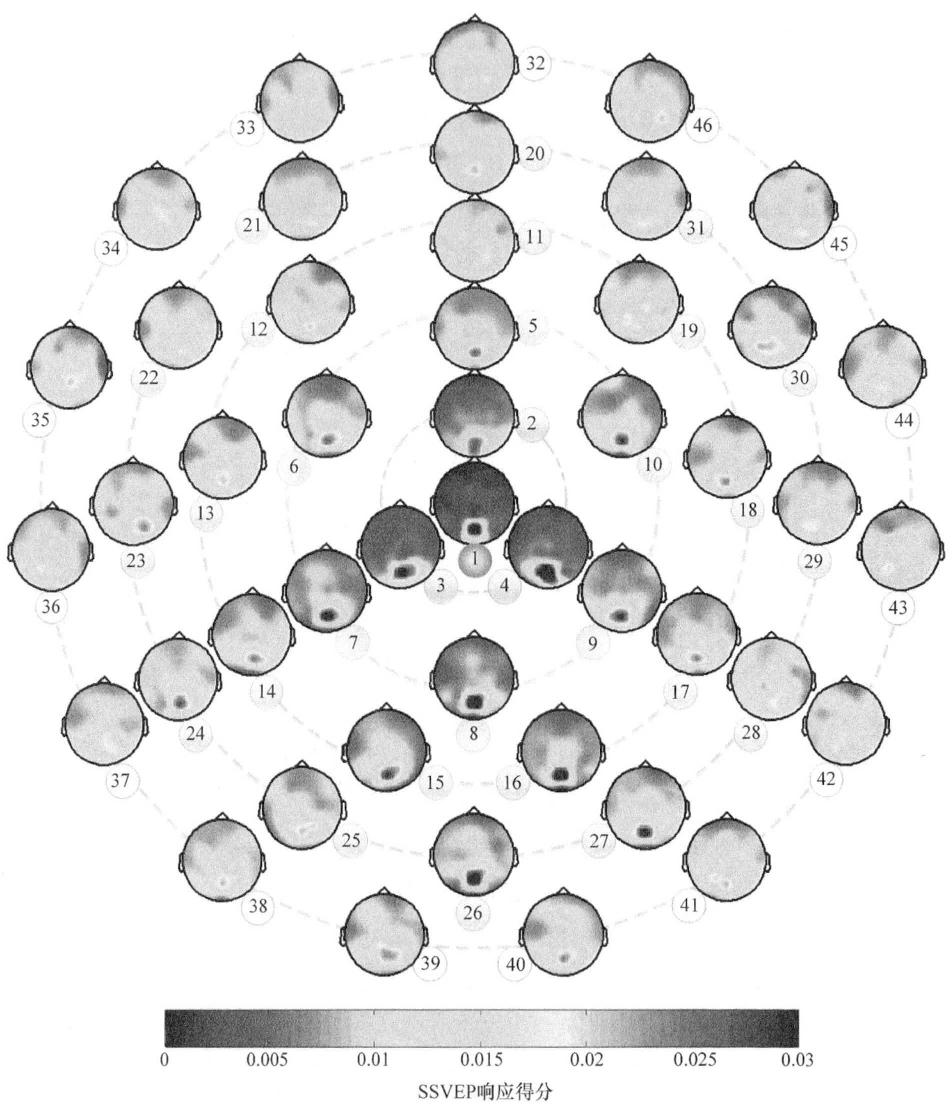

图 2.6　不同位置下脑区 SSVEP 响应分布

图中数字为对应刺激位置(图 2-2)的刺激标号，针对每个刺激位置按图 2.3 所示通道绘制全脑 SSVEP 响应贡献分布图

表 2.2　通道对平均评分及 K-W 检验结果

偏离角度	通道对							
	O1-O2		PO3-PO4		P3-P4		P7-P8	
	左	右	左	右	左	右	左	右
2°	[+0.14,0]	[−0.10,0]	[−1.27,1]	[+2.05,1]	[−1.03,1]	[+2.97,1]	[−0.80,1]	[+0.59,1]
4°	[−0.03,0]	[+0.06,0]	[−0.86,1]	[+1.16,1]	[−0.54,1]	[+1.95,1]	[−0.50,1]	[+0.91,1]
6°	[−0.12,1]	[+0.12,0]	[−0.53,1]	[+0.85,1]	[+0.21,1]	[+2.06,1]	[−0.03,0]	[+0.32,0]
8°	[−0.10,1]	[+0.11,0]	[−0.49,1]	[+0.65,1]	[+0.38,1]	[+1.92,1]	[−0.01,0]	[+0.21,0]
10°	[−0.06,1]	[+0.09,0]	[−0.36,1]	[+0.42,1]	[+0.56,1]	[+1.85,1]	[−0.02,0]	[+0.22,0]

注：表内 4°时的数据代表 4°以内刺激于某侧的所有被试得分的平均结果。KW 检验显著性水平置为 0.05

2.5　结果分析与讨论

本章提出了一个新型实验范式来进行 SSVEP 神经机制的探索性研究。具体来说，本章设计了一种眼动追踪与脑电信息同步记录系统和包含生物反馈的视线限制方法，创造了理想的观测条件。在 11.5°的视野覆盖范围内，连续 46 个刺激以随机顺序诱发 SSVEP 响应，并结合视网膜地形图及全脑脑电图以探索不同视野条件下 SSVEP 的响应分布以及刺激的空间分布对 SSVEP 响应的影响，最终提供对 SSVEP-BCI 优化设计的建议如下。

2.5.1　刺激形状

从实验结果来看，基于 SSVEP 平均响应的视野分布接近圆形，且随着与视野中心距离的增加而呈下降趋势(图 2.5)。这一发现表明，与其他形状的等面积刺激相比，圆形刺激能更有效地诱发 SSVEP 响应。Duszyk 等曾在不同刺激频率下对圆形刺激与等面积方形刺激所诱发的 SSVEP 信号振幅进行了系统比较[21]。结果表明，在五种刺激频率中，存在四种频率下圆形刺激优于方形刺激的现象，这进一步证实了作者的推测。在一个特定的屏幕上，刺激大小和视觉刺激数量之间总是存在权衡的。因此，圆形刺激应是 SSVEP-BCI 设计时诸多形状中优先考虑的一种。

2.5.2　刺激间距

视野中心的刺激较外围刺激更能诱发出显著的 SSVEP 成分[22]。但考虑到视觉神经资源的限制，视野中同时呈现多个刺激难免会影响 SSVEP-BCI 的实际性能。如图 2.5(a)所示，部分被试的视野更为宽阔，可能无法诱发出强烈的 SSVEP 响应。此时，中心刺激与外围刺激诱发出的 SSVEP 信号可能没有显著差异，而脑电背景活动的干扰也可能导致识别错误。因此，中心刺激(目标刺激)与外围刺激(非目标或干扰刺激)之间的距离必然是SSVEP-BCI设计中需要考虑的一项重要因素。本章实验结果表明，平均 SSVEP 响应将在注视点附近 4°内急速下降，而在 6°～10°降势趋缓，见图 2.5(c)。在 2°～4°内，由外围刺激引起的识别错误率由 11.55%下降到 5.30%，在 6°～10°内，基本稳定在 2.08%(表 2.1)。因此，在需要诱发 SSVEP 的刺激范式中将两个刺激间的距离设置为大于 4°，可有效减轻刺激之间对视觉神经资源的竞争。

2.5.3 指示位置

传统的 SSVEP-BCI 中，指示字符通常位于刺激块中心。如图 2.5(b)和图 2.6 所示，视野水平中线以下区域诱发的 SSVEP 特征信号相对更强。因此，为了进一步优化 SSVEP-BCI 系统设计，视觉刺激上的指示字符应该被放置在刺激块的偏上部分，以增加字符下方的刺激区域(图 2.7)。这样，当被试注视指示字符时，会诱发出更强的 SSVEP 响应。该思路与 Xu 等的 aVEP-BCI 设计中所得到的实验结论相一致[23]。在该研究工作中，作者利用对侧效应构建空间滤波器，显著提高了分类准确率。

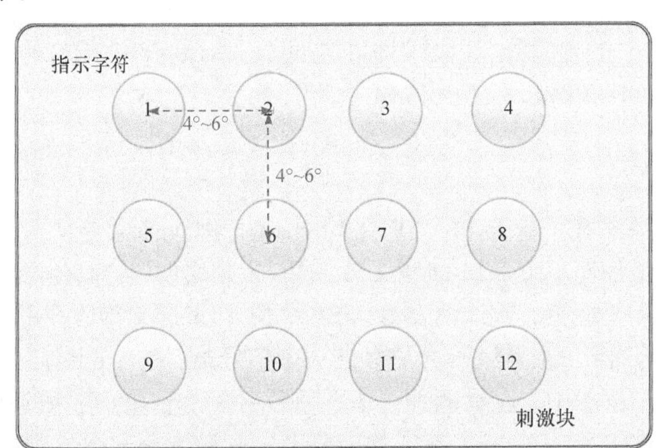

图 2.7　刺激位置与指示字符设置建议

2.5.4 定制设计

如图 2.5 与表 2.1 所示，无论是 SSVEP 响应还是基于此的视场分布都具有明显的个体差异性。本章使用的眼动仪可针对不同被试检测其独有的视野范围和 SSVEP 神经机制，从而定制其独特的 SSVEP 诱发刺激位置分布，为不同被试选择最优的刺激参数，设计更为高效的 SSVEP-BCI 系统。

2.5.5　不足之处

本章实验设计的刺激块基本能够覆盖屏幕的中心区域。理论上，完全可以设置更多的刺激来得到更精细的效果。但是从时间成本上考虑，完成一个完整的组次大约需要 7min。为防止被试出现视觉疲劳、肌肉紧张及注意力涣散的情况，实验中设计了大量的休息时间，但即使如此，考虑到各刺激位置上的总试次数，实际实验中的休息时间并不足够。同样出于时间成本的考虑，实验中仅涉及一种尺寸与频率的刺激设计，但对于常采用多种频率诱发的 SSVEP-BCI，仍需要更多尺寸、类型、频率的刺激设计参与以完善其评估。

2.5.6　未来工作

为提高 SSVEP 的鲁棒性，本章得到了来自多个离散空间分布位置的视觉刺激所绘制出的视网膜地形图。实验采用相同频率、相同相位的简单视觉刺激以诱发 SSVEP。Vanegas 等引入了一系列新型闪烁相位控制方法，通过整合单个刺激子区域，显著增强了 SSVEP 响应[9]。这项工作与本章研究正好互补，下一步工作中将在本章脑电眼动联合实验范式的基础上，从刺激的形状、距离、位置等方面及单一频率多相位闪烁和多重视觉刺激的设置方面完善 SSVEP 响应评估的相关工作。

迄今，研究者开发出诸多视线独立的 BCI 范式，并在具有正常眼球运动控制能力的健康被试上进行了部分测试与评估。但从实际出发，BCI 系统的真正使用者往往是具有严重运动障碍(如闭锁综合征)的患者，他们难以有效控制眼球来改变视线方向。本章所提出的结合脑电和眼动跟踪的实验范式，在观测条件上严格把控，一定程度上模拟了这些患者，为视线独立的 BCI 研究提供了参考。在未来的工作中，将对本章构建的系统进一步优化，针对相关患者和健康被试展开对照试验，并对一些影响因素如显隐性注意等展开研究。

2.6　本章小结

本章基于脑电眼动联合同步采集实验范式初步研究了严格视线限制条件下的 SSVEP 神经机制。首先使用眼动仪严格控制视线，随后在视线中心到屏幕边界范围内设置多个目标与非目标刺激(共 46 个刺激块，视野半径跨 11.5°)，并在全脑脑电通道上同步采集被试的 SSVEP 特征响应。8 名视力正常的被试参与了本章实验。实验结果表明，被试的 SSVEP 响应视野呈类高斯分布的圆形外扩面；

在距视线中心 4°～6°时，SSVEP 响应无论在视野上还是在对侧效应的表现上都具有较强的边界现象；显著 SSVEP 诱发区域均为视野水平中线以下靠中线位置。本章的研究结论对 SSVEP-BCI 的相关研究工作具有一定的指导意义。

参 考 文 献

[1] Nakanishi M, Wang Y, Chen X, et al. Enhancing detection of SSVEPs for a high-speed brain speller using task-related component analysis [J]. IEEE Transactions on Biomedical Engineering, 2018, 65(1): 104-112.

[2] Chen X, Xu X, Liu A, et al. The use of multivariate EMD and CCA for denoising muscle artifacts from few-channel EEG recordings [J]. IEEE Transactions on Instrumentation and Measurement, 2018, 67(2): 359-370.

[3] Zhang D, Maye A, Gao X, et al. An independent brain-computer interface using covert non-spatial visual selective attention [J]. Journal of Neural Engineering, 2010, 7(1): 016010.

[4] Chen X, Wang Y, Zhang S, et al. A novel stimulation method for multiclass SSVEP-BCI using intermodulation frequencies [J]. Journal of Neural Engineering, 2017, 14(2): 026013.

[5] Allison B Z, Jin J, Zhang Y, et al. A four-choice hybrid P300/SSVEP BCI for improved accuracy [J]. Brain-Computer Interfaces, 2014, 1(1): 17-26.

[6] Xu M, Wang Y, Nakanishi M, et al. Fast detection of covert visuospatial attention using hybrid N2pc and SSVEP features [J]. Journal of Neural Engineering, 2016, 13(6): 066003.

[7] Ng K B, Bradley A P, Cunnington R. Stimulus specificity of a steady-state visual-evoked potential-based brain-computer interface [J]. Journal of Neural Engineering, 2012, 9(3): 036008.

[8] Fuchs S, Andersen S K, Gruber T, et al. Attentional bias of competitive interactions in neuronal networks of early visual processing in the human brain [J]. NeuroImage, 2008, 41(3): 1086-1101.

[9] Vanegas M I, Blangero A, Kelly S P. Exploiting individual primary visual cortex geometry to boost steady state visual evoked potentials [J]. Journal of Neural Engineering, 2013, 10(3): 036003.

[10] Maye A, Zhang D, Engel A K. Utilizing retinotopic mapping for a multi-target SSVEP BCI with a single flicker frequency [J]. IEEE Transactions on Neural Systems and Rehabilitation Engineering, 2017, 25(7): 1026-1036.

[11] Clark V P, Fan S, Hillyard S A. Identification of early visual evoked potential generators by retinotopic and topographic analyses [J]. Human Brain Mapping, 1994, 2(3): 170-187.

[12] Kelly S, Lalor E, Finucane C, et al. Visual spatial attention control in an independent brain-computer interface [J]. IEEE Transactions on Biomedical Engineering, 2005, 52(9): 1588-1596.

[13] Hébert-Lalonde N, Carmant L, Safi D, et al. A frequency-tagging electrophysiological method to identify central and peripheral visual field deficits [J]. Documenta Ophthalmologica, 2014, 129(1): 17-26.

[14] Schalk G, McFarland D J, Hinterberger T, et al. BCI2000: A general-purpose brain-computer

interface (BCI) system [J]. IEEE Transactions on Biomedical Engineering, 2004, 51(6): 1034-1043.

[15] Pastor M A, Artieda J, Arbizu J, et al. Human cerebral activation during teady-state visual-evoked responses [J]. Journal of Neuroscience, 2003, 23: 11621-11627.

[16] Bin G, Gao X, Yan Z, et al. An online multi-channel SSVEP-based brain-computer interface using a canonical correlation analysis method [J]. Journal of Neural Engineering, 2009, 6(4): 046002.

[17] Muirhead R J, Anderson T W. An Introduction to Multivariate Statistical Analysis [M]. New York: Wiley, 1986.

[18] Gabor D. Theory of communication [J]. Journal of the Institution of electrical Engineers - Part I: General, 1946, 93: 429-457.

[19] Daugman J G. Uncertainty relation for resolution in space, spatial frequency,nd orientation optimized by two-dimensional visual cortical filters [J]. Journal of the Optical Society of America, 1985, 2(7): 1160-1169.

[20] Harter M R, Aine C, Schroeder C. Hemispheric differences in the neural processing of stimulus location and type: Effects of selective attention on visual evoked potentials [J]. Neuropsychologia, 1982, 20(4): 421-438.

[21] Duszyk A, Bierzyńska M, Radzikowska Z, et al. Towards an optimization of stimulus parameters for brain-computer interfaces based on steady state visual evoked potentials [J]. PLoS One, 2014, 9(11): e112099.

[22] Kim Y J, Grabowecky M, Paller K A, et al. Attention induces synchronization-based response gain in steady-state visual evoked potentials [J]. Nature Neuroscience, 2006, 10(1): 117-125.

[23] Xu M, Xiao X, Wang Y, et al. A brain-computer interface based on miniature-event-related potentials induced by very small lateral visual stimuli [J]. IEEE Transactions on Biomedical Engineering, 2018, 65(5): 11661175.

第 3 章　SSVEP-BCI 的实时信息反馈与动态优化机制

本章提出一种带有实时信息反馈的动态优化 SSVEP-BCI 拼写方法。在该系统中，为了减少被试对目标刺激中心以外的选择性注意，提高被试对目标刺激的注意力水平，设计了一种实时信息反馈机制。针对被试状态的时变性，本章提出一种目标选择时间随被试 SSVEP 检测水平实时变化的动态优化方法。此外，本章将行列(row/column, RC)范式引入 SSVEP-BCI 拼写器中，用以增加系统的可选命令数。

3.1　引　　言

得益于快速而准确的脑机交互性能，以及操控任务简单、不需要对被试进行BCI 特殊训练等优点，SSVEP-BCI 目前已经成为 BCI 研究领域最有潜力的方法之一。然而，受到电脑屏幕刷新频率和被试 SSVEP 特征响应频段限制，SSVEP-BCI系统很难适用于具有较多命令选项的场景，如 BCI 拼写器。此外，研究人员发现SSVEP-BCI 系统目标识别的准确率与刺激频率和被试的个体差异有关。系统中所采用的周期性刺激的频率通常可分为低频段(6～12Hz)、中频段(12～30Hz)和高频段(30～50Hz)。被试对不同频段刺激的 SSVEP 特征响应的显著性不同[1]，致使各频率所对应的目标选项的识别准确率存在一定的差异。据调查，有 10%～25%的人在 BCI 的操控中难以达到满意的准确率，这种现象称为 BCI 盲(BCI illiteracy)[2]。这种 BCI 盲现象在 SSVEP-BCI 中尤为明显。在传统的 SSVEP-BCI 研究方法中，单次目标选择时间通常被设定为固定时间长度[3-6]。这样的设置往往难以达到准确率与速度的最佳平衡点，需要进一步的优化设计。

现有 SSVEP-BCI 在可选目标数、准确率和速度方面存在的不足与限制已经引起了研究人员的广泛关注。近年来，BCI 研究人员在以上三个方面展开了大量的研究，具体内容描述如下。

(1) 在增加可选目标数方面，研究人员主要在刺激方式的设计上展开了研究，并且提出了一些新的刺激范式，实现了比刺激频率数更多的目标数。其中，Hwang等设计了一种双频刺激范式，并用四个频率实现了拥有 12 个可选目标的 BCI 系统[7]。Chen 等采用一种相位调节的频率编码方法，用三个频率的明暗变化和两个频率的颜色交替实现了 8 个可选目标的 BCI 控制[8]。此外，Jia 等同时采用频率和相位信息设计了包含 15 个可选目标的 BCI 系统[9]。虽然上述方法大大减轻了 SSVEP-BCI 在可选目标数方面的限制，但是这些研究仍然没有达到 BCI 拼写器对可选目标数的要求。

(2) 在提高准确率方面，SSVEP-BCI 的研究主要集中于信号处理方法方面。例如，典型相关性分析(canonical correlation analysis, CCA)[10]和最低能量联合(minimum energy combination, MEC)方法[11]均比传统的功率谱密度分析(power spectral density analysis, PSDA)方法[12]具有更好的识别效果。其中，CCA 方法表现出了最好的目标识别能力，在 SSVEP-BCI 的研究中应用最为广泛[13]。此外，针对不同被试 SSVEP 特征响应存在的差异，已有研究基于离线数据，采用优化选择参考频率信号[14]和刺激频率[15-17]等方式，使 SSVEP-BCI 的准确率得到了进一步的提升。但是，由不同刺激频率 SSVEP 特征响应的差异所引起的目标间准确率的不平衡现象，目前仍然未得到有效的解决。

(3) 在拼写速度优化方面，Volosyak 提出了一种目标选择时间的动态优化机制，并设计了基于 SSVEP 的 Bremen-BCI 拼写器[18]。然而，该动态优化方法没有考虑到被试的个体差异，仅采用了基于多名被试的实验结果所求得的固定 SSVEP 特征响应阈值来判定目标输出时间。此外， SSVEP 特征在时间窗较短的情况下可能会引起过拟合，这种直接设置阈值的方法可能会引起系统稳定性的下降。

为了设计实现 SSVEP-BCI 拼写器，进一步提高系统性能，本章将 P300-BCI 拼写器中经典的 RC 范式引入 SSVEP-BCI 中，用 6 个频率的周期刺激设计了一个 36 个字符目标的 BCI 拼写器，从而大大增加了系统的可选命令数。此外，本章基于 CCA 方法提出了一种 CCA-RV (reducing variation, RV)方法，用于减小不同频率之间 SSVEP 特征响应的差异，提高目标识别准确率。之后，基于该方法的实时目标识别结果，设计一种实时信息反馈机制，用以提高被试对目标刺激中心的注意力水平。最后，本章设计了一种动态优化方法，用以实现字符拼写准确率与速度的最优输出。

3.2　方法与材料

3.2.1　刺激范式设计

RC 范式是 P300-BCI 中应用最广泛的范式，常用于 P300-BCI 拼写器的设计。在基于 RC 范式的 P300-BCI 拼写器字符矩阵中，位于同行或者同列位置的字符同时闪烁，系统通过分别识别出行列刺激特征响应最大值所对应的坐标确定目标字符[19]。P300-BCI 拼写器的闪烁编码由行列闪烁共同组成，刺激时间是行列闪烁时间之和。为了减小可用频率数的限制，增加可选目标数，本章将 RC 范式引入 SSVEP-BCI 中，设计了一种新型 SSVEP-BCI 拼写器刺激范式。由于拼写任务通常包括 26 个英文字母和数字的选择，所以与经典 P300-BCI 拼写器一样，本章提出的 SSVEP-BCI 拼写器采用了排列成 6×6 字符矩阵的共 36 个选项系统设置[20]。所提出的 SSVEP-BCI 拼写器的用户使用界面如图 3.1 所示。

系统中 SSVEP 特征电位的诱发通过叠加在字符上的白色矩形在黑色背景下按特定频率闪烁实现。如图 3.2 所示，矩形上的数字代表不同的频率编号。在字符选择过程中，首先所有同行的字符以相同的频率闪烁(图 3.2(a))，用于目标字符行坐标的检测；然后，所有同列的字符按相同的频率闪烁，用来检测目标字符的列坐标(图 3.2(b))。在这两步周期闪烁切换时刻，闪烁不停止。在周期刺激频率的设计中，本章只用了 6 个频率，分别为 8.18Hz、8.97Hz、9.98Hz、11.23Hz、12.85Hz 和 14.99Hz。该组周期闪烁频率是基于以下考虑的结果：①SSVEP 在 6～15Hz 的特征响应比其他频带明显[18,21]；②刺激频率之间不能存在倍数关系[13]；③各频率之间较大的差异性有利于频率信号的检测。

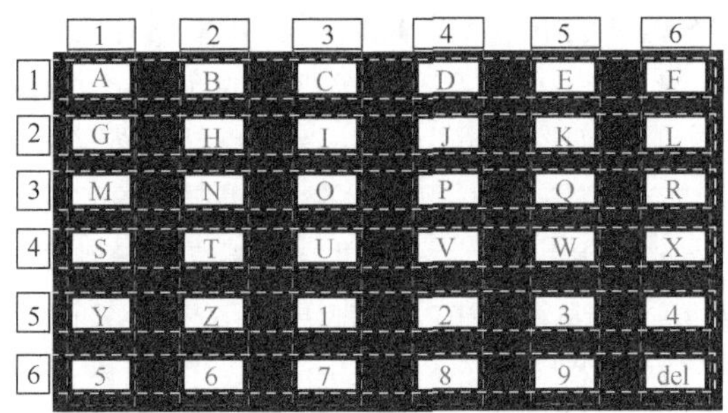

图 3.1　SSVEP-BCI 拼写器的刺激界面

图中，刺激界面上面和左侧的数字代表矩阵中的字符坐标，白色矩形表示用于诱发 SSVEP 特征电位的周期闪烁

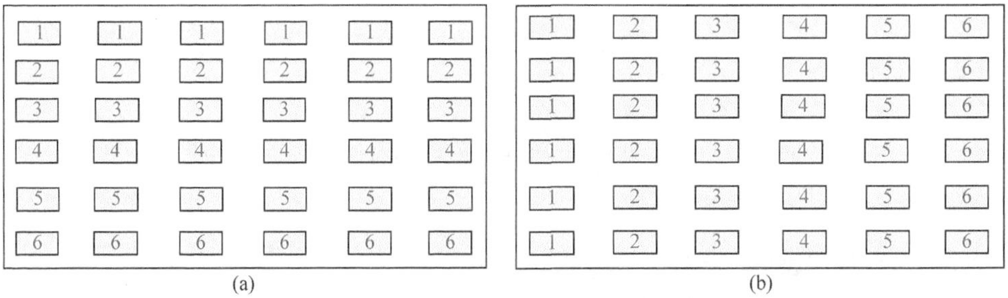

(a)　　(b)

图 3.2　SSVEP-BCI 刺激范式的频率设置

矩形上的数字代表刺激频率的序号

3.2.2 CCA-RV 方法

在传统的 SSVEP-BCI 方法中，目标字符由 SSVEP 特征响应最大值所对应的选项确定。由于 SSVEP 特征响应很可能被大脑中的背景频率干扰[14]，不同频率 SSVEP 特征响应的强度存在一定的差异，这种频率之间的差异可能会使有些选项容易被识别出来，有些选项则很难被检测到[22,23]。假设一个非目标刺激频率正好落在被试大脑背景噪声较强的频率段，则其 SSVEP 特征响应强度可能比目标频率所对应的强度更强，进而引发错误输出。因此，为了减少不同频率识别能力的差异和拼写错误，进行适应被试个体 SSVEP 特征响应差异的离线训练是十分必要的。

基于上述考虑，本节提出一种 CCA-RV 方法，用来减轻不同频率 SSVEP 特征响应之间的差异。在该方法中，CCA 用于计算刺激频率($X_f(t)$)和多通道 EEG 信号($Y_s(t)$)之间的相关性系数。其中，刺激频率用方波周期信号的傅里叶分解形式表示：

$$X_f(t)=\begin{bmatrix}\sin(2\pi ft)\\ \cos(2\pi ft)\\ \sin(2\cdot 2\pi ft)\\ \cos(2\cdot 2\pi ft)\\ \vdots \\ \sin(M\cdot 2\pi ft)\\ \cos(M\cdot 2\pi ft)\end{bmatrix},\quad t=\frac{1}{S},\frac{2}{S},\cdots,\frac{N}{S} \tag{3.1}$$

其中，M 为谐波数；N 为采样点数；t 为当前时间点；S 为采样频率。CCA 的基本原理是求得一组权重向量 $w\in\mathbb{R}^{D_1\times 1}$ 和 $v\in\mathbb{R}^{D_2\times 1}$ ，使 $x=w^{\mathrm{T}}X_f$ 和 $y=v^{\mathrm{T}}Y_s$ 的相关性最大[12]。所述相关性最大值的求解公式为

$$\begin{aligned}\rho&=\max_{w,v}\frac{E\left[xy^{\mathrm{T}}\right]}{\sqrt{E\left[xx^{\mathrm{T}}\right]E\left[yy^{\mathrm{T}}\right]}}\\&=\max_{w,v}\frac{E\left[w^{\mathrm{T}}X_fY_s^{\mathrm{T}}v\right]}{\sqrt{E\left[w^{\mathrm{T}}X_f{X_f}^{\mathrm{T}}w\right]E\left[v^{\mathrm{T}}Y_sY_s^{\mathrm{T}}v\right]}}\end{aligned} \tag{3.2}$$

每个刺激频率相对应的相关性系数表示如下：

$$\mathrm{score}_i(t)=\rho_i\left[X_{f_i}(t),Y_s(t)\right] \tag{3.3}$$

其中，ρ 为相关性系数；f 为刺激频率；i 为刺激频率的序号。相关性系数 ρ 可由 MATLAB 工具箱中的“canoncorr.m”函数计算得到[24]。在实验过程中，用离线数据训练得到刺激开始后不同时间点非目标所对应的平均得分 $\mathrm{score}_i^{\mathrm{NT}}(t)$ 。在线拼写过程中，SSVEP 特征响应得分可由下列公式计算：

$$\text{Score}_i(t)=\frac{\text{score}_i(t)-\text{score}_i^{\text{NT}}(t)}{\text{score}_i(t)+\text{score}_i^{\text{NT}}(t)} \tag{3.4}$$

最后，每个时间点目标所对应的行列坐标分别由行列最大 SSVEP 特征得分所对应的位置坐标确定。进而，目标字符坐标可表示为

$$\text{Target}(x,y,t)=\underset{i,j\in[1,2,\cdots,6]}{\arg}\left\{\max\left[\text{Score}_i^{\text{row}}(t)\right],\max\left[\text{Score}_j^{\text{column}}(t)\right]\right\} \tag{3.5}$$

其中，x, y 分别为目标字符的行列坐标。

3.2.3 实时信息反馈机制

由于被试的视觉选择性注意对 SSVEP 特征响应的强度有较大影响，所以 SSVEP-BCI 拼写器的性能与被试的专注度有很大关系[25, 26]。在传统的 SSVEP-BCI 研究中，拼写结果只在每次目标选择结束之后，反馈给被试。在字符拼写过程中，被试对 SSVEP 刺激中心的关注逐渐降低，这很可能导致拼写准确率的下降。本章设计了一种实时信息反馈机制，用来提高被试对视觉刺激中心的关注度。如图 3.3 所示，实时信息反馈机制由改变当前时刻系统识别出的目标字符颜色的形式实现。具体地说，系统首先根据当前时刻识别出的行坐标，实时地将其所对应的一行字符的颜色由红色变成绿色(图 3.3(a)中灰度值较低的字符)；在列刺激结束之后，系统实时输出列坐标，并将行坐标与当前时刻列坐标共同确定的单个字符的颜色变成绿色(图 3.3(b)中灰度值较低的字符)。该实时信息反馈结果每 0.04s 刷新一次。在拼写过程中，如果被试发现目标字符没有改变颜色，则需要提高对目标字符刺激中心的注意力水平。

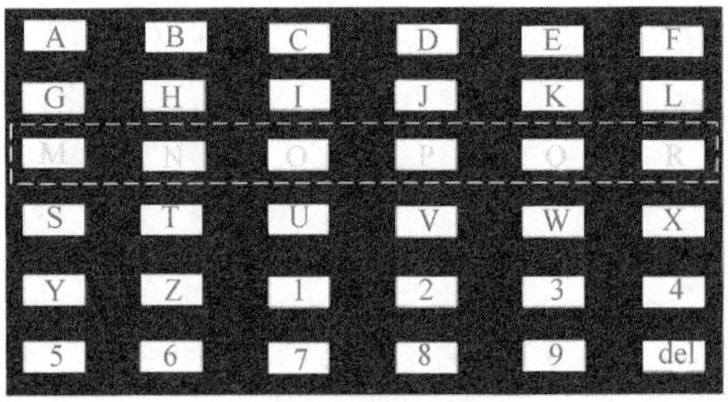

(a) 行坐标选择过程

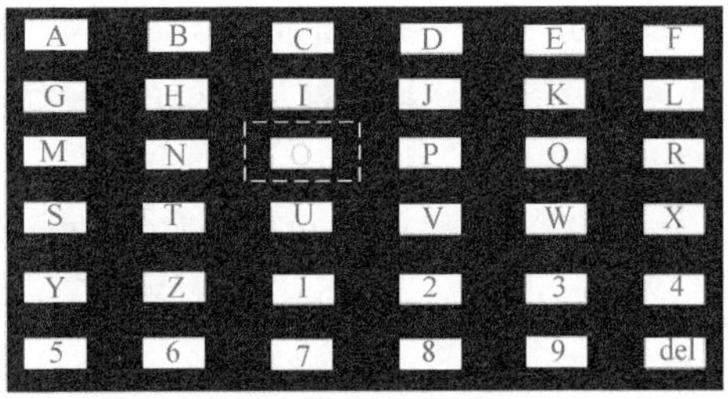

(b) 列坐标选择过程

图 3.3 实时信息反馈机制原理说明

图中，虚线范围内的字符为当前时刻系统输出的目标字符；(a)目标行上的字符全部变成绿色；(b)只有目标字符变成绿色

3.2.4 目标选择时间优化设计

在 SSVEP-BCI 目标选择过程中，目标选择时间的增加通常可以实现更高的准确率，但是随之而来的将是通信速度的降低；反之，刺激时间变短会降低准确率，但是会提高目标选择速度。由于不同的被试在 SSVEP-BCI 操控过程中有着

不同的拼写能力，根据被试个体差异，优化目标选择时间十分必要[27]。

如图 3.1 所示，本章所提出的 SSVEP-BCI 系统具有对错误输出的纠错功能，即当拼写出现错误时，被试可以通过选择“del”选项，将上一个错误字符删除，然后重新选择正确的字符。由于纠错功能的存在，本章采用 PITR 作为对目标选择时间优化的目标函数[28]。PITR 的表达式如本书第 1 章中的公式(1.6)所示。这里需要说明的是单次目标选择时间 T，可以由式(3.6)求得

$$T = (t^{\text{row}} + t^{\text{column}} + I) / 60 \tag{3.6}$$

其中，t^{row} 和 t^{column} 分别为行列刺激时间；I 为连续两次目标选择之间的停顿时间(2s)。

在所提出的优化方法中，平均 PITR 曲线是通过对离线训练数据采用 5-fold 交叉检验方法计算得到的。考虑到字符拼写结果的有效性，分别设置刺激时间的最大值和最小值。首先，为了满足有效的系统通信，目标识别准确率需要达到 70%[29]，所以将最小刺激时间设定为离线拼写准确率达到 70% 所对应的时间点。其次，为了避免由长时间闪烁刺激引起的视觉疲劳，将最长单次选择时间设定为 10s。此外，针对目标选择时间提出了固定和动态两种优化方法，具体描述如下：

(1) 固定优化方法。在固定优化方法中，将 PITR 曲线最大值所对应的时间点作为最优目标选择时间。在线拼写过程中，针对每个试次 SSVEP-BCI 拼写器在刺激时间达到最优时停止闪烁刺激，并输出拼写结果。

(2) 动态优化方法。在动态优化方法中，通过对离线数据的训练得到了 SSVEP 特征响应随时间变化的曲线，并将 PITR 最大值所对应的 SSVEP 特征响应值设定为最优阈值。在线拼写过程中，每当 SSVEP 特征响应值到达最优阈值时，系统停止闪烁刺激，并输出拼写结果。

图 3.4 为每名被试离线训练得到的固定优化方法的最优目标选择时间和动态优化方法的 SSVEP 特征响应阈值。

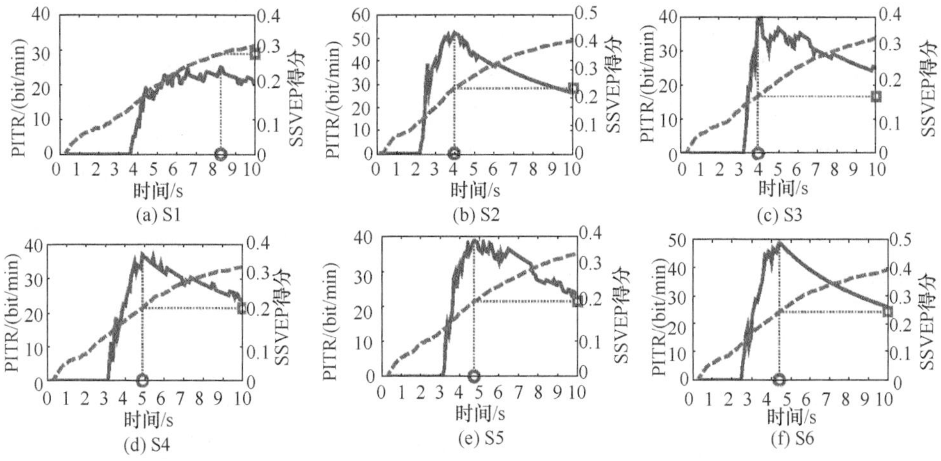

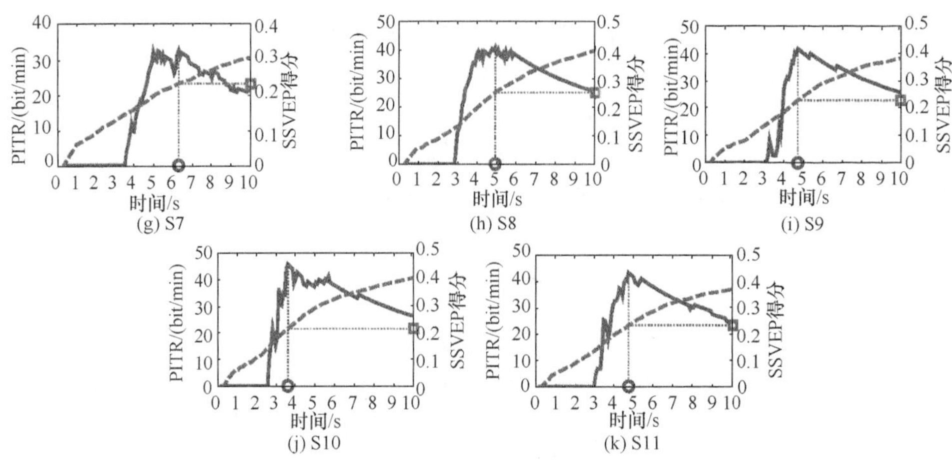

图 3.4　固定和动态优化方法最优参数求解过程

粗实线表示 SSVEP-BCI 拼写器的 PITR 变化曲线；粗虚线表示 SSVEP 特征的得分；圆形标记代表固定优化方法的最优目标选择时间；方形标记为动态优化的最优 SSVEP 阈值；图中横坐标所对应的目标选择时间包括行和列选择时间的总和

3.2.5　实验范式设计

1. 被试

11 名健康被试(5 名女性和 6 名男性，年龄在 24～29 岁，平均年龄 27.4 岁)参加了实验。所有被试视力正常或者矫正后正常。其中，4 个被试之前参加过 SSVEP 相关的实验，其他人均为初次参加 BCI 的相关实验。所有被试均签署了按照《赫尔辛基宣言》标准制定的知情书。在 EEG 信号采集实验开始之前，研究人员将实验的研究目的和实验任务向被试进行了详细的解释。

2. 数据采集

如图 3.5 所示，本实验中 EEG 信号采集的电极位置设置采用了 64 通道扩展的国际 10-20 标准。电极位置为 Pz, P3, P4, Oz, O1, O2, PO7 和 PO8。此外，TP10 为参考电极，Fpz 为接地电极[30]。在数据采集开始之前，每个电极的阻抗均需低于 10kΩ。EEG 信号通过 BP 公司的 Brain Products GmbH 脑电放大器，以 250Hz 的采样率采集得到。此外，系统使用了 50Hz 陷波滤波器对 EEG 信号进行了去工频干扰处理。

3. 实验过程

实验在一个常规的实验室中进行。在实验正式开始之前，被试坐在频率为 60Hz、分辨率为 1680×1080 的 27in LED 显示器前 70cm 处。实验员运行系统范式，

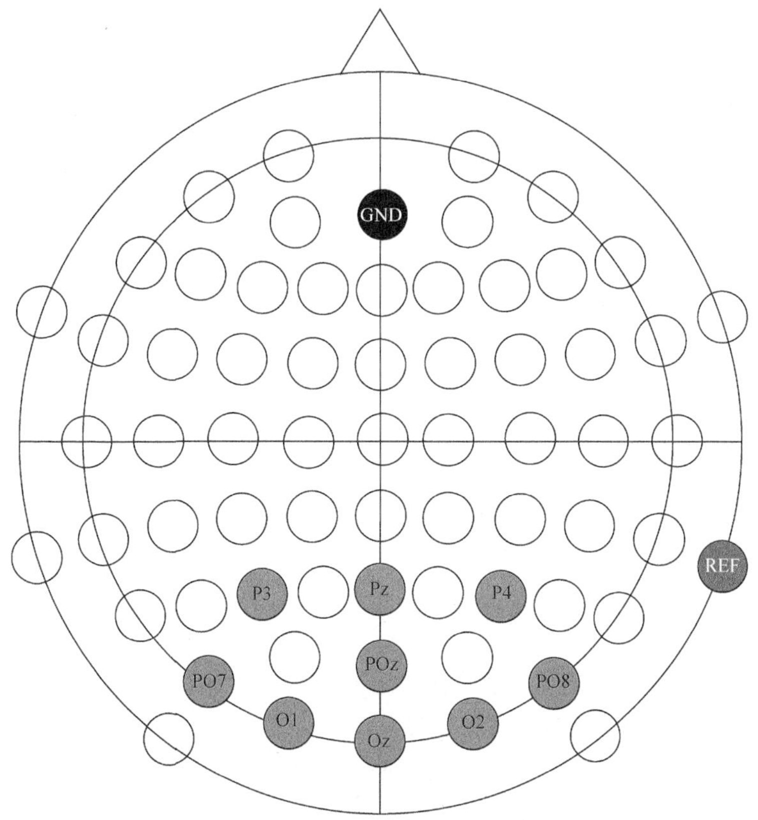

图 3.5　本实验电极配置示意图

以便于被试体验字符拼写实验过程。实验由离线和在线两部分组成，共计 15 个组次，大约持续 90min。为了减轻被试的疲劳，每个组次结束后留有 5min 的休息时间。此外，系统在两次字符选择之间留有 2s，用于提供系统输出反馈和为被试留有定位下一个目标字符的时间。详细实验过程如下所示。

(1) 离线实验。为了证明 CCA-RV 方法和实时信息反馈机制的有效性，离线实验分别由带实时信息反馈和不带实时信息反馈的刺激范式组成。针对不同被试，刺激范式实验先后顺序随机排列。每种刺激范式由 6 个组次组成，每个组次中被试需要拼写 12 个字符。为了避免被试对字符选择任务的适应造成系统性能的过估计，拼写任务中的字符随机选择生成。实验过程中，目标字符在刺激出现之前用一个蓝色方块标示出来。被试在整个闪烁刺激过程中一直注视着目标字符闪烁刺激中心。单个字符选择过程持续 10s。其中，前 5s 如图 3.2 (a)所示，用于行坐标的检测；后 5s 如图 3.2 (b)所示，用于列坐标的检测。

(2) 在线实验。为了对比所提出的目标选择时间优化方法的有效性，实验的在线部分分别采用固定和动态优化方法。拼写过程中，系统并不给出字符选择任务提示，被试需要拼写三次自己名字的字母全拼(3 个组次)。每当有拼写错误出现时，被试需要通过选择拼写器右下角的“del”选项纠正错误，之后重新拼写，直至完成拼写任务，系统会自动停止。在固定的优化方法中，刺激时间采用的是离线训练的结果。此处，用于行坐标检测的时间与列坐标检测的时间相同。在动态优化方法中，字符选择时间随被试状态动态变化，如果 SSVEP 分数超过最优阈值，系统停止闪烁并给出拼写结果。

3.3 实验结果与分析

3.3.1 在线结果

在线实验过程中，每名被试拼写三次自己的名字。设拼写任务字符总数为 M_c，实际拼写总次数为 M_p。为了计算方便，将本书第 1 章中的公式(1.5)改写为

$$T' = T\frac{M_p}{M_c} \tag{3.7}$$

考虑到所有被试均成功完成了拼写任务，将公式(3.7)代入第 1 章中的公式(1.3)中，则本章在线实验的 PITR 可表示为

$$\text{PITR} = \frac{M_c \log_2 N}{TM_p} \tag{3.8}$$

此外，采用 t-检验对这两个范式的在线拼写性能差异的显著性进行了分析。

表 3.1 根据在线实验结果对比了 SSVEP-BCI 两种目标选择时间优化方法的系统性能。实验结果表明两种优化方法都能达到较高的 PITR，并且动态优化方法相比于固定优化方法性能优势显著。具体地说，动态优化方法与固定优化方法相比，平均 PITR 从 37.71bit/min 提高到 41.08bit/min($p<0.05$)，标准差从 7.50bit/min 下降到 7.43bit/min。在动态优化方法平均目标选择时间比固定优化方法短的情况下(动态优化方法：3.73s，固定优化方法：4.89s，$p<0.05$)，实际拼写的字符数没有显著增多($p>0.05$)。

表 3.1 固定优化方法和动态优化方法在线 PITR 的对比

被试	任务字符数	固定优化方法			动态优化方法		
		刺激时间/s	实际字符数	PITR /(bit/min)	刺激时间/s	实际字符数	PITR /(bit/min)
S1	30	8.24	30	30.29	4.41	30	48.36
S2	24	3.92	28	44.91	3.07	32	45.90
S3	24	3.92	32	39.30	3.57	32	41.79
S4	15	4.48	19	35.59	3.86	19	41.79

续表

被试	任务字符数	固定优化方法			动态优化方法		
		刺激时间/s	实际字符数	PITR /(bit/min)	刺激时间/s	实际字符数	PITR /(bit/min)
S5	36	4.72	50	33.24	3.86	56	34.02
S6	27	4.40	31	42.21	3.26	39	40.83
S7	36	6.24	58	23.37	4.56	66	25.81
S8	30	4.88	42	32.20	3.32	46	38.04
S9	39	4.72	45	40.01	3.95	57	35.68
S10	24	3.60	28	47.48	3.32	28	50.02
S11	33	4.72	33	46.16	3.89	35	49.68
平均值	28.91	4.89	36	37.71	3.73	40	41.08
标准差	7.01	1.31	11.40	7.50	0.48	14.48	7.43

3.3.2　离线性能分析

图 3.6 为所提出的方法(CCA-RV 和实时信息反馈)与传统的 SSVEP-BCI 方法(CCA 和没有实时信息反馈)的准确率对比。结果表明，所提出的方法相比于传统的 SSVEP 方法平均准确率均有了一定的提高。由于离线性能分析是为了验证所提出的优化方法在字符拼写中的性能优势，所以只对在线实验最小和最大目标选择时间之内的准确率进行对比(图 3.4)。注意，图 3.4 中的准确率不是目标识别准确率，而是行列检测所对应的分类准确率。为了使目标识别准确率达到 70%，单次目标选择时间小于 10s，将离线分析具体范围限定在准确率大于 83.67%($\sqrt{0.7}$)和时间小于 5s 之间。如图 3.6(a)和(b)所示，无论是在有实时信息反馈还是在没有实时信息反馈的刺激状态下，CCA-RV 方法的准确率均高于 CCA 方法的准确率。此外，由图 3.6 中阴影部分可以看出，CCA-RV 方法在这两种刺激状态下的大多数时间里分类准确率均有显著提高。此外，实时信息反馈机制的有效性分别在 CCA-RV 和 CCA 条件下离线计算得出(图 3.6(c)和(d))。实验结果表明，实时信息反馈的刺激范式相比于没有实时信息反馈的达到了更高的准确率。虽然有的地方相比于图 3.6(a)和(b)中的提高更加明显，但并没有体现出显著性。

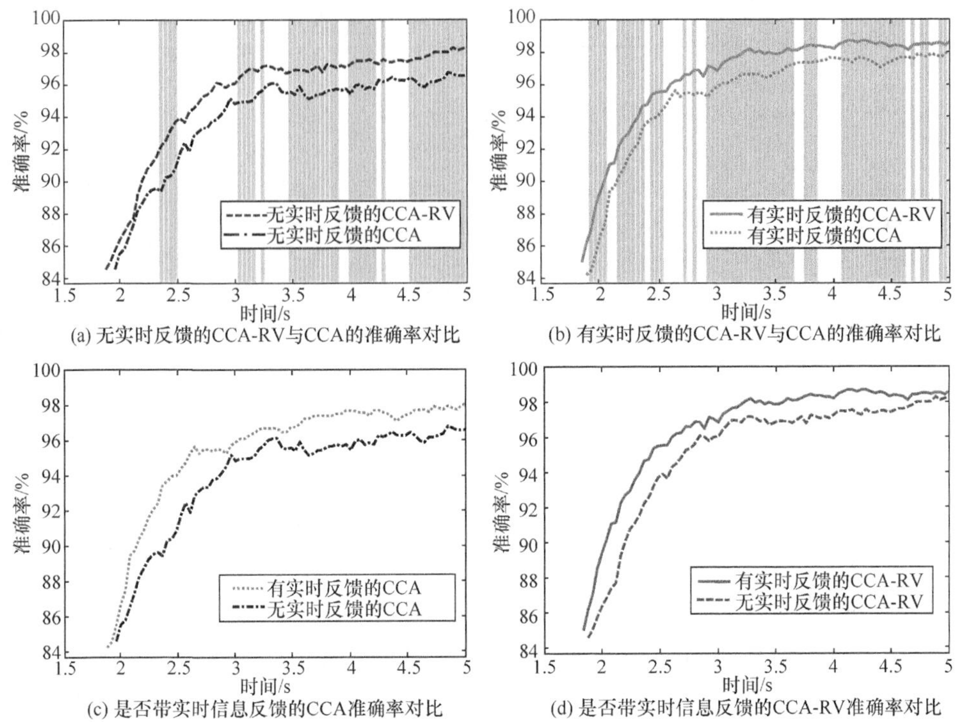

图 3.6　CCA 和 CCA-RV 平均分类准确率对比

图中阴影部分表示所提出的方法性能提升显著($p < 0.05$)

3.4　结果分析与讨论

3.4.1　系统性能提升的原因分析

为了解释说明所提出的 SSVEP-BCI 方法实现了更高的准确率和 PITR 的原因，从以下三个方面进行分析。

(1) 动态与固定优化方法对比。考虑到不同被试 SSVEP-BCI 的拼写能力不同，固定优化方法通过为每名被试设置特定的最优字符选择时间确实在一定程度上实现了系统性能的优化。然而，在拼写过程中，被试对目标刺激的注意力的变化，常会引起系统性能的波动。固定的目标选择时间有时会过短，损失了准确率，或者时间过长，降低了拼写速度。动态优化方法可以使 SSVEP-BCI 拼写器适应当前的被试状态，增加或者降低拼写速度，从整体上提高 PITR(表 3.1)。

(2) CCA-RV 与 CCA 对比。为了说明 CCA-RV 相比于 CCA 方法的优越性，对实时信息反馈刺激条件下的离线数据进行了分析。图 3.7 为目标与非目标频率相对应的 SSVEP 特征响应的均值和标准差的变化曲线。由图 3.7 可知，相比于 CCA 方法，CCA-RV 方法所求得的 SSVEP 特征响应不同频率间的差异有了明显的降低，这可能是引起 CCA-RV 准确率提升的原因之一。值得注意的是，由 CCA 方法求得的 SSVEP 特征响应得分在刺激开始阶段高于之后的得分，这可能是时间窗过短而导致的过拟合现象的结果[5](图 3.7(a))。相反，由 CCA-RV 求得的 SSVEP 目标响应得分平稳增长(图 3.7(b))，这使所提出的基于 SSVEP 特征响应阈值的动态优化更加有效。此外，由于可以减小 SSVEP 特征响应频率间的差异，CCA-RV 方法可能会对增加 SSVEP-BCI 拼写器的可用频率有所帮助。

(3) 有无实时信息反馈机制的对比。由于被试的选择性注意可能在视场范围内变化[25,26]，所以当被试降低对目标刺激中心的注意力时，SSVEP 特征响应值可能会下降。这种现象在传统的 SSVEP-BCI 拼写器的操控过程中时常发生。在本节所提出的带实时信息反馈的刺激范式中，被试可以实时看到系统当前的目标识别结果。当意识到当前目标识别结果错误时，被试会更加关注目标刺激，进而提高目标识别准确率。值得注意的是，即便这种准确率的提高很明显，但是并没有体现出显著性(图 3.6(c)和(d))。在某种程度上说，这种现象应该可以解释为：由于被试专注度的变化是不固定的，而实时信息反馈机制只有在被试注意力降低到影响到 SSVEP 目标识别时才能起作用，所以这种提高在刺激中间过程中没有一致性。

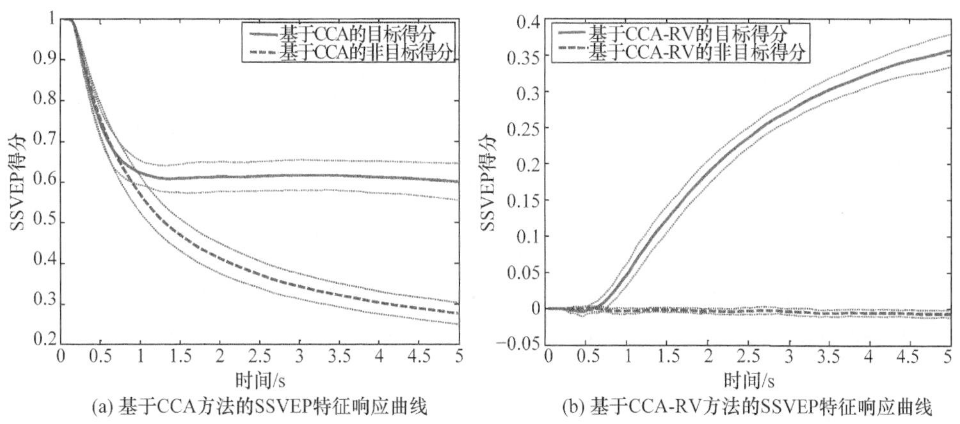

(a) 基于CCA方法的SSVEP特征响应曲线　(b) 基于CCA-RV方法的SSVEP特征响应曲线

图 3.7 目标和非目标 SSVEP 特征响应的得分

特征响应平均得分曲线两侧的细线表示不同频率 SSVEP 特征响应得分的标准差

3.4.2 行列目标识别过程准确率对比

SSVEP-BCI 拼写器的目标检测可分为行列坐标检测两步，在这两步的闪烁刺激之间没有停顿。为了探究列坐标检测是否会因为第一阶段行刺激的 SSVEP 特征响应的残留而降低准确率，本节对行列准确率在不同信号处理方法和刺激条件下分别进行了对比。如图 3.8 中各子图左侧阴影区域所示，实验结果表明，在行列检测过程中，目标识别准确率只有在 1.5s 之前才有明显的差别。然而，只有右侧阴影区域才是实际拼写的有效时间范围(见本书 3.2.4 节中对最大和最小刺激时间的描述)，而该区域目标识别准确率没有明显的差别。综上可知，在实际拼写中，列检测不会被行刺激影响而降低目标识别准确率。

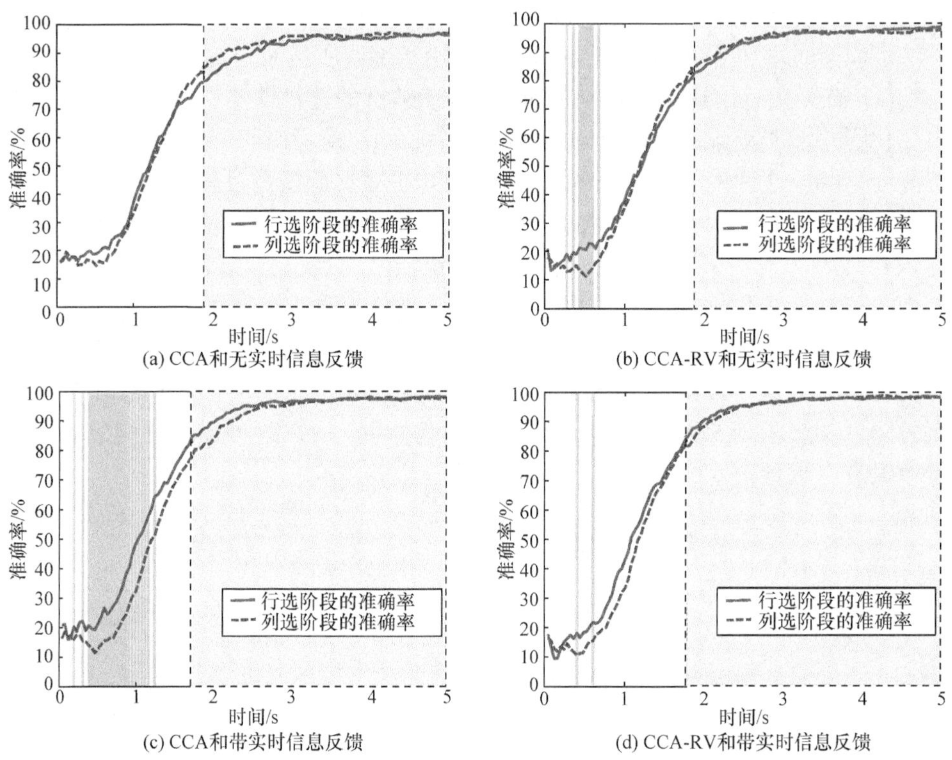

图 3.8 不同信号处理方法和刺激条件下行列检测目标识别准确对比

子图中左侧阴影部分表示行列检测过程中目标识别准确率有显著差别($p < 0.05$)，子图中右侧阴影区域表示实际拼写过程中所考虑的时间范围

3.4.3 当前方法局限和未来研究方向

本章的主要研究目标是基于实时信息反馈机制和动态优化方法设计一种 SSVEP-BCI 拼写器。该系统性能仍有进一步提升的空间。尤其是在对实时信息反馈信息的利用方面，可以结合其他特征信号进一步提高系统性能。关于所提出的 SSVEP-BCI 拼写器的下一步研究思路讨论如下。

首先，在所提出的 SSVEP-BCI 拼写器中，目标字符坐标由两步闪烁刺激所输出的行列坐标共同定位。如果行列检测中的任意一个出现错误坐标输出，都会导致字符选择结果的错误。为了提高字符拼写的准确率，将来的研究可以通过引入错误相关电位的方法来提高系统性能[31,32]。所述 ErrP 是 ERP 特征电位的一种特殊形式，是当被试意识到错误发生时，在大脑中央前回区域附近产生的一种事件相关电位。在未来系统设计过程中，可以记录行和列刺激结束时刻所诱发的 ErrP 特征响应，并将其叠加到 SSVEP-BCI 拼写器中，用于提高拼写准确率。

其次，实时信息反馈机制的存在使得所提出的 SSVEP-BCI 系统成为一个实时的闭环系统。在下一步研究中，作者将尝试通过实时反馈信息与被试自发式特征电位相结合的方式，进一步提高系统性能。例如，可以将左右手运动想象(motor imagery, MI)转换成加速和减速命令。在当前目标字符改变颜色时，被试可以执行加速命令，反之亦然。这样便可以通过 MI 实现变速拼写控制，提高系统拼写速度。

3.5　本章小结

本章提出了一种带实时信息反馈机制的动态优化 SSVEP-BCI 拼写器。首先，将 RC 范式引入 SSVEP-BCI 中，只采用了 6 个频率的周期闪烁刺激，设计了一个有 36 个选项的 SSVEP-BCI 拼写器。其次，提出了一种 CCA-RV 信号处理方法和实时信息反馈机制，用以提高拼写准确率。为了达到良好的在线拼写性能，设计了目标选择时间动态优化方法，并与固定优化方法进行了在线拼写性能的对比。11 名被试参加了实验，结果表明本书所提出的 SSVEP-BCI 拼写器在线平均 PITR 达到了 41.08bit/min，与传统方法相比性能有了显著的提高。

参考文献

[1] Diez P F, Mut V A, Perona E M A, et al. Asynchronous BCI control using high-frequency SSVEP [J]. Journal of Neuro Engineering and Rehabilitation, 2011, 8: 39.

[2] Allison B, Lüth T, Valbuena D, et al. BCI demographics: How many (and what kinds of) people can use an SSVEP BCI[J]. IEEE Transactions on Neural Systems and Rehabilitation Engineering, 2010, 18: 107-116.

[3] Diez P F, Müller S M T, Mut V A, et al. Commanding a robotic wheelchair with a high-frequency steady-state visual evoked potential based brain-computer interface [J]. Medical Engineering & Physics, 2013, 35: 1155-1164.

[4] Müller-Putz G R, Eder E, Wriessnegger S C, et al. Comparison of DFT and lock-in amplifier features and search for optimal electrode positions in SSVEP-based BCI [J]. Journal of Neuroscience Methods, 2008, 168: 174-181.

[5] Pan J, Gao X, Duan F, et al. Enhancing the classification accuracy of steady-state visual evoked

potential-based brain-computer interfaces using phase constrained canonical correlation analysis [J]. Journal of Neural Engineering, 2011, 8: 036027.

[6] Lim J H, Hwang H J, Han C H, et al. Classification of binary intentions for individuals with impaired oculomotor function: Eyes-closed SSVEP-based brain-computer interface (BCI) [J]. Journal of Neural Engineering, 2013, 10: 026021.

[7] Hwang H J, Kim D H, Han C H, et al. A new dual-frequency stimulation method to increase the number of visual stimuli for multi-class SSVEP-based brain-computer interface (BCI) [J]. Brain Research, 2013, 1515: 66-77.

[8] Chen X, Chen Z, Gao S, et al. Brain-computer interface based on intermodulation frequency [J]. Journal of Neural Engineering, 2013, 10: 066009.

[9] Jia C, Gao X, Hong B, et al. Frequency and phase mixed coding in SSVEP-based brain-computer interface[J]. IEEE Transactions on Biomedical Engineering, 2011, 58: 200-206.

[10] Lin Z, Zhang C, Wu W, et al. Frequency recognition based on canonical correlation analysis for SSVEP-based BCIs [J]. IEEE Transactions on Biomedical Engineering, 2007, 54: 1172-1176.

[11] Friman O, Volosyak I, Gräser A. Multiple channel detection of steady-state visual evoked potentials for brain-computer interfaces [J]. IEEE Transactions on Biomedical Engineering, 2007, 54: 742-750.

[12] Cheng M, Gao X, Gao S, et al. Design and implementation of a brain-computer interface with high transfer rates [J]. IEEE Transactions on Biomedical Engineering, 2002, 49: 1181-1186.

[13] Bin G, Gao X, Yan Z, et al. An online multi-channel SSVEP-based brain-computer interface using a canonical correlation analysis method [J]. Journal of Neural Engineering, 2009, 6: 046002.

[14] Zhang Y, Zhou G, Jin J, et al. L1-regularized multiway canonical correlation analysis for SSVEP-based BCI [J]. IEEE Transactions on Neural Systems and Rehabilitation Engineering, 2013, 21: 887-896.

[15] Kuś R, Duszyk A, Milanowski P, et al. On the quantification of SSVEP frequency responses in human EEG in realistic BCI conditions [J]. PLoS One, 2013, 8: e77536.

[16] Shyu K K, Chiu Y J, Lee P L, et al. Adaptive SSVEP-based BCI system with frequency and pulse duty-cycle stimuli tuning design [J]. IEEE Transactions on Neural Systems and Rehabilitation Engineering, 2013, 21: 697-703.

[17] Fernandez-Vargas J, Pfaff H U, Rodríguez F B, et al. Assisted closed-loop optimization of SSVEP-BCI efficiency [J]. Frontiers in Neural Circuits, 2013, 7: 27.

[18] Volosyak I. SSVEP-based Bremen-BCI interface-boosting information transfer rates [J]. Journal of Neural Engineering, 2011, 8: 036020.

[19] Farwell L A, Donchin E. Talking off the top of your head: Toward a mental prosthesis utilizing event-related brain potentials electroencephalogram [J]. Clinical Neurophysiology, 1988, 70: 510-523.

[20] Krusienski D J, Sellers E W, McFarland D J, et al. Toward enhanced P300 speller performance [J]. Journal of Neuroscience Methods, 2008, 167: 15-21.

[21] Gao X, Xu D, Cheng M, et al. A BCI-based environmental controller for the motion-disabled [J].

IEEE Transactions on Neural Systems and Rehabilitation Engineering, 2003, 11: 137-140.

[22] Pastor M A, Artieda J, Arbizu J, et al. Human cerebral activation during steady-state visual-evoked responses [J]. Journal of Neuroscience, 2003, 23: 11621-11637.

[23] Wang Y, Wang R, Gao X, et al. A practical VEP-based brain-computer interface [J]. IEEE Transactions on Neural Systems and Rehabilitation Engineering, 2006, 14: 234-239.

[24] Krzanowski W J. Principles of Multivariate Analysis: A User's Perspective [M]. Oxford: Oxford University Press, 1988.

[25] Kelly S P, Lalor E C, Finucane C, et al. Visual spatial attention control in an independent brain-computer interface [J]. IEEE Transactions on Biomedical Engineering, 2005, 52: 1588-1596.

[26] Kelly S P, Lalor E C, Reilly R B, et al. Visual spatial attention tracking using high-density SSVEP data for independent brain-computer communication [J]. IEEE Transactions on Neural Systems and Rehabilitation Engineering, 2005, 13: 172-178.

[27] Seno B D, Matteucci M, Mainardi L T. The utility metric: A novel method to assess the overall performance of discrete brain-computer interfaces [J]. IEEE Transactions on Neural Systems and Rehabilitation Engineering, 2010, 18: 20-28.

[28] Townsend G, LaPallo B K, Boulay C B, et al. A novel P300-based brain-computer interface stimulus presentation paradigm: Moving beyond rows and columns [J]. Clinical Neurophysiology, 2010, 121: 1109-1120.

[29] Pires G, Nunes U, Castelo-Branco M. Comparison of a row-column speller vs. a novel lateral single-character speller: Assessment of BCI for severe motor disabled patients [J]. Clinical Neurophysiology, 2012, 123: 1168-1181.

[30] Liu Y, Zhou Z, Hu D. Gaze independent brain-computer speller with covert visual search tasks [J]. Clinical Neurophysiology, 2011, 122: 1127-1136.

[31] Schmidt N M, Blankertz B, Treder M S. Online detection of error-related potentials boosts the performance of mental typewriters [J]. BMC Neuroscience, 2012, 13: 19.

[32] Zeyl T, Chau T. A case study of linear classifiers adapted using imperfect labels derived from human event-related potentials [J]. Pattern Recognition Letters, 2014, 37: 54-62.

第 4 章　基于 DS 策略的 SSVEP-BCI 目标识别方法

本章分别基于 Bayes 概率估计和线性判别分析模型提出两种 DS 策略，并利用扩展的 CCA 和整合的任务相关成分分析(task-related component analysis，TRCA)方法来进行 SSVEP-BCI 目标识别，最后在两组数据库上验证所提方法的有效性。

4.1　引　　言

缩短指令输出时间可以提高脑控命令输出速度，但是目标识别准确率也会随之降低，反之亦然。为了提升 SSVEP-BCI 脑机 ITR，大量研究人员开始关注目标识别时间和准确率的综合优化问题。然而到目前，几乎所有的 SSVEP-BCI 的研究都只聚焦在静态停止(fixed stopping, FS)策略。值得注意的是，由于个体的差异性，BCI 系统的性能会在不同被试之间发生变化，并且由于大脑的状态是在时刻发生变化的，所以 BCI 系统的性能在同一被试的不同时间也是不同的。EEG 信号会随着时间发生变化，由离线数据得到的最优数据长度并不是在线实验时的最优参数。所以，更合理的策略是在每一次输出分类结果之前，去确定 EEG 特征的质量，并检查每个试次分类结果的置信度。对分类结果进行自检可以提高系统的可靠性，并降低发生错误的风险。区别于传统的在固定时间点输出分类结果的方式，DS 的输出过程会通过设置初始检测时刻、检测时间间隔和最大检测时刻，在多个时间点检测分类结果的置信度。如果置信度达到了预设的阈值，那么当前的分类结果就可以作为最终结果输出，否则将等待下一个检测时刻再输出，直到最大检测时刻；如果置信度仍达不到阈值，就强制输出。这种多时间点检测的过程可以在传统算法的累积作用下，提高信号的信噪比。

基于 DS 策略的优化方法早期主要用于 P300-BCI 的研究。Schreuder 等首次提出了带有自检功能的 BCI 系统，并提出用 DS 策略来优化 P300-BCI 系统[1]。通过估计分类结果的置信度，DS 策略能够自适应地最小化每个试次中用作分类的数据长度，并得到一个可信的输出。这一策略的有效性已经在之前的研究中得到证实，Serby 等用平均和阈值的方法来调整试次的数目，实现了理想的准确率[2]。Lenhardt 等根据被试当前的在线实时表现，动态地限制子试次呈现的数目来优化 ITR 和准确率[3]。之后，Jin 等提出了一个自适应的 P300-BCI，它能够选择闪烁的次数，从而减少刺激呈现的时间[4]。Throckmorton 等提出了一个基于 Bayes 的动态数据收集机制，能够在系统工作的时候自动地决定所需要的数据量[5]。Mattout 等将自适应模式整合到 P300-BCI 拼写器中，通过自适应的方式来优化拼写器的速度[6]。实验结果证明，所提出的范式可以提高被试执行任务时的积极性。Zeyl 等提出了基于实时的 Bayes 动态停止策略来获得 P300 信号置信度的方法,它能够充分利用由时间和滤波延迟所产生的额外刺激[7]。关于 SSVEP-BCI 的 DS 策略，本书第 3 章进行了初步的探索研究[8]。为了进一步提升 SSVEP-BCI 的系统性能，本章将进一步开展更加全面深入的基于 DS 策略的 SSVEP-BCI 目标识别方法研究。

4.2　方法与材料

4.2.1　实验方案与实施

1. 被试

本次实验共招募了 12 名健康的被试，都来自在读的大学生或研究生，年龄为 22～24 岁(平均 22.3 岁)，其中，男生和女生人数分别为 7 和 5，他们的视力都是正常或者矫正正常。统计这些被试之前是否参加过有关 SSVEP-BCI 拼写器的实验发现，其中只有 3 人参加过，其余 9 人没有参加过。为了使被试了解所进行实验的情况，所有被试在进行实验之前，都仔细地阅读并签署了知情同意书。

2. 实验设计与实验流程

实验所用的刺激界面为一个包含 40 字符的界面，这些字符所对应方块的闪烁频率和相位如图 4.1 所示。实验所用的显示器为 23.5in，长宽比为 16∶9，屏幕分辨率和刷新率为 1920×1080 像素和 120Hz，每个刺激对应的方块是边长为 140 像素的正方形方块，如果换算成英寸，则大小为 1.49in×1.49in。字符呈现在刺激中间一个 32×32 像素(0.34in×0.34in)的方块中，字符从左到右、从上到下依次为数字 1～40。每两个相邻刺激的水平和垂直距离都是 50 像素(0.53in)。特别地，刺激的频率和相位都是线性增加的，如图 4.1 所示。频率的变化范围是 8～15.8Hz，间隔是 0.2Hz；相位从 0π 开始，两个相邻刺激的间隔是 0.35π。关于闪烁刺激的编码方法，本章使用联合频率相位调制(joint frequency-phase modulation，JFPM)的方法，采样方式为正弦[9]。通过将相位编码整合到频率编码中，JFPM 范式可以增加刺激的数目。闪烁刺激的开发环境为 MATLAB，并使用了心理学上常用的 Psychophysics 工具箱第三版。

如图 4.1 所示，SSVEP 的闪烁刺激采用正弦采样和联合频率相位调制的方法进行编码，对刺激频率和相位分别为 f、ϕ 的刺激序列 $s(f,\phi,i)$，通过公式(4.1)调制屏幕亮度来产生：

$$s(f,\phi,i)=\frac{1}{2}\{1+\sin[2\pi f(i/\mathrm{RefreshRate})+\phi]\} \tag{4.1}$$

其中，sin( )为正弦函数；i 为刺激序列的屏幕帧索引。刺激信号的亮度变化范围为 0～1，其中，0 为黑暗，1 为最高亮度。理论上说，任何低于一半刷新率的频率和相位刺激信号均可用该方法实现。

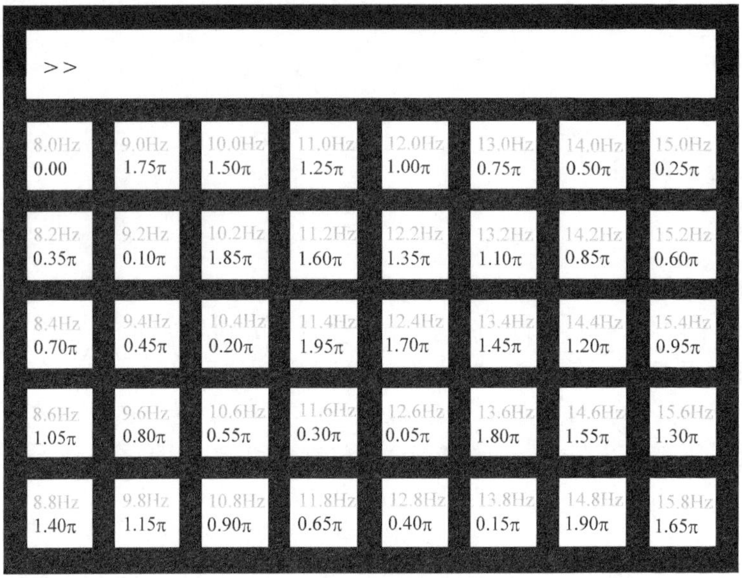

>>

8.0Hz 0.00	9.0Hz 1.75π	10.0Hz 1.50π	11.0Hz 1.25π	12.0Hz 1.00π	13.0Hz 0.75π	14.0Hz 0.50π	15.0Hz 0.25π
8.2Hz 0.35π	9.2Hz 0.10π	10.2Hz 1.85π	11.2Hz 1.60π	12.2Hz 1.35π	13.2Hz 1.10π	14.2Hz 0.85π	15.2Hz 0.60π
8.4Hz 0.70π	9.4Hz 0.45π	10.4Hz 0.20π	11.4Hz 1.95π	12.4Hz 1.70π	13.4Hz 1.45π	14.4Hz 1.20π	15.4Hz 0.95π
8.6Hz 1.05π	9.6Hz 0.80π	10.6Hz 0.55π	11.6Hz 0.30π	12.6Hz 0.05π	13.6Hz 1.80π	14.6Hz 1.55π	15.6Hz 1.30π
8.8Hz 1.40π	9.8Hz 1.15π	10.8Hz 0.90π	11.8Hz 0.65π	12.8Hz 0.40π	13.8Hz 0.15π	14.8Hz 1.90π	15.8Hz 1.65π

图 4.1　系统的刺激设计和分布

本实验总共有 18 个组次，中间会有休息，对于每一个组次，被试需要根据提示依次注视屏幕上的 40 个字符。每个字符的选择过程包括 0.5s 的目标字符红色方块的提示时间和 0.5s 的刺激闪烁时间。在 0.5s 的提示时间内，被试需要尽快地将自己的视线从上一个字符转移到当前提示的字符，紧接着，所有字符会按照各自的频率相位闪烁 0.5s。这个过程中被试需要一直注视着目标字符，在注视的过程中，为了避免眼动的影响，要求被试尽量少眨眼。同时，安排被试在进行完几个组次实验之后休息几分钟，来缓解眼部的疲劳。整个实验所用的实验室固定，实验室的照明条件为微暗，该实验室具备隔音的功能。实验过程中，被试坐在离屏幕视线距离为 70cm 左右的椅子上。

3. 数据采集和信号预处理

本实验所用的脑电放大器为 Neuroscan 公司生产的 Synamp2 系统，所用的 EEG

采样频率是 1000Hz。所用的通道主要为大脑枕叶区的 9 个电极，分别为 Pz、PO5、PO3、POz、PO4、PO6、O1、Oz 和 O2。参考和接地的电极分别接在头顶和前额叶的位置上。为了缩短数据处理时间，先将数据进行降采样，降采样后的采样率为 250Hz。为了提高截取数据的准确度，利用事件触发器对数据进行准确截取。

在数据的预处理方面，首先用 50Hz 陷波滤波器处理工频干扰，然后使用滤波器组方法，提高 SSVEP 信号中谐波的利用效率。利用 Chebyshev I 型无限脉冲响应(infinite impulse response，IIR)滤波器对事先划分好的频带进行处理，例如，对于第 $n(n=1,2,\cdots,5)$ 个频带，它们的上、下截止频率分别是 $n\times 8$Hz 和 90Hz，并且使用 MATLAB 上的 filtfilt( )函数进行正向滤波和反向滤波。

除了作者自己采集的数据集，本章还用由 Wang 等发布的公开数据集来评估所提方法的有效性[10]。在这个公开数据库中，有 35 名被试(17 名女性，18 名男性)，年龄在 17～34 岁，平均年龄为 22 岁。刺激的呈现方式和本章所采集数据基本一致，不同之处在于该公开数据库只有 6 个组次，其中，每个试次包括 5s 的刺激呈现时间和 0.5s 的视线转移时间。两个数据库的信号预处理过程相同。

4. 模拟在线实验

本章通过模拟实际的在线实验来进行数据的分析，即根据时间的顺序，依次对 EEG 数据进行截取、提取特征和分类的处理。这种处理方法的主要优势是能够在相同数据集上对比本章所提出的方法和传统的方法；缺点是无法像实际在线实验那样可以利用反馈充分调动被试的参与积极性。由于屏幕上的方块从开始闪烁，到人脑产生响应会有一定时间的延迟，取刺激发生 0.14s 后 0.5s 长的数据段用于目标识别分析。将采集的 18 个组次的数据分为两个部分，前面 12 个组次用拓展 CCA 和整合 TRCA 来提取特征，并建立分类结果置信度判定模型，并用于后 6 个组次的模拟在线过程。经过特征提取算法处理后，分类结果不会立即输出，而是需要经过模型的判定，只有当满足预设的输出条件时才会输出。在使用 DS 策略进行模拟在线实验时，需要为所有试次设定一个置信度判定的起始时间 t_0、时间间隔 Δt 以及最大时间 $t_{\max}$，当用于判定置信度的数据长度超过了最大时间时，不论置信度是否满足预设要求，都会输出分类结果。为了得到最优的 t_0、$t_{\max}$、Δt，比较了不同值下所得到的 DS 相比于 FS 的 ITR 提升值，其中，t_0 变化范围是 50～200ms，间隔为 50ms；$t_{\max}$ 变化范围为 300～500ms，间隔为 50ms；Δt 变化范围为 25～100ms，间隔为 25ms。最终当 t_0、$t_{\max}$、Δt 分别为 100ms、350ms 和 25ms 时，实现了最优的提升效果。

对于公开数据库，截取了闪烁刺激呈现之后 0.14～5.14s 的数据长度用作目标识别分析。由于总共有 6 个组次，所以将用于构建判定分类结果置信度模型的组次定为 5 个，用于模拟在线测试的组次定为 1 个。用于训练的数据在使用 CCA

和 TRCA 分类模型后，在数据长度为 0.9s 处实现了最高的 ITR，因此 t_0 、 $t_{\max}$ 、 Δt 经过参数优化后分别设置为 0.5s、1s 和 0.1s。在 FS 策略中，所用到的预设最优数据长度是根据每名被试的前 5 个组次最高 ITR 时所对应的长度来确定的，输出的分类结果也是根据预设的最优长度的数据得到的。

4.2.2 识别算法与 DS 策略

滤波之后的 EEG 信号将作为特征提取过程的输入。假设 X 和 $\bar{X}$ 表示单个测试试次和训练出的模板信号，它们都是 $N_c \times N_S$ 的二维矩阵，其中， N_c 表示所用的电极通道的数目， N_S 表示采样点的数目，并且 $\bar{X}$ 是通过多轮训练试次平均得到的。特征提取的过程为在给定一个输入 X 的条件下，输出特征值及预测的靶刺激，其中 X 是总共 N_f 种刺激中的一种。靶刺激所对应的特征值可以通过监督学习 $\rho_n = g(X,\bar{X})(n=1,2,\cdots,N_f)$ 或者非监督学习 $\rho_n = g(X,Y_n)$ 的方法获得，其中，函数 g 表示不同的特征提取算法， Y_n 表示人工产生的参考信号，它模拟的是被试注视第 n 个刺激所诱发出的 SSVEP 信号。那么靶刺激 τ 可以通过公式(4.2)得到

$$\tau = \underset{n}{\operatorname{argmax}}\, \rho_n, \quad n=1,2,\cdots,N_f \tag{4.2}$$

在 SSVEP-BCI 中，特征提取的目标是找到更好的特征值 ρ_n 以优化目标识别的准确率。

本书使用拓展 CCA 和整合 TRCA 提取 SSVEP 信号的特征，并提出了两种 DS 策略，分别基于 Bayes 概率估计模型和基于判别式分析，以提升 SSVEP-BCI 系统的性能，并通过实验验证该算法的有效性。

1. 拓展 CCA

拓展 CCA 方法最早是由 Nakanishi 等提出的[11]，用来识别 SSVEP 信号，该方法是将个体模板和滤波器组分析整合到经典的 CCA 方法中。CCA 方法为统计学上的方法，可以度量两组多维变量之间的内在相关性，已经被广泛地用于 SSVEP 信号的检测和特征提取。

对于两个多维变量 X 、 Y 以及它们的线性组合 $x = X^{\mathrm{T}} w_x$ 和 $y = Y^{\mathrm{T}} w_y$ ，CCA 的目标是找到权重向量 w_x 和 w_y ，使得 x 和 y 之间的相关系数最大：

$$\begin{aligned}\rho(x,y) &= \max_{w_x,w_y} \frac{E(xy^{\mathrm{T}})}{\sqrt{E(xx^{\mathrm{T}})E(yy^{\mathrm{T}})}} \\ &= \max_{w_x,w_y} \frac{E({w_x}^{\mathrm{T}} X^{\mathrm{T}} Y^{\mathrm{T}} w_y)}{\sqrt{E({w_x}^{\mathrm{T}} X X^{\mathrm{T}} w_x) E({w_y}^{\mathrm{T}} Y Y^{\mathrm{T}} w_y)}}\end{aligned} \tag{4.3}$$

其中，函数 $E()$ 为期望。求得的解 ρ 就是典型相关系数，对应的 w_x 和 w_y 表示典

型向量。对于某个刺激诱发的 SSVEP 信号，可以计算得到其与 N_f 个参考信号 $Y_n(n=1,2,\cdots,N_f)$ 之间的典型相关系数 ρ_n，并作为 SSVEP 信号识别的特征值，那么最大特征值所对应参考信号的频率被认为是 SSVEP 的频率(公式(4.2))。这里参考信号 Y_n 被定义为

$$Y_n=\begin{bmatrix}\sin(2\pi f_n t)\\ \cos(2\pi f_n t)\\ \vdots\\ \sin(2\pi N_h f_n t)\\ \cos(2\pi N_h f_n t)\end{bmatrix},\quad t=\left[\frac{1}{f_s},\frac{2}{f_s},\cdots,\frac{N_s}{f_s}\right] \tag{4.4}$$

其中，f_n 表示刺激的频率；f_s 表示采样频率；N_h 表示谐波的数目。

拓展 CCA 方法将个体模板和滤波器组分析整合到了经典的 CCA 方法中，用来进行目标识别的特征定义为

$$r=\begin{bmatrix}r_1\\ r_2\\ r_3\\ r_4\\ r_5\end{bmatrix}=\begin{bmatrix}\rho\left[X^{\mathrm{T}}W_X(X,Y_f),Y_f{}^{\mathrm{T}}W_Y(X,Y_f)\right]\\ \rho\left[X^{\mathrm{T}}W_X(X,\bar{X}),\bar{X}^{\mathrm{T}}W_X(X,\bar{X})\right]\\ \rho\left[X^{\mathrm{T}}\mathrm{W}_X(X,Y_f),\bar{X}^{\mathrm{T}}W_X(X,Y_f)\right]\\ \rho\left[X^{\mathrm{T}}W_{\bar{X}}(\bar{X},Y_f),\bar{X}^{\mathrm{T}}W_{\bar{X}}(\bar{X},Y_f)\right]\\ \rho\left[\bar{X}^{\mathrm{T}}W_X(X,\bar{X}),\bar{X}^{\mathrm{T}}W_{\bar{X}}(X,\bar{X})\right]\end{bmatrix} \tag{4.5}$$

其中，$\rho()$ 为 Pearson 相关系数；$W()$ 为基于 CCA 的空间滤波器；X 为测试数据试次；$\bar{X}$ 为训练数据试次的平均值，即个体模板信号，与参考信号 Y_n 一起统称为参考模板信号。接下来，对五个相关系数按下面的公式进行组合：

$$\tilde{r}=\sum_{i=1}^{5}\mathrm{sign}(r_i)r_i^2 \tag{4.6}$$

其中，sign( )表示符号函数。

在数据预处理部分介绍了本章利用了滤波器组分析，也就是将原始数据 X 分解成 K 个子频带($X^{(b)},b=1,2,\cdots,K$)，具体切分方法在 4.2.3 节有详细介绍。然后按公式(4.7)，对所有子带成分特征值(如 $\tilde{r}_n^{(1)},\tilde{r}_n^{(2)},\cdots,\tilde{r}_n^{(K)}$)的平方进行加权求和：

$$\tilde{r}_n=\sum_{b=1}^{K}(b^{-1.25}+0.25)(\tilde{r}_n^{(b)})^2,\quad n=1,2,\cdots,N_f \tag{4.7}$$

其中，b 为子带的索引；K 为子带的总数；n 为刺激的索引；N_f 为刺激的总数。在所有的刺激中，最大加权特征值 $\tilde{r}_n$ 所对应的刺激被确定为靶刺激。

2. 整合 TRCA

整合 TRCA 特征提取方法也是一种空间滤波器[12]，通过极大化所有试次之间的协方差可以求得空间滤波器 u ，具体公式如下：

$$\sum_{\substack{h_1,h_2=1\\h_1\neq h_2}}^{N_t} C_{h_1,h_2}=\sum_{\substack{h_1,h_2=1\\h_1\neq h_2}}^{N_t}\sum_{j_1,j_2=1}^{N_c} u_{j_1}u_{j_2}\mathrm{Cov}(x_{j_1}^{(h_1)},x_{j_2}^{(h_2)})=u^{\mathrm{T}}Su \tag{4.8}$$

其中，$x\in\mathbb{R}^{N_s}$ ，N_s 表示一个试次中所包含的所有样本点的数目；j 为试次中所用导联通道的索引；N_c 为所有导联通道的数目；h 为试次的索引；N_t 为所有试次的总数；$S=(S_{j_1j_2})_{1\leqslant j_1,j_2\leqslant N_c}$ ，其中，$S_{j_1j_2}=\sum\limits_{\substack{h_1,h_2=1\\h_1\neq h_2}}^{N_t}\mathrm{Cov}(x_{j_1}^{(h_1)},x_{j_2}^{(h_2)})$ 。

通过将 $\sum\limits_{j=1}^{N_c}u_jx_j$ 之间的协方差限制为 1，可以得到一个有限的解：

$$\sum_{j_1,j_2=1}^{N_c} u_{j_1}u_{j_2}\mathrm{Cov}(x_{j_1},x_{j_2})=u^{\mathrm{T}}Qu=1 \tag{4.9}$$

其中，$Q=(Q_{j_1j_2})_{1\leqslant j_1,j_2\leqslant N_c}$ ，$Q_{j_1j_2}=\mathrm{Cov}(x_{j_1},x_{j_2})$ ，所以最终的目标函数为

$$\hat{u}=\underset{u}{\mathrm{argmax}}\frac{u^{\mathrm{T}}Su}{u^{\mathrm{T}}Qu} \tag{4.10}$$

最优解 $\hat{u}$ 是矩阵 $Q^{-1}S$ 的特征向量。整合的空间滤波器 U 定义为

$$U=[\hat{u}_1,\hat{u}_2,\cdots,\hat{u}_{N_f}] \tag{4.11}$$

其中，$\hat{u}_k(k=1,2,\cdots,N_f)$ 为第 k 个刺激的空间滤波器。滤波之后的测试数据 $X^{\mathrm{T}}U$ 和平均训练数据 $\bar{X}^{\mathrm{T}}U$ 之间的 Pearson 相关系数被用来识别目标。和拓展 CCA 方法类似，滤波器组分析的方法也被用到了整合 TRCA 方法上。

3. DS 策略

在传统的 FS 策略中，根据 ITR 等指标得到离线数据的最优数据长度，将应用于在线测试。但是由于试次之间的变化性，每个试次的最优数据长度是不同的。因此，为了得到更高的 ITR，DS 策略对每个试次进行优化以找到最优的数据长度。本研究分别探讨了应用于 SSVEP-BCI 的基于 Bayes 概率估计和线性判别分析(linear discriminant analysis，LDA)的 DS 策略。

由前面所介绍的内容可知，分类的结果取的是相关系数最大值所对应的刺激频率，该刺激频率也对应某个字符，由于分类结果是基于这样的准则得到的，所

以所得到的分类结果的置信度与用来得到分类结果的相关系数有关，这里的相关系数包括参考信号与所有刺激频率参考信号之间的相关系数。例如，分类结果的置信度和最大与次大相关系数之间的差值有关，正确预测所对应的差值常常比错误预测的更大。同时，数据长度和分类准确率是相关的，因为数据长度越长，得到正确预测结果的可能性越高。本章提出的基于 Bayes 的 DS 策略，估计给定 SSVEP 信号与所有频率参考模板信号之间的相关系数，以及当前的数据长度条件下分类结果被正确预测的概率，作为分类结果置信度的估计值(这里的分类结果是直接取最大相关系数所对应的参考模板信号频率)。如图 4.2 所示，将所有训练试次的相关系数划分为正确预测组和错误预测组，并分别训练出似然概率密度函数(probability density function, PDF)。将最大累加相关系数进行了标准化：

$$d_m = \frac{\tilde{r}_m}{\sum_{i=1}^{N_f} \tilde{r}_i} \tag{4.12}$$

其中，$\tilde{r}_m$ 为来自单个试次的相关系数最大值。用 H_1 表示预测的分类结果正确的事件，而 H_0 表示预测的分类结果为错误的事件。似然概率密度函数 $p(d_m | H_1,t)$ 和 $p(d_m | H_0,t)$ 用高斯核密度估计来生成，即对分组后的 d_m 作柱形图，然后利用高斯核密度估计进行扩展和平滑，其中，t 表示用于分类的数据长度。

在模拟在线实验的过程中，对每一个新的数据片段，首先计算标准化累加相关系数并得到预测的目标字符，然后根据 Bayes 推论估计其被正确预测的后验概率为

$$P(H_1 | d_m,t) = \frac{P(d_m | H_1,t)P(H_1 | t)}{P(d_m | H_1,t)P(H_1 | t) + P(d_m | H_0,t)P(H_0 | t)} \tag{4.13}$$

其中，$P(H_1 | t)$ 和 $P(H_0 | t)$ 为不同的数据长度下正确预测和错误预测所对应的先验概率，它们用离线实验中不同数据长度下的分类准确率来估计。利用先验概率和上面的计算公式，就可以计算正确预测的后验概率，当后验概率超过了概率阈值 P_{thresh} 时，就会输出该试次分类结果的预测值，利用网格搜索法可以确定最优的概率阈值。如果在所有判断分类结果置信度的时间节点上，置信度都低于所设置的概率阈值，那么模型会在数据片段的长度达到预设的最大值时，强制输出分类结果的预测值。

对于基于判别式分析的 DS 策略，具体的流程图如图 4.3 所示。由于分类的结果是最大相关系数所对应的参考模板信号的频率，所以分类结果的置信度与最大和次大相关系数之间的差值相关。特别地，正确预测(标签为“1”)所对应的差值应该比错误预测(标签为“0”)的更大。同时，数据长度和分类准确率是相关的，

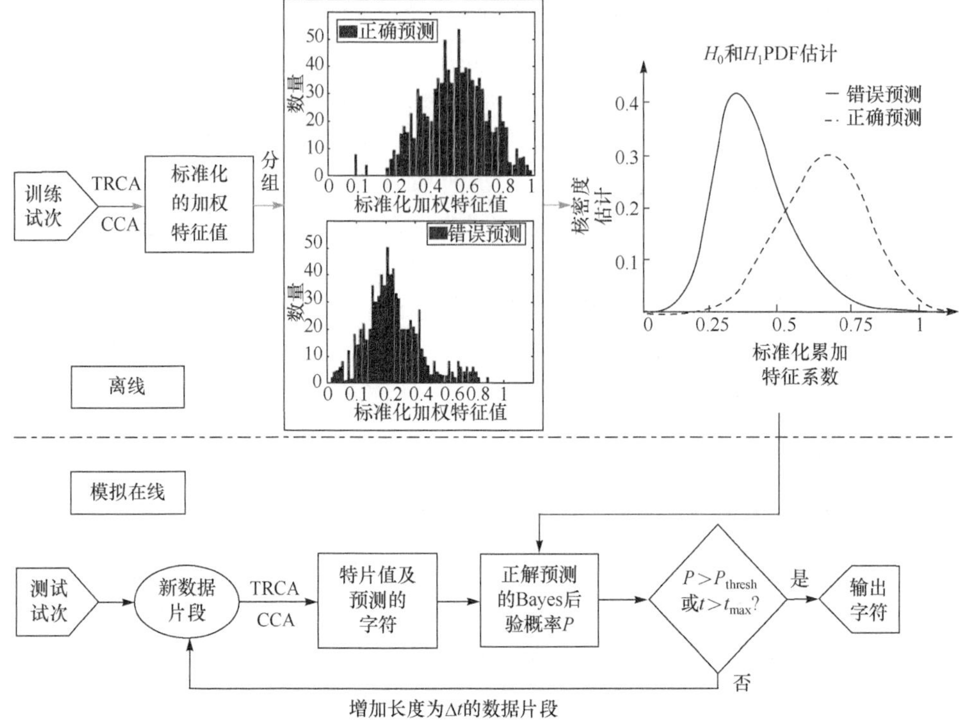

图 4.2　基于 Bayes 的 DS 策略流程图

因为数据长度越长，得到正确预测结果的可能性越高。基于以上分析，用于训练的 LDA 分类器的输入特征向量定义为

$$s=[d_1,d_2,t] \tag{4.14}$$

其中，d_1 和 d_2 分别为最大和次大标准化之后的累加相关系数；t 为数据长度。

在模拟在线实验的过程中，对每一个新的数据片段，可以得到预测的分类结果所对应的标准化累加相关系数，然后利用训练好的 LDA 分类器得到响应 L，一旦 L=1，预测的结果就会被输出。如果当前的试次一直不能满足 L=1，那么预测结果也会在数据片段达到预设最大值 $t_{\max}$ 之后被输出。

本章还计算了理论最优值，其中理论最优数据长度为实际数据长度的理想情况，对应输出结果正确且最短时的数据长度。具体地，对于本章提出的 DS 策略，在所设置的判断分类结果置信度的时刻，假设所用的判别方法全部判断正确，那么就可以得到理论最优值。因为如果理论长度小于本书中预设的最大长度，输出的结果会被纠正。有了理论数据长度，相应的准确率和 ITR 也可以计算出来，可以作为评价不同 DS 策略方法的理论上限值。使用 DS 策略得到的 ITR 与使用 FS 策略得到的 ITR 差值被用来评估 DS 策略相对于 FS 策略的 ITR 提升情况。评估

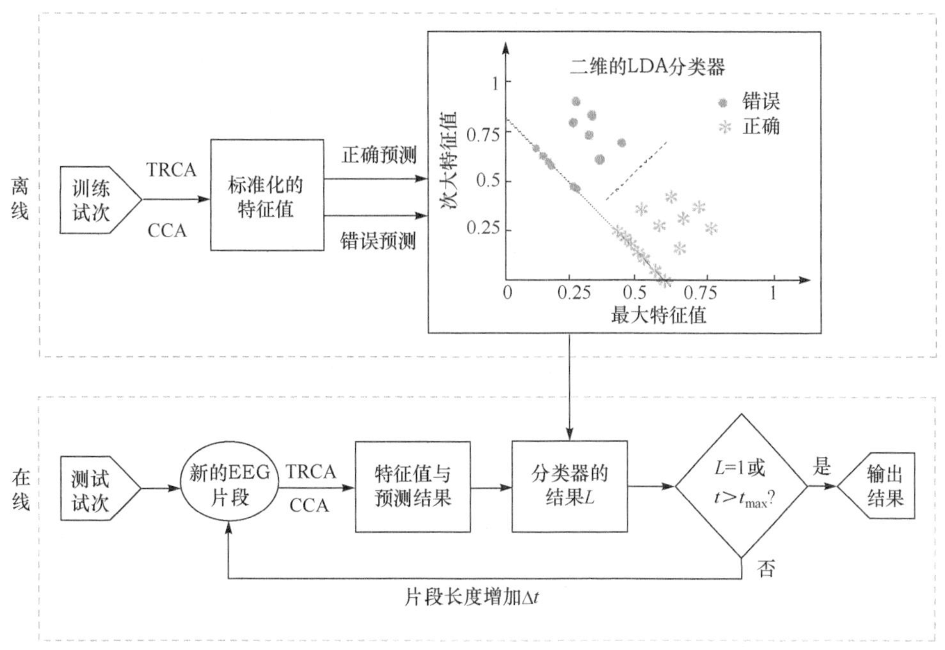

图 4.3　基于判别式的 DS 策略流程图

DS 策略输出有效性用累计输出比例 R_{cum} 来评估，R_{cum} 定义为 $R_{\text{cum}}=\sum_{n=1}^{N_p} N_{\text{out},n}/N$，其中，$N_p$ 表示输出时间点的数目，$N_{\text{out},n}$ 表示在第 n 个输出时间点输出的试次数目，N 表示测试试次的总数目。配对 t-检验和 F 检验用于评估两组变量之间的显著性差异，具体的评价指标包括 t-检验统计量 t_{d_f} 、F 检验统计量 $F(d_{f1},d_{f2})$ 和 p 值，其中 d_f 表示自由度，在本章中为 11 或 34。

4.3　实验结果

4.3.1　模拟在线结果

使用拓展 CCA 和整合 TRCA 分类算法的 FS 策略、DS 策略以及理论值之间的对比如表 4.1 和表 4.2 所示。从表 4.1 中可以看出，对于使用拓展 CCA 方法，基于 Bayes 和判别式的 DS 策略都比 FS 策略有更高的 ITR。双样本 t-检验显示对于 ITR(基于 Bayes 的 DS vs. FS：$t_{11}=4.37, p<0.005$；基于判别式的 DS vs. FS：$t_{11}=2.41$，$p<0.05$)和数据长度 (基于 Bayes 的 DS vs. FS：$t_{11}=-3.01, p=0.01$；基于判别式的 DS vs. FS：$t_{11}=-7.67, p<0.001$)均有统计学上的显著性差异。然而基于判

别式 DS 策略的准确率要显著低于 FS 策略(t_{11}=−4.01, p< 0.005)，基于 Bayes 的 DS 策略与 FS 策略在准确率上无显著性差异。相比于基于判别式的 DS 策略，基于 Bayes 的 DS 策略有显著更高的准确率(t_{11}= 6.02, p< 0.001)和 ITR(t_{11}= 3.23, p< 0.01)，但是用到了显著更长的数据长度(t_{11}= 4.41, p< 0.005)。另外，两种 DS 策略在 ITR、数据长度和准确率上都显著差于理论最优值(所有情况：p < 0.001)。

从表 4.2 中可以看出，对于使用整合 TRCA 方法，基于 Bayes 和判别式的 DS 策略比 FS 策略有更高的 ITR。本研究提出的基于 TRCA 方法的 DS 策略实现了目前所有 BCI 拼写器中最高的 ITR。双样本 t-检验显示对于 ITR(基于 Bayes 的 DS vs. FS：t_{11}= 5.65, p< 0.001；基于判别式的 DS vs. FS：t_{11}= 3.73, p< 0.01)和数据长度 (基于 Bayes 的 DS vs. FS：t_{11}= −7.28, p< 0.001； 基于判别式的 DS vs. FS：t_{11}= −10.15, p< 0.001)均有统计学上的显著性差异。然而两种 DS 策略的准确率稍低于 FS 策略，但无统计学上的显著性差异。尽管基于判别式的 DS 策略用到的数据长度显著优于基于 Bayes 的 DS 策略(t_{11}=−3.68, p< 0.01)，但是其准确率要显著低于基于 Bayes 的 DS 策略(t_{11}= −2.47, p< 0.05)，因此，两种方法在 ITR 上无统计学上的显著性差异(t_{11}= 0.24, p = 0.82)。另外，两种 DS 策略在 ITR、数据长度和准确率上都显著差于理论最优值(所有情况：p < 0.001)。

表 4.1 使用拓展 CCA 分类算法的模拟在线表现

被试	FS			基于 Bayes 的 DS			基于判别式的 DS			理论最优值		
	数据长度/ms	准确率/%	ITR/(bit/min)	数据长度/ms	准确率/%	ITR/(bit/min)	数据长度/ms	准确率/%	ITR/(bit/min)	数据长度/ms	准确率/%	ITR/(bit/min)
S1	325.0	91.5	323.9	269.3	91.0	344.0	247.5	88.0	333.8	160.4	96.0	442.3
S2	300.0	63.3	182.7	308.6	67.5	199.9	244.7	61.7	188.2	194.8	82.9	324.6
S3	350.0	72.5	213.2	319.6	72.5	221.1	271.7	68.8	215.7	208.5	85.4	334.6
S4	325.0	89.0	308.4	282.1	93.5	355.3	269.6	86.5	314.8	175.5	97.0	441.4
S5	350.0	89.6	302.8	270.0	89.6	334.2	270.6	86.7	315.4	167.6	95.4	432.4
S6	350.0	47.5	109.3	350.0	47.5	109.3	324.1	45.4	105.1	279.7	57.9	162.8
S7	275.0	90.4	337.5	267.2	93.3	361	241.8	89.2	344.1	150.4	96.7	455.2
S8	350.0	32.9	60.9	349.8	32.9	60.9	319.6	30.0	54.2	281.0	49.2	125.6
S9	350.0	89.6	302.8	303.2	89.6	320.4	271.5	88.8	328.2	174.6	95.4	427.9
S10	325.0	58.8	157.4	340.4	62.9	172.1	310.0	60.4	167.5	243.8	72.9	245.9
S11	350.0	78.5	242.4	319.9	77.5	246.1	257.0	72.0	236.7	184.8	90.0	378.9
S12	350.0	94.5	333.5	258	93.5	366.6	268.4	93.0	358.1	172.0	97.5	448.3
均值±STD	333.3±24.6	74.8±20.1	239.6±94.3	303.2±32.1	75.9±19.2	257.6±100.9	274.7±27.1	72.5±19.2	246.8±101.5	199.4±43.1	84.7±15.7	351.7±116.1

表 4.2　使用整合 TRCA 分类算法的模拟在线表现

被试	FS			基于 Bayes 的 DS			基于判别式的 DS			理论最优值		
	数据长度/ms	准确率/%	ITR/(bit/min)	数据长度/ms	准确率/%	ITR/(bit/min)	数据长度/ms	准确率/%	ITR/(bit/min)	数据长度/ms	准确率/%	ITR/(bit/min)
S1	225.0	91.0	364.9	217.3	95.0	399.1	167.6	88.5	377.4	132.4	97.5	476.4
S2	275.0	83.75	296.0	213.2	82.5	313.6	173.6	79.6	312.9	141.8	91.7	417.7
S3	325.0	91.25	322.3	284.6	90.4	333.4	214.5	85.0	329.1	161.0	94.2	425.9
S4	250.0	95.5	385.5	196.5	95.0	411.0	232.8	96.5	402.7	132.4	99.5	498.1
S5	275.0	93.3	357.4	254.1	95.8	386.1	209.7	93.8	393.5	133.2	97.5	475.8
S6	350.0	86.3	283.6	328.2	85.8	288.7	285.9	82.1	282.2	210.3	88.8	356.5
S7	250.0	95.0	381.7	219	95.8	404.9	193.3	96.3	423.4	127.0	98.8	493.7
S8	350.0	78.3	241.6	319.7	77.5	246.2	283.5	75.4	246.4	204.7	82.9	320.1
S9	275.0	96.7	382.1	234.5	94.6	386.5	210.2	95.0	403.1	126.4	99.2	498.9
S10	350.0	84.6	274.4	321.4	84.2	281.6	271.9	78.8	268.4	196.0	89.2	366.7
S11	300.0	90.0	324.3	231.3	88	341.2	233.9	88.0	340.0	143.4	94.0	436.2
S12	250.0	99.0	415.1	198.9	98	435.7	184.6	99.5	460.1	116.9	99.5	510.6
均值±STD	289.6±44.5	90.4±6.1	335.7±53.6	251.5±47.2	90.2±6.3	352.3±57.7	221.8±39.2	88.2±7.7	353.3±67.1	152.1±33.1	94.4±5.3	439.7±63.8

4.3.2　DS 策略的提升分析

图 4.4 显示的是 DS 策略相对于 FS 策略的 ITR 提升情况。散点图的分布规律用最小二乘法拟合出的直线来估计。线性增长的趋势表明，FS 策略下的 ITR 值越大，使用相应 DS 策略得到的性能提升越大。双样本 F 检验表明，所有的 4 条斜线在统计学意义上都是显著的[基于 CCA 的 Bayes DS：$F(1,11) = 12.53, p = 0.005$：基于 CCA 判别式 DS：$F(1,11) = 7.80, p < 0.05$；基于 TRCA 的 Bayes DS：$F(1,11) = 5.67, p < 0.05$；基于 TRCA 的判别式 DS：$F(1,11) = 15.82, p < 0.005$)]。拟合直线的斜率可以表示相对增长率，可以发现基于 Bayes 的 DS 拟合出的直线斜率在两种分类算法中是一样的(均为 0.11)，然而基于判别式的 DS 是不同的(TRCA vs. CCA：0.24vs.0.07)。注意到，基于 Bayes 的 DS 策略在所有被试中均没有出现负增长情况，而基于判别式的 DS 策略在一小部分被试中出现了负增长。

4.3.3　DS 策略输出有效性分析

图 4.5 显示的是两种 DS 策略的累计输出比例随时间变化图。为了对比，将理论最优值的情况也列了出来。对于正确输出，理论最优值曲线的初始值要显著大于 DS 策略($p<0.001$)，但是 DS 策略的曲线有更快的增长趋势，并在 350ms 实

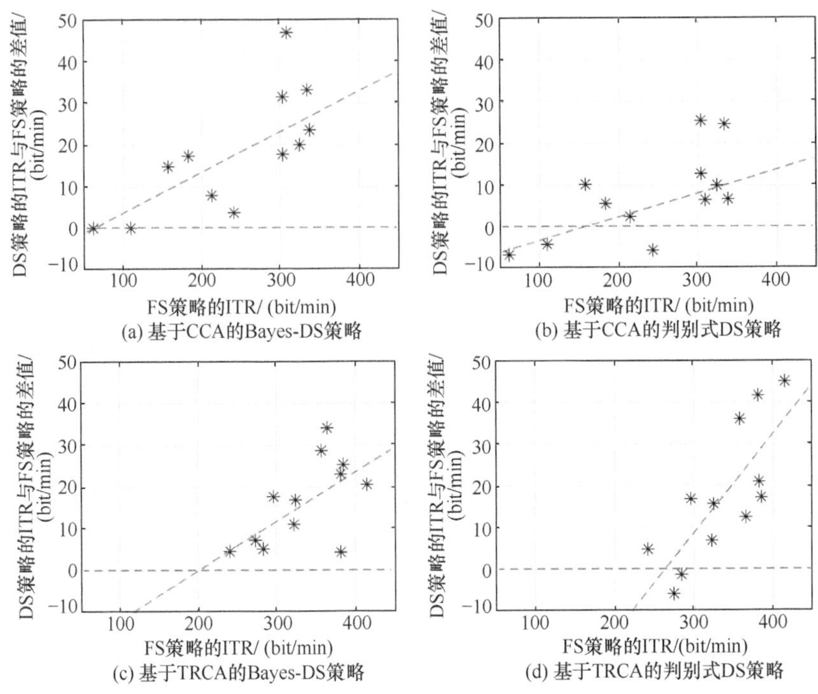

图 4.4 DS 策略相对于 FS 策略的 ITR 提升值与 FS 的散点图

现了和理论情况几乎相同的值。相比于 CCA 方法，TRCA 方法得到了更多的正确输出。对于错误输出，理论情况在 350ms 前没有错误输出，在相同分类方法下，基于 Bayes 的 DS 策略比基于判别式的 DS 策略在多数时间点上有显著更少的错误输出(TRCA，100ms：$p = 0.058$，125～350ms：$p<0.05$；CCA，100～175ms：$p> 0.05$，200～350ms：$p<0.05$)。对于基于 Bayes 的 DS 策略，整合 TRCA 方法比拓展 CCA 方法产生了更多的错误输出，除了在 350ms(100～150ms 和 300～325ms，$p>0.05$；其他点：$p<0.05$)。然而，对于判别式 DS 策略，在 100～225ms，TRCA 方法的错误输出要显著多于 CCA 方法(100ms 和 225ms：$p>0.05$；其他：$p<0.05$)，但在 275～350 ms 时间范围内要显著更低(275ms：$p>0.05$；其他：$p<0.05$)。

4.3.4 公开数据库的验证

本章还用到了公开发表的数据库，来验证所提出的 DS 策略。图 4.6 表示不同分类方法和 DS 策略下的分类准确率和 ITR 值，由于 DS 策略在各个数据长度下的准确率高于各种分类方法，所以达到了更高的 ITR。特别地，整合 TRCA 实现的 ITR 峰值为 169.14±14.95bit/min，优于拓展 CCA 方法峰值(152.38±63.09 bit/min，t_{34} =4.14，$p < 0.001$)、滤波器组 CCA 方法峰值(119.53±21.55bit/min，t_{34} =

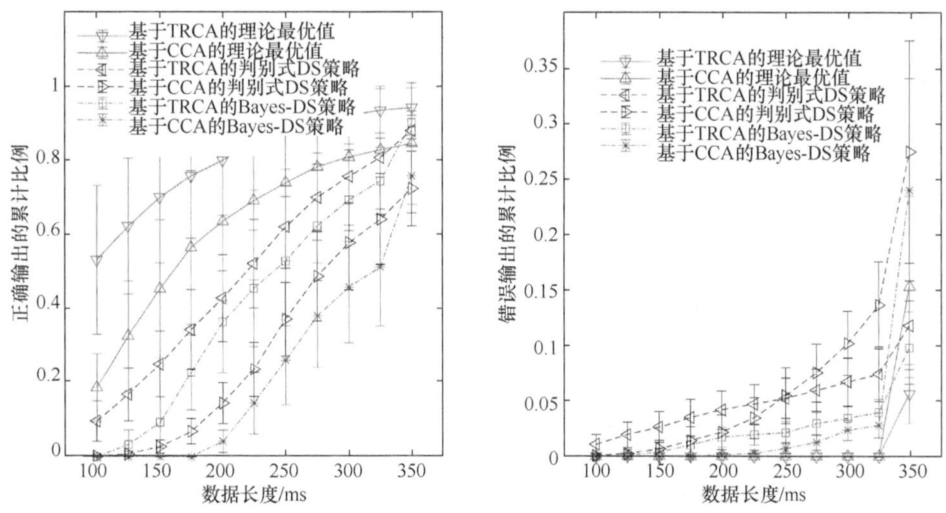

图 4.5 不同策略的累计输出比例对比

7.97，p<0.001)和标准 CCA 峰值(91.12±24.48bit/min，t_{34} =10.6，p<0.001)。对于 DS 策略，使用整合 TRCA 的 Bayes-DS 策略实现了 230.2±65.8bit/min 的 ITR，优于使用整合 TRCA 的判别式 DS 策略(222.4±65.6bit/min)，使用拓展 CCA 策略的 Bayes-DS 策略(184.5±85.2bit/min)和使用拓展 CCA 策略的判别式 DS 策略(177.5±80.3bit/min)。双样本 t-检验显示，使用整合 TRCA 的 Bayes-DS 策略在 ITR 上的优异性能是显著的(使用 TRCA 策略的判别式 DS：t_{34} =2.80，p =0.01； 使用 CCA 策略的 Bayes-DS：t_{34} = 5.98，p< 0.001；使用 CCA 策略的判别式 DS：t_{34} =7.72，p<0.001)。

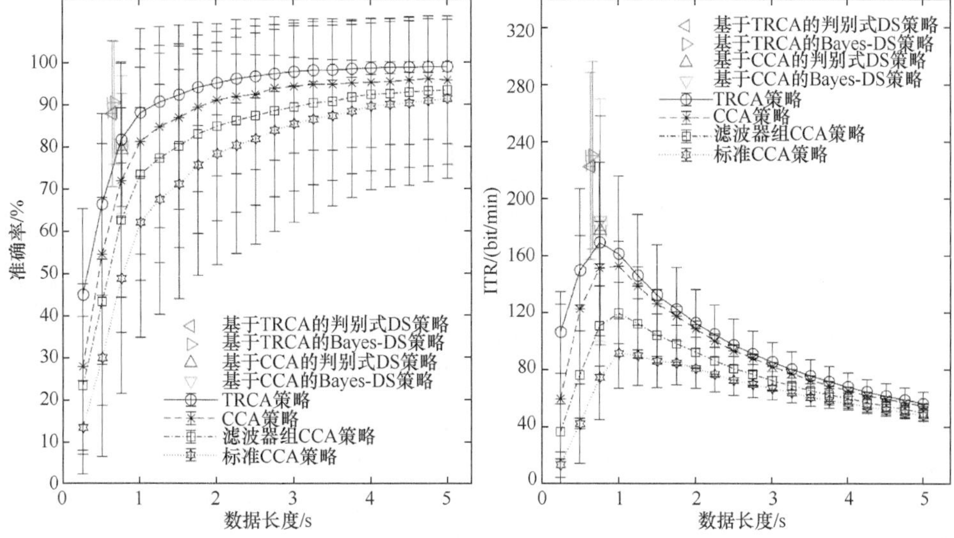

图 4.6 不同策略的分类准确率和 ITR 对比

图 4.7 表明 DS 策略相对 FS 策略的 ITR 提升。对图 4.7 中的点进行最小二乘回归显示分布规律没有显著性。同时注意到，基于 Bayes 的 DS 策略在所有被试中均没有出现负增长情况，而基于判别式的 DS 策略在一小部分被试中出现了负增长。通过将本书采集数据和公开数据库的 DS 策略相对 FS 策略的 ITR 增长率进行平均，得到基于 Bayes 和判别式 DS 策略的 ITR 增长率分别为 9.78%和 6.7%。

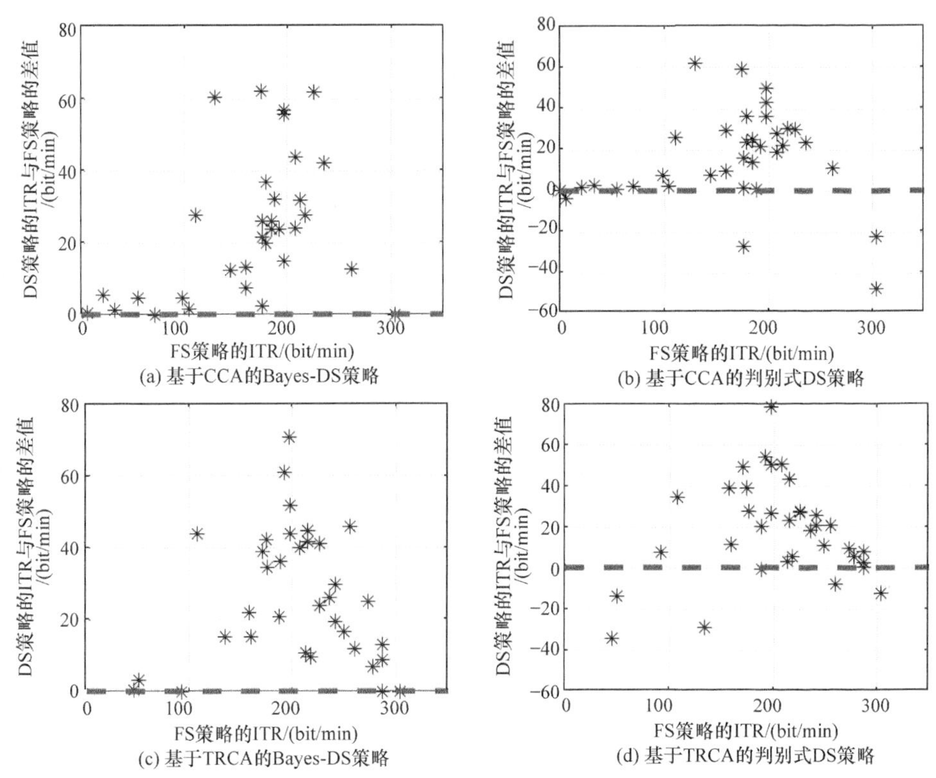

图 4.7　公开数据库的 ITR 提升散点图

图 4.8 表明 DS 策略的累计输出比例随时间变化。为了对比，将理论最优值的情况也列了出来。对于正确输出，理论最优值曲线的初始值要显著大于 DS 策略($p<0.001$)，但是 DS 策略的曲线有更快的增长趋势，并在 1s 实现了和理论情况几乎相同的值。相比于 CCA 方法，TRCA 方法得到了更多的正确输出。对于错误输出，理论情况在 1s 前没有错误输出，在相同分类方法下，基于 Bayes 的 DS 策略比基于判别式的 DS 策略在多数时间点上有显著更少的错误输出(TRCA，0.5s，0.6s，1s：$p<0.05$，其他：$p>0.05$；CCA，所有：$p>0.05$)。对于基于 Bayes 的 DS 策略，除了在 0.5s 处，整合 TRCA 方法都比拓展 CCA 方法产生了更少的错误输出(1s：$p<0.05$；其他：$p>0.05$)。然而，对于判别式 DS 策略，在 0.5～0.8s，TRCA

的错误输出要显著多于 CCA(0.5～0.6s：$p<0.05$；0.7～0.8s：$p>0.05$)，但在 0.9～1s 时间范围内要显著更低(0.9s：$p>0.05$；1s：$p<0.05$)。

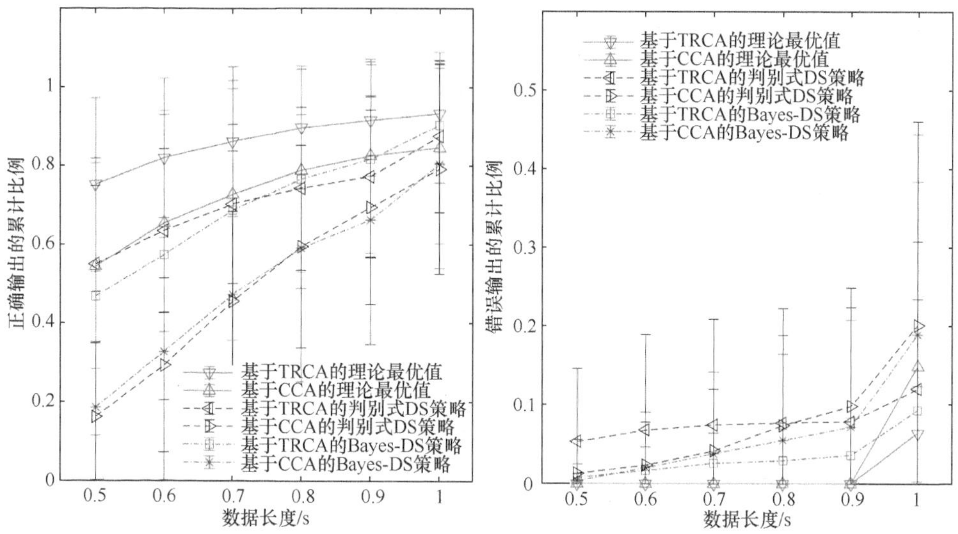

图 4.8　公开数据库的累计输出比例对比

4.4　结果分析与讨论

离线实验和面向实际应用的在线实验有两个主要的区别，计算延迟、被试在实际任务中积极性和参与度的提升。本次实验所用到的计算机无法在所设置的分类结果置信度检测时间间隔内(25ms)，完成 EEG 数据的获取和处理，这导致计算的延迟，因此本研究没有进行在线实验而是模拟在线实验。然而，随着工程技术的进步，这个问题会随着计算机计算速度的提升得到解决。一旦获取和处理数据的时间少于当前设置的 25ms 时间间隔，计算延迟不再影响结果的输出，那么使用 DS 策略实际的提升效果将会和目前模拟在线实验的一致。另外，为了降低计算所花费的时间，可以采用数据采集和处理同步的多线程计算方法。对于被试积极性的提高，有研究结果显示自适应的模式可以比静态的模式提高大约 10%的分类准确率，其中，约 6%和 4%分别来源于积极性和方法本身[6]。因此，考虑到积极性的提高，DS 策略实际在线实验的提升效果可能会高于目前模拟在线实验的结果。尽管理论最优值是依赖假设的和理想的个体阈值，且该阈值无法找到先验信息，但是这些阈值可以为不同的 DS 策略所能实现的结果设置上限，如果将 FS 策略的结果视为 DS 策略结果的下限，会发现目前本章中所介绍的两种 DS 策略所能实现的结果非常接近下限值但是离上限还有很大的差距。换句话说，DS 策略还有很大的优化和进步空间，如使用不同的方法来评估分类结果的置信度、改变模型的参数等。

DS 策略已广泛应用在 P300-BCI 系统中，但却很少用在 SSVEP-BCI 中。本章在对 DS 策略的整合过程中，将累加的相关系数和依赖时间的信息作为特征，建立基于 Bayes 的概率估计模型和基于 LDA 的判别式分析模型，来评估分类结果的置信度，增强了模型的鲁棒性。值得注意的是，部分被试的数据在使用了 DS 策略之后，其 ITR 表现并没有显著高于传统的 FS 策略(如表 4.1 和表 4.2 中带灰色阴影的数据)，这可能是被试当前的状态不佳或者本身的 BCI 能力有限，导致其 EEG 数据对目标的识别准确率不高，未能提供足够的信息来评估分类结果的置信度，也就削弱了 DS 策略的优势。

4.5 本章小结

本章提出的基于 Bayes 的 DS 策略能够进一步提升 SSVEP-BCI 的性能。通过建立多时间点检测分类结果置信度的 DS 策略模型，自适应地为每一名被试的每一个试次优化输出时间，以实现提升 ITR 的目的。实验结果表明，模型能在几乎不损失分类准确率的前提下显著缩短所用到的数据长度，从而达到了比 FS 策略更高的 ITR。目前，基于 TRCA 的 DS 策略达到了 BCI 拼写器中最高的信息传输率。本章首次将 DS 策略整合到高速 SSVEP-BCI 系统中，以提高 BCI 系统的通信速率。

参考文献

[1] Schreuder M, Hohne J, Blankertz B, et al. Optimizing event-related potential based brain-computer interfaces: A systematic evaluation of dynamic stopping methods [J]. Journal of Neural Engineering, 2013, 10(3): 036025.

[2] Serby H, Yom-Tov E, Inbar G F. An improved P300-based brain-computer interface [J]. IEEE Transactions on Neural Systems and Rehabilitation Engineering, 2005, 13(1): 89-98.

[3] Lenhardt A, Kaper M, Ritter H J. An adaptive P300-based online brain–computer interface [J]. IEEE Transactions on Neural Systems and Rehabilitation Engineering, 2008, 16(2): 121-130.

[4] Jin J, Allison B Z, Sellers E W, et al. An adaptive P300-based control system [J]. Journal of Neural Engineering, 2011, 8(3): 036006.

[5] Throckmorton C S, Colwell K A, Ryan D B, et al. Bayesian approach to dynamically controlling data collection in P300 spellers [J]. IEEE Transactions on Neural Systems and Rehabilitation Engineering, 2013, 21(3): 508-517.

[6] Mattout J, Perrin M, Bertrand O, et al. Improving BCI performance through co-adaptation: Applications to the P300-speller [J]. Annals of Physical & Rehabilitation Medicine, 2015, 58(1):

23-28.

[7] Zeyl T, Yin E, Keightley M, et al. Adding real-time Bayesian ranks to error-related potential scores improves error detection and auto-correction in a P300 speller [J]. IEEE Transactions on Neural Systems and Rehabilitation Engineering, 2016, 24(1): 46-56.

[8] Yin E, Zhou Z, Jiang J, et al. A dynamically optimized SSVEP brain-computer interface (BCI) speller [J]. IEEE Transactions on Biomedical Engineering, 2015, 62(6): 1447.

[9] Chen X, Wang Y, Nakanishi M, et al. High-speed spelling with a noninvasive brain-computer interface [J]. Proceedings of the National Academy of Sciences of the United States of America, 2015, 112(44): E6058.

[10] Wang Y, Chen X, Gao X, et al. A benchmark dataset for SSVEP-based brain-computer interfaces [J]. IEEE Transactions on Neural Systems Rehabilitation Engineering, 2016, 25(10): 1746-1752.

[11] Nakanishi M, Wang Y, Wang Y T, et al. A comparison study of canonical correlation analysis based methods for detecting steady-state visual evoked potentials [J]. PLoS One, 2015, 10: e0140703.

[12] Nakanishi M, Wang Y, Chen X, et al. Enhancing detection of SSVEPs for a highspeed brain speller using task-related component analysis [J]. IEEE Transactions on Biomedical Engineering, 2017, 65: 104-112.

第 5 章　基于听触觉双模态刺激的非视觉 P300-BCI

近年来，绝大多数 P300-BCI 的研究仍主要集中在基于视觉刺激的视线非独立 BCI 的设计优化上。然而，在被试丧失对视线的控制能力或者系统操控需要额外的视觉交互的情况下，这种 BCI 方法的系统通信速率急剧下降，实用性难以保障。为了克服视觉刺激带来的局限，学者们开始关注视线独立 BCI 技术研究。但是，目前视线独立 BCI 系统性能相比于视线非独立 BCI 系统，通信速率方面还不具备竞争力。为了进一步提高这类 BCI 的系统性能，本章通过同时施加听觉与触觉刺激的方法，研究多模态刺激对 BCI 系统性能的影响，并进一步提出一种听触觉双模态 P300-BCI 范式。由于所提出的 P300-BCI 系统在使用过程中不需要用户的视觉交互，所以属于非视觉 BCI。

5.1　引　　言

视觉在人类的感知通路中最为发达,更容易诱发大脑对相应刺激事件的响应，所以 P300-BCI 技术的研究仍主要采用基于视觉刺激的诱发方式，而其中最为典型的 P300-BCI 是由字符矩阵组成的 P300-BCI 拼写器[1]。这种经典的 P300-BCI 拼写器系统在字符拼写过程中要求被试直接注视目标字符，需要其具有对视线的控制能力，故称为视线非独立 BCI[2]。这种视线非独立 BCI 通常具有较高的 ITR，已经成为 P300-BCI 技术研究的主流内容[3,4]。然而，视线非独立 BCI 需要被试对眼部肌肉具有自主控制,这恰恰可能使其难以应用于患有严重运动功能障碍疾病，即处于自锁状态的患者。为了克服这样的局限，学者们分别通过在屏幕的固定位置将可选目标按随机顺序依次闪烁[5]或者将选项设置在视场范围内的小区域[6,7]的方式，设计了不需要视线移动的视线独立 BCI。虽然视线独立 BCI 不需要视线移动，但是它们的速度明显慢于视线非独立 BCI，且目标识别准确率不稳定。此外，由于仍需要被试注视屏幕的特定位置，视线非独立 P300-BCI 并不适用于有不受控眼动的患者，或者用户视线已经被占用的应用场合(如基于 BCI 技术的脑控车或智能轮椅的操控)[8]。一种潜在的解决方案就是利用其他模态的刺激来代替视觉刺激，解放人的视线。

近年来，听觉和触觉刺激已经被引入诱发式 BCI 的研究中，并用于设计 P300-BCI 系统[2]。基于听觉或触觉刺激的 P300-BCI 系统与基于视觉刺激的 P300-BCI

系统相似，被试只需要关注目标刺激所对应的随机的声音或者振动刺激，同时忽略其他非目标刺激。听觉和触觉 P300-BCI 的具体研究进展如下。

(1) 在听觉 P300-BCI 方面，第一个基于听觉刺激的 P300-BCI 由 Hill 等提出，是一个仅有两个可选目标的 BCI 系统[9]。在之后的听觉 P300-BCI 研究中，Schreuder 等结合声音的方向信息，提出了一种多类的听觉 P300-BCI 系统[10]。其中，声音空间方向信息的引入有效提高了 BCI 的系统性能。此外，Guo 等发现被试的主动认知任务(active mental task)可以提高目标刺激事件所对应的 ERP 特征的显著性[11]，进而提高目标可分性，该方法的有效性已经得到了进一步的实验验证[12]。在听觉 P300-BCI 的实际应用研究方面，Höhne 等设计了一种新的听觉 P300-BCI 系统，称为“CharStreamer”，该系统可以通过语音刺激实现字符拼写[13]。

(2) 在触觉 P300-BCI 方面，Brouwer 等首次提出了基于触觉刺激的 P300-BCI 方法[14]。在该研究中，触觉刺激模块由设置在被试腰部不同方位的纽扣电极构成，提供随机振动刺激，用于诱发 ERP 特征电位。在随后的研究中，为了提高触觉 P300-BCI 的系统性能，研究人员开始尝试将刺激模块设置在身体的不同位置，如被试的手指或背部等[15,16]。最近，Kaufmann 等已经证实了基于触觉的 P300-BCI 可以用于智能轮椅的控制[8]。

虽然在应用于健康被试时，基于听觉和触觉的 P300-BCI 的系统性能仍明显低于视线非独立 P300-BCI 的系统性能(P300-BCI 拼写器)。但是已经有研究表明，对于处于自锁状态的患者，基于听觉和触觉的 P300-BCI 达到了与视线非独立 P300-BCI 相当，甚至更高的系统性能[16]。然而，总体来说，P300-BCI 的研究仍主要集中在基于单一模态刺激的范式设计上，系统性能难以再有显著的提升。

人类拥有多种感知通道，用于感知和处理外部世界的信息。多模态的刺激可以诱发大脑相应感知区域的神经活动，这种现象称为多模态感知整合(multisensory integration)现象[17,18]。由此可以推测，多模态的刺激可能会诱发更强的 ERP 特征电位，进而提高 BCI 目标识别准确率。基于上述分析，研究人员最近已经采用听触觉双模态刺激的方式，设计 P300-BCI 系统[19-22]。具体来说，Belitski 等采用视觉和听觉刺激设计了一种视线独立 BCI 拼写器[19]。实验结果表明，基于视听觉双模态刺激的 P300-BCI 相比于基于视觉的 BCI 拼写器的 ITR 有了略微提高。An 等通过同时或分时施加视觉和听觉刺激的方式，设计了两个基于视听觉的 P300-BCI 系统[21]。虽然该视听觉双模态刺激范式引起了 ERP 波形时空分布的改变，但是所提出的 P300-BCI 系统并没有达到更高的系统性能。Thurlings 等研究了基于视觉和触觉的联合刺激方式，并开发了相应的听触觉双模态 P300-BCI 系统，但同样没有有效提高系统目标识别的准确率[20]。随后，学者们改进了原有视觉与触觉刺激的组合方式，设计了位置一致的听触觉双模态刺激范式，使系统性能有了显著提高[22]。通过上述分析不难发现，目前基于听触觉双模态刺激的 P300-BCI 研究尽管在一定程度上提升了 P300-BCI 的系统性能，但是所设计的 BCI 系统在刺激或系统输出反馈方面仍然需要被试的视觉交互，未脱离对视觉刺激的依赖。至今还未见基于听觉和触觉双模态刺激的 P300-BCI 的报道。

在本章中，作者基于听觉和触觉刺激，提出了一种听触觉双模态 P300-BCI 方法。在该方法中，通过在同一方向上同时施加听觉和触觉随机刺激的方式，设计了一种方向一致(direction-congruent)的双模态刺激范式。该 BCI 系统的刺激范式与系统输出反馈完全不需要被试的视觉交互，故称为非视觉 BCI 方法。具体地说，在被试周围设置了 4 个独立的扬声器，每个扬声器随机用男声或者女声播放英文数字。与此同时，在被试腰部与扬声器对应的方向上设置了 4 个振动刺激模块。所述振动刺激模块由两两成对的纽扣电极组成。此外，根据离线训练结果，为每名被试选择了最佳 EEG 通道和最优的刺激轮次，用于在线目标选择实验。最后，为了验证多模态刺激对 BCI 性能和 ERP 时空特征的影响，对比了单模态和双模态刺激情况下的目标识别准确率和 ITR，分析了 ERP 的波形特征变化。

5.2 方法与材料

5.2.1 听触觉 P300-BCI 系统设计

本章中的听触觉 P300-BCI 系统的软件部分在 BCI2000 平台上开发完成[23]。本章所设计的 P300-BCI 系统的刺激部分包括由纽扣电极组成的触觉刺激模块和由扬声器组成的听觉刺激模块两部分。其中，电极和扬声器的同步控制信号通过 TCP/IP 命令由 BCI2000 同时发送。这样的设置主要是为了保证听觉和触觉刺激时间上的同步性。此外，系统的目标选择结果和实验任务通过听觉反馈的形式给出。具体地说，在每次目标选择之后，播放声音提示“You selected …”，输出目标选择结果；随后，播放声音“Focus on …”，用于提示接下来的目标选择任务。为了对比基于单模态和双模态刺激的 P300-BCI 的系统性能，分别设计基于听觉、触觉和听触觉双模态刺激的 P300-BCI 系统。系统刺激范式的技术细节描述如下。

1. 基于听觉的 P300-BCI

听觉刺激由设置在距离被试大约 80cm 的 4 个扬声器提供，扬声器之间呈 90°角均匀排布。扬声器的音量大小需要设置在保证被试既可对听觉刺激的清晰识别，又感觉舒适的范围内(约为 80dB)。听觉刺激通过相应的扬声器随机播放英文数字的方式实现(“one”“two”“three”“four”)。听觉刺激之所以采用扬声器而不是耳机，是因为设置在不同位置的扬声器可以提供方向信息，这样可以有效降低被试对非目标刺激的警觉性，提高被试对目标刺激的注意力，进而在不增加认知负荷的情况下提高目标识别准确率[10]。系统中每个扬声器只负责播放一个英文数字，每个英文数字分别对应男声和女声两个声音文件，并采用随机编排的方式播放。在基于听觉刺激的 P300-BCI 目标选择过程中，被试需要心里默念来自目标方向的声音性别(male/female)。研究表明，被试在执行这种主动认知任务过程中，ERP 特征电位的晚期成分将会明显增强，进而达到提高准确率的目的[12]。

2. 基于触觉的 P300-BCI

触觉刺激通过调节纽扣电极振动的脉冲宽度实现。在文献[8]和作者之前的实验研究中均发现，采用两个纽扣电极成对组成一个触觉刺激模块，并用于表示单个目标的方式可以有效提高被试对触觉刺激的敏感度。在该系统触觉刺激模块的设计中，将 8 个电极两两组合，分别用医用胶带粘贴在被试腰部与扬声器相同的方向上(每个触觉刺激模块两个电极之间距离为 1cm)。本实验所采用的电极是由 Parallex Inc.公司生产的型号为 Model 28821-ND 的纽扣电极。该电极的结构和强度与手机中实现振动功能的电极相似，十分安全。为了实现对电极振动脉冲宽度的调控，形成随机触觉刺激，作者自主开发了电极控制器，如图 5.1 所示。其中，电极的控制参数通过 Python 程序写入。此外，由于能量小于被试体感阈值的振动，可以使被试在振动源附近诱发随机共振(stochastic resonance)，有助于提高被试对触觉刺激的敏感程度[24,25]。所以，在触觉刺激的设计中，用能量高低两档的设置代替了常规的开关量控制。其中，高档代表刺激状态“ON”，振动能量为 100%；低档代表非刺激状态“OFF”，振动能量为 15%。这种能量高低档的设置还可以大大缩短由电极机械原因所引起的时间延迟(触觉刺激由“OFF”状态到达被试体感阈值，可以被感知到的时间)。

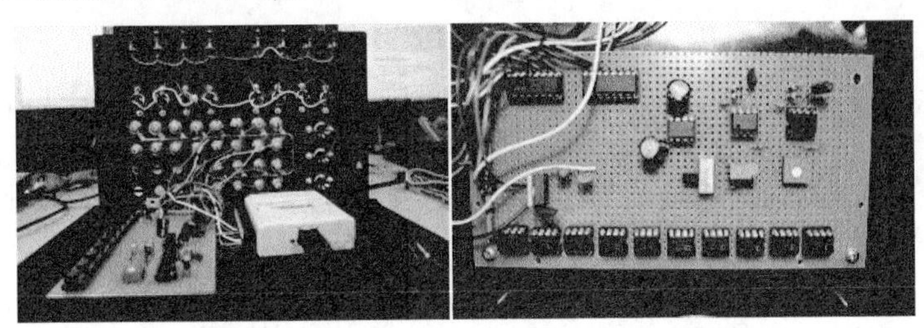

(a) 控制器内置结构　(b) 电路板

图 5.1　自主开发的电极控制器硬件装置

3. 听触觉双模态 P300-BCI

如图 5.2 所示，该听触觉双模态 P300-BCI 系统设置了 4 个可选目标，分别均匀分布在被试周围四个斜对角方向上。其中，ERP 特征电位由来自同一方向上的听觉和触觉随机刺激同时诱发产生。每个目标方向上均设置了由两个纽扣电极组成的触觉刺激模块和一个用于提供听觉刺激的扬声器，代表一个可选目标。由此可知，本书所提出的听触觉双模态刺激范式具有方向一致性。在实验过程中，被试需要同时关注目标方向上的听觉和触觉刺激，同时忽略来自其他方向的非目标刺激。该听触觉 P300-BCI 的系统设置情况如图 5.3 所示。

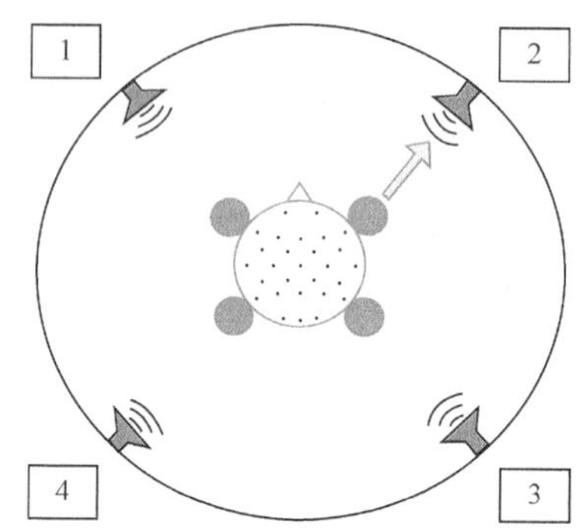

图 5.2 基于听触觉双模态刺激的 P300-BCI 系统原理示意图

听觉和触觉刺激采用随机编排方式，通过设置在被试周围 4 个方向之一的电极和扬声器同步施加；每个扬声器只负责播放一个英文数字，每个英文数字分别对应男声和女声两个声音文件，并采用随机编排的方式播放；图中每个灰色圆形均代表一个由两个纽扣电极组成，粘贴在被试腰部的触觉刺激模块

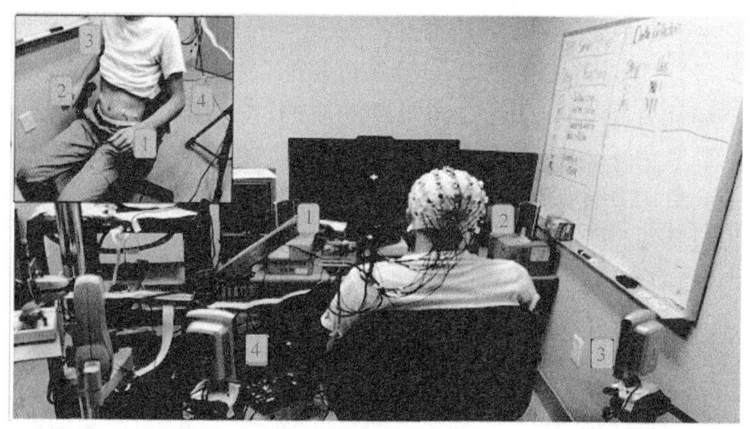

图 5.3 基于听触觉双模态刺激的 P300-BCI 系统实验截图

图中数字代表听觉和触觉刺激模块所对应的目标编号

5.2.2 实验设计

1. 被试

12 名健康被试参加了本实验研究，其中 5 名女性和 7 名男性，均为右利手，年龄为 20～28 岁，平均年龄为 24.08 岁。所有被试均听力正常，具有正常的触觉

感知能力，且均为初次参加基于听觉或者触觉的 BCI 实验。在每次实验开始前的 4 h 之内，被试禁止摄入咖啡因和酒精。本实验研究在加拿大多伦多大学设计完成，并通过了其附属医院——荷兰布鲁维尤儿童康复医院的伦理道德委员会认证。在首次实验开始之前，将实验目的、实验过程和实验任务告知每名被试。被试在理解全部实验信息后签署被试知情书。

2. 数据采集

EEG 信号通过 Brain Products GmbH 脑电放大器，以 250Hz 的采样率采集得到。本实验采用 32 导主动电极，电极位置参照国际 10-20 系统标准，参考电极为 FCz，接地为 AFz(图 5.4)。实验开始前需保证电极的阻抗保持在10kΩ 以下。

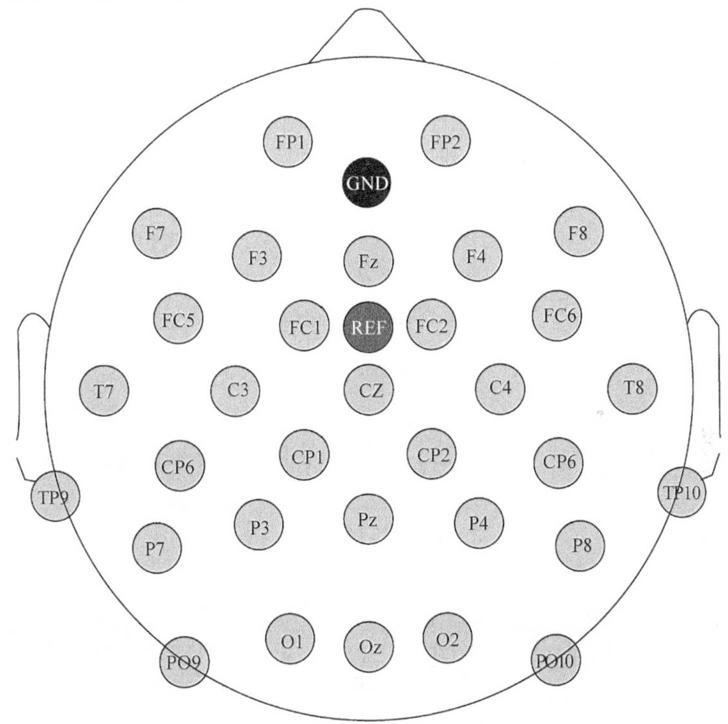

图 5.4　本实验电极配置示意图

3. 实验过程

实验安排在一个安静的数据采集室进行。虽然所提出的听触觉双模态 P300-BCI 系统不需要视觉交互，但是被试仍需要坐在椅子上，面对电脑屏幕，并注视屏幕上的十字形标记，用于减少眼动和眨眼。该听触觉双模态 P300-BCI 系统的刺激时间(stimulus duration, SD)设置为 200ms，刺激间时间间隔(inter-stimulus interval, ISI)为 200ms。来自四个方向的听触觉双模态刺激分别编码为 1～4。4 个刺激编码每循环一次定义为一个刺激轮次。在每次目标选择之后，系统刺激将暂停 2.8s，用于输出目标选择结果和提示下一个目标选择任务。

在每一次实验采集数据开始之前，被试需要在系统正常运行状态下体验实验过程。在实验过程中，每名被试需要在一周内参加 3 次实验，分别用于测试基于听觉、触觉和听触觉双模态刺激的 P300-BCI 的系统性能。每次实验安排在不同的半天内进行(实验详情见图 5.5)。为了避免次序不对等对系统性能对比和准确率结果的影响，实验顺序按照随机顺序编排。每次实验由 15 个组次组成，分为训练阶段和在线选择阶段。每个组次中被试选择 10 个数字(每个数字代表一个控制命令)。每个组次的目标选择任务均为随机生成，用于避免被试对目标选择任务适应而造成目标识别准确率的过估计。训练阶段由 10 个组次组成，每个目标选择过程随机刺激循环 10 次(10 个刺激轮次)。每次实验的前 6 个组次没有目标选择结果的反馈，用于选择 EEG 通道和训练 ERP 分类器。为了保证被试对实验任务的持续关注，系统在接下来的 4 个组次的实验过程中基于前面训练得到的 EEG 通道和分类器为被试提供实验结果反馈。训练阶段的数据用于选择 8 个最佳的 EEG 通道、训练 ERP 分类器和选择最优刺激轮次数，以及离线系统性能的对比分析。最后的 5 个组次属于在线选择阶段，用于比较基于听觉、触觉和听触觉双模态刺激的 P300-BCI 系统的在线目标选择能力。为了缓解被试疲劳对实验的影响，在每个组次结束后暂停 1～5min。每次实验大概需要 90min。

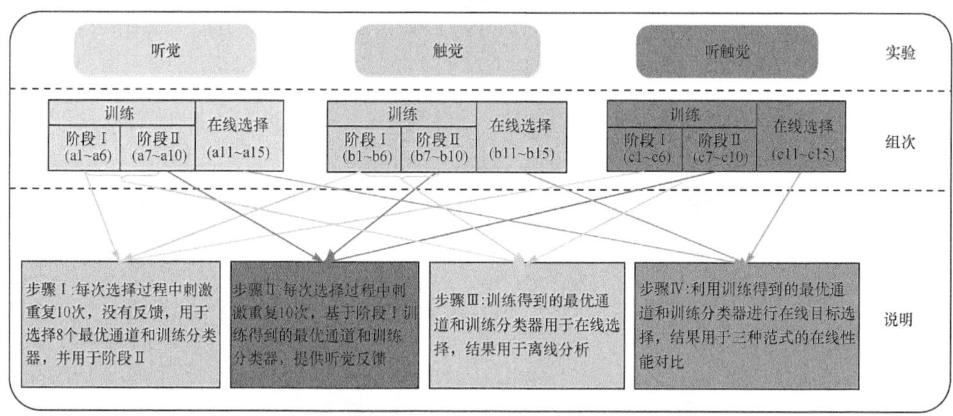

图 5.5　实验内容与组织形式

本实验由 3 个模态的实验组成，实验顺序随机编排；每次实验分为 15 个组次，共计 150 次目标选择

5.2.3　数据分析

1. EEG 通道选择

BCI 系统中电极数的减少可以有效缩短系统的准备时间，降低设备成本，有利于 BCI 技术向实际应用的推广。然而，由于每个人 ERP 特征响应的空间分布不

同，找寻最优的 EEG 通道组合是非常困难的。近年来，EEG 通道选择已经成为 BCI 领域的重要挑战之一[12]。目前几乎没有针对听觉或触觉 P300-BCI 的 EEG 通道选择方法研究。绝大多数听觉和触觉 P300-BCI 采用的是视觉 P300-BCI 的通用 EEG 通道设置[14,26,22]，或者是基于研究人员的经验选择结果[8]。虽然在实验中设置了 32 导电极，但是仅有 8 导电极用于在线信号处理。这是因为 8 通道的电极设置已经被证实可以达到与 32 导电极相当的 ERP 识别水平[27]。本章采用了 Jumpwise 回归方法，根据每名被试离线训练数据，选择最优的 8 个 EEG 通道。Jumpwise 回归方法是一种步进的启发式回归算法[28]。该算法的通道选择过程起始于空通道子集，并在每次程序循环过程中添加或者移除一个通道，直至获得所需通道个数。通道的添加和删除通过 F 检验计算得到的 P 值判定。该方法已经被证实相比于当前先进的通道选择方法可以达到更好的系统性能。

2. P300-BCI 的信号处理过程

在通道选择之后，得到了 8 个通道的 EEG 数据。为了减轻信号中噪声的干扰，系统相继采用 60Hz 的陷波滤波器和 0.1～45Hz 的带通滤波器对所得到的 EEG 数据进行滤波处理。接下来，截取每个刺激开始时刻之后的 1000ms 的 EEG 数据，提取 ERP 的特征信息。由于 ERP 特征信息处于低频段，将所得到的数据由 250Hz 降采样至 25Hz。Bayes 线性判别分析(Bayes linear discriminant analysis, BLDA) 采用了基于 Bayes 理论的对角协方差矩阵估计器，并假设了变量之间条件独立[29]，是线性判别分析的一种改进形式。由于在分类过程中表现出快速高效的性能，该算法已经广泛用于 P300-BCI 的研究中[30-34]。在本章中，采用 BLDA 算法训练分类器，计算 ERP 特征响应的得分，其推导过程如下。

首先，假设线性回归目标 y 和特征向量 x 条件相关。给定线性判别表达式：

$$y = w^{\mathrm{T}} x + n \tag{5.1}$$

其中，w 为权值向量；n 为高斯噪声。w 的似然函数可以表示为

$$p(D \mid \beta, w) = \left(\frac{\beta}{2\pi}\right)^{\frac{N}{2}} \exp\left(\left\| -\frac{\beta}{2} X^{\mathrm{T}} w - y \right\|\right) \tag{5.2}$$

其中，D 为特征空间的维数，可表示为 $\{X, y\}$；β 为噪声方差的倒数；N 为样本数；X 为由特征向量水平叠加组成的矩阵。在 Bayes 方法中，w 的先验概率分布可以表示为

$$p(w \mid \alpha) = \left(\frac{\alpha}{2\pi}\right)^{\frac{D}{2}} \left(\frac{\varepsilon}{2\pi}\right)^{\frac{1}{2}} \exp\left[-\frac{1}{2} w^{\mathrm{T}} I'(\alpha) w\right] \tag{5.3}$$

其中，$I'(\alpha)$ 为 D+1 维的对角矩阵，可表示为

$$I'(\alpha)=\begin{bmatrix} \alpha & 0\cdots & 0 \\ 0 & \alpha\cdots & 0 \\ \vdots & \vdots & 0 \\ 0 & 0\cdots & \varepsilon \end{bmatrix} \tag{5.4}$$

由此可得 w 的后验概率分布的平均值 m 和方差 C 分别为

$$\begin{cases} m=\beta\left[\beta XX^{\mathrm{T}}+I'(\alpha)\right]^{-1}Xy \\ C=\left[\beta XX^{\mathrm{T}}+I'(\alpha)\right]^{-1} \end{cases} \tag{5.5}$$

进而，可得对目标 y 的平均值和方差的估计值：

$$\begin{cases} \mu=m^{\mathrm{T}}\hat{x} \\ \sigma^2=\dfrac{1}{\beta}+\hat{x}^{\mathrm{T}}C\hat{x} \end{cases} \tag{5.6}$$

关于 BLDA 的更多细节请见文献[29]附录中的推导。

在训练得到 BLDA 分类器之后，将其用于对新得到的 ERP 特征得分的计算，公式如下：

$$\text{score}_{ik}=W^{\mathrm{T}}X_{ik} \tag{5.7}$$

其中，i 和 k 分别为刺激编码和刺激轮次数；W 为一个列向量，代表了 BLDA 分类器。W 的长度是 8×250 (8 个通道乘以 250 个采样点)。在计算得分之前，每个数据段将会被变换为一个与 W 具有相同长度的行向量 X。此外，通过计算相同刺激编码得分的平均值，可得每个刺激编码所对应的 ERP 响应值：

$$\text{Score}_i=\frac{1}{K}\sum_{k=1}^{K}\text{Score}_{ik} \tag{5.8}$$

其中，K 为当前刺激轮次的总数。最后，当前目标被判定为得分最大的刺激编码所对应的选项，可表示为

$$\text{Target}=\underset{i\in[1,2,3,4]}{\operatorname{argmax}}(\text{Score}_i) \tag{5.9}$$

3. 最佳刺激轮次的选择

P300-BCI 通常需要几个刺激轮次的刺激才能实现可靠的目标识别。每名被试在 P300-BCI 操控过程中表现出不同的通信能力，致使存在一种基于准确率和选择速度的优化问题。ITR 对准确率和速度的兼顾，使其成为 BCI 研究中应用最广泛的性能指标之一。根据离线训练计算得到的 ITR 曲线，将每名被试 ITR 的最大值所对应的刺激轮次设定为最佳刺激轮次，并用于在线实验。为了避免过估计，

采用了留一法(block 级)交叉检验计算 ITR 曲线。具体地说，将 10 个组次中的 9 个用于训练分类器，留下来的一个组次用于计算 ITR，将循环 10 次计算得到的 ITR 取平均值，得到 ITR 随刺激轮次数变化的曲线。为了保证在线实验目标选择的有效性，基于系统离线数据设置了刺激轮次数的最大值和最小值。为了达到有效的 BCI 通信，准确率需要满足高于 70%[35]，所以将刺激轮次的最小值设定为离线目标识别准确率高于 70%的最小值所对应的刺激轮次数。为了避免单次选择时间过长而引发被试疲劳，将刺激轮次的最大值设为 10 次。

5.3 实验结果与分析

5.3.1 在线实验结果

在表 5.1 中，给出基于听觉、触觉和听触觉双模态方法的 P300-BCI 的在线目标识别准确率和 ITR。为了更好地衡量系统性能的差异，利用 t-检验的方法对实验结果进行了显著性分析。结果表明，听触觉双模态 P300-BCI 的准确率和 ITR 相比于单模态方法(听觉和触觉 P300-BCI)均有显著提高。具体地说，听触觉双模态 P300-BCI 的平均 ITR 相比于听觉 P300-BCI 提高了 45.43%(听触觉双模态：10.77bit/min；听觉：7.41bit/min；$p<0.05$)，相比于触觉 P300-BCI 提高了 51.05%(触觉：7.13bit/min；$p<0.001$)。此外，尽管听触觉双模态 P300-BCI 相比于听觉和触觉 P300-BCI 用了较少的刺激轮次(听触觉双模态：2.92；听觉：3.67；触觉 3.75)，但是达到了更高的在线目标识别平均准确率(听触觉双模态：88.67%；听觉：79.17%；触觉 80.50%)。

5.3.2 离线性能分析

为了进一步验证听触觉双模态刺激方法相比于听觉和触觉方法的优越性，本章对所提出的三种 P300-BCI 的离线目标识别准确率和 ITR 值进行了对比分析。目标识别准确率和 ITR 的计算同样由留一法交叉检验离线分析求得。如图 5.6 所示，实验结果表明，基于听触觉双模态刺激的 P300-BCI 的目标识别平均准确率和 ITR 在除了第一个以外的所有刺激轮次中，均高于基于听觉和触觉刺激方法的 P300-BCI 所表现出的性能。值得注意的是，由于第一个刺激轮次所对应的所有方法的目标识别准确率均低于 70%，不能实现有效的 BCI 通信，故在离线分析中忽略不计。此外，由图 5.6 中误差棒所示，听触觉双模态 P300-BCI 的标准差相对较小，表明了所提出的听触觉双模态 P300-BCI 相比于单模态的 P300-BCI 性能更加稳定。综上可知，相比于听觉和触觉 P300-BCI，听触觉双模态 P300-BCI 达到了更好的性能。

表 5.1　听觉、触觉和听触觉双模态 P300-BCI 系统在线目标识别准确率和 ITR 对比

被试	听觉			触觉			听触觉		
	刺激轮次	准确率/%	ITR/(bit/min)	刺激轮次	准确率/%	ITR/(bit/min)	刺激轮次	准确率/%	ITR/(bit/min)
S1	6	92	7.12	8	88	4.92	4	94	10.29
S2	1	94	21.51	2	78	8.91	2	86	11.94
S3	6	78	4.31	4	84	7.25	3	92	11.61
S4	3	72	5.53	6	96	8.20	3	96	13.38
S5	4	90	8.95	2	74	7.61	3	90	10.84
S6	3	84	8.78	4	76	5.38	3	96	13.38
S7	4	76	5.38	2	82	10.35	2	86	11.94
S8	3	70	5.08	3	80	7.59	3	78	7.04
S9	5	70	3.57	2	70	6.43	3	84	8.78
S10	3	80	7.59	4	78	5.81	2	80	9.61
S11	3	72	5.53	3	82	8.17	4	94	10.29
S12	3	72	5.53	5	78	4.95	3	88	10.11
平均值	3.67	79.17	7.41	3.75	80.50	7.13	2.92	88.67	10.77
标准差	1.37	8.46	4.54	1.79	6.49	1.61	0.64	5.79	1.76

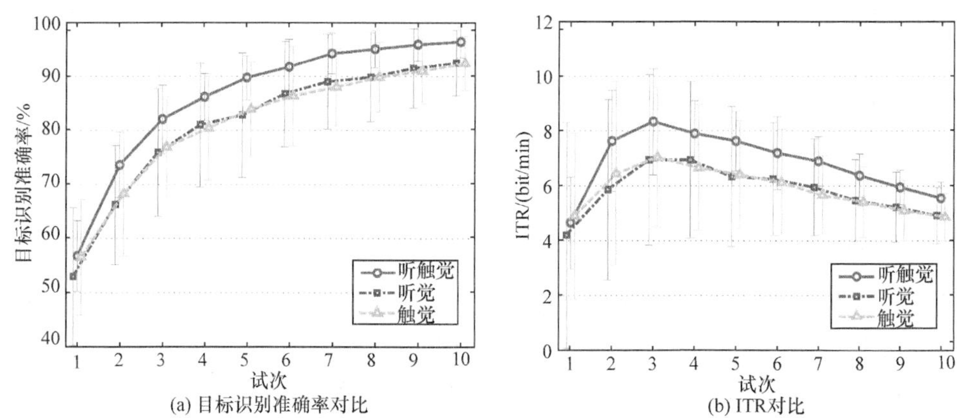

(a) 目标识别准确率对比　　(b) ITR对比

图 5.6　离线系统性能对比

误差棒分别表示目标识别准确率和 ITR 的标准差

5.4　结果讨论

为了检验所提出的 P300-BCI 系统在不同方向上的分类准确率是否存在显著性差异，本节基于全部实验数据，采用 10-fold 交叉检验方法计算每个方向上的单刺激轮次平均分类准确率。虽然在各个方向上采用了相同的刺激强度，但是实验结果表明在全部三种模态刺激条件下，右侧的目标识别平均准确率均明显高于左侧，同时后侧的目标识别平均准确率也均明显高于前侧(图 5.7)。此外，听触觉双模态条件下各对应方向上的目标识别平均准确率明显高于听觉和触觉条件下的目标识别准确率，这进一步证明了听触觉双模态 P300-BCI 方法在目标识别准确率上的优势。

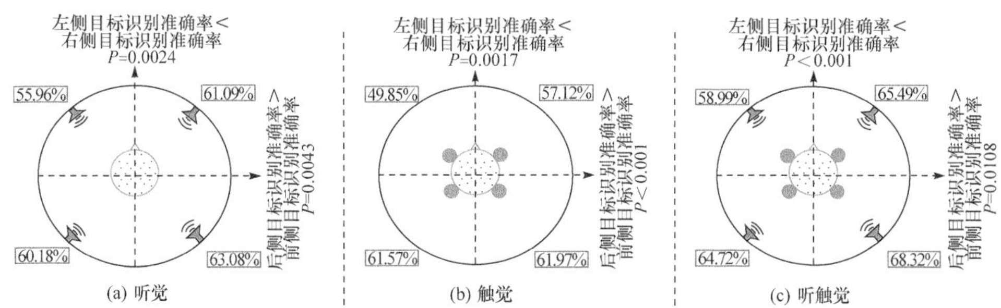

图 5.7　听觉、触觉和听触觉双模态刺激条件下四个方向上目标识别准确率的对比

t-检验用于比较说明目标识别准确率差异的显著性(左侧的目标识别准确率 vs.右侧的目标识别准确率；前侧的目标识别准确率 vs.后侧的目标识别准确率)

图 5.8 表示被试在不同刺激条件下最优 EEG 通道选择的结果。如图 5.8(a)～(c)所示，每名被试在不同刺激模态下的通道选择结果差异明显，这证实了 EEG 通道选择的必要性。如图 5.8(d)～(f)所示，Fz 在三种刺激模态下均被大多数被试选为最优 EEG 通道之一。这种现象与之前神经科学领域的研究结论一致[36,37]，同时支持了大脑前额叶中部可用于检测惊讶(surprise)的发现。在听觉刺激条件下，位于左半脑的 EEG 通道 T7 和 C3 被选择的次数远远大于右半脑相应通道被选择的次数(图 5.8(d))。该现象与 An 等的研究结论相似[21]，这可能是大脑的语言处理通路常位于左半脑的缘故[38,39]。在触觉条件下，位于大脑触觉感知区域的通道常被选为最优 EEG 通道(图 5.8(e))。该发现与文献[15]中的结论相一致。另外一个有趣的发现是，位于左半脑的 C3 被选择的概率明显大于位于右半脑相应位置的 C4 被选中的概率。这可能是由于参加本实验的被试均为右利手，对于右利手被试，左半脑的触觉感知区域相比于右半脑对应区域可能更容易被激活[40]。此外，发现听触觉双模态条件下通道选择结果大体包括了位于大脑听觉和触觉感知区域的 EEG 通道。这种现象说明，听触觉双模态刺激条件下系统性能之所以可以提高，可能是由于 ERP 分类器可以同时从听觉和触觉脑功能区获得有用信息。

在 P300-BCI 研究中，分类器实际上起到了一个时空滤波器的作用，即将多通道的 EEG 信号(一个矩阵)滤波成一个值。采用 32 导的全部实验数据训练了 ERP 分类器，并计算了每个通道对应分类器权值的绝对值和。所求得的结果大体表示了每个通道对 ERP 分类的贡献率。进一步将所求的权值在脑地形图上表述出来。如图 5.9 所示，所求得分类器的权值与图 5.8 中通道选择结果极为相似，这进一步验证了通道选择结果的合理性。

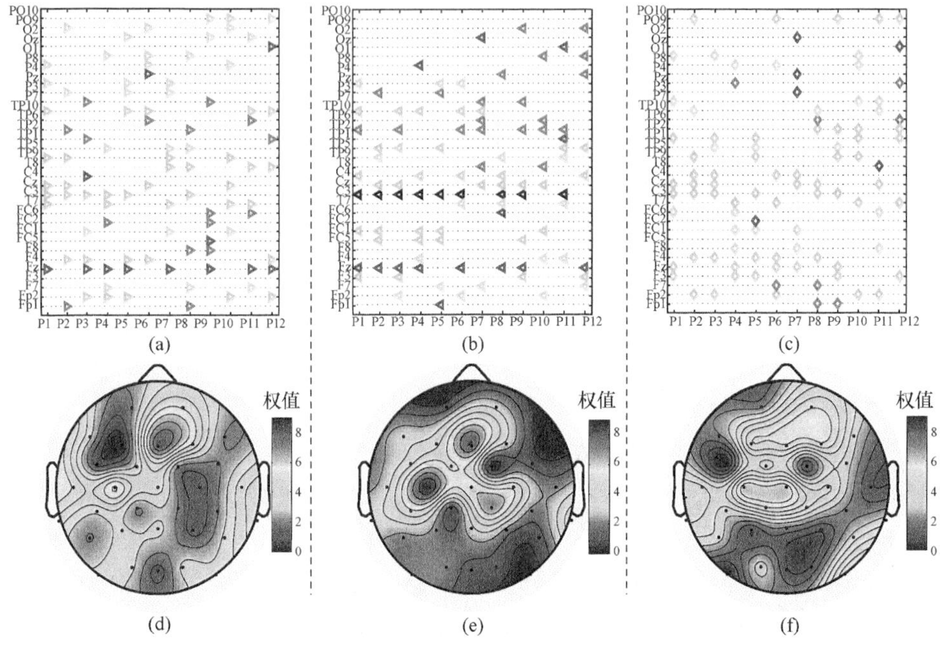

图 5.8　EEG 通道选择的结果

为了研究听触觉双模态刺激对 ERP 特征电位的影响，基于采集到的全部实验数据计算了不同刺激情况下目标与非目标的 ERP 差异波的平均值。图 5.10 表示听觉、触觉，以及听触觉双模态刺激条件下具有代表性的通道 Fz、T7 和 C3 的 ERP 差异波的比较结果。由该图可知，三种刺激状态下 ERP 差异波的波形均由在 200～400ms 的早期成分和在 400～800ms 的晚期成分组成。此外，ERP 的潜伏期在不同刺激条件下各不相同。具体地，听触觉双模态条件下 ERP 的潜伏期要么在单模态 ERP 的潜伏期之间(Fz 和 T7)，要么与听觉条件下 ERP 的潜伏期相似(C3)。由图 5.10 中 ERP 差异波的振幅可知，听触觉双模态刺激总体增强了 ERP 响应，这可能是使目标更容易被识别的原因之一[19,41]。

本章的首要目标是研究基于听触觉的听触觉双模态 P300-BCI 方法，并以此为基础设计一种新型的非视觉 BCI 系统。当前方法中所存在的不足和相应的下一步研究方向讨论如下。

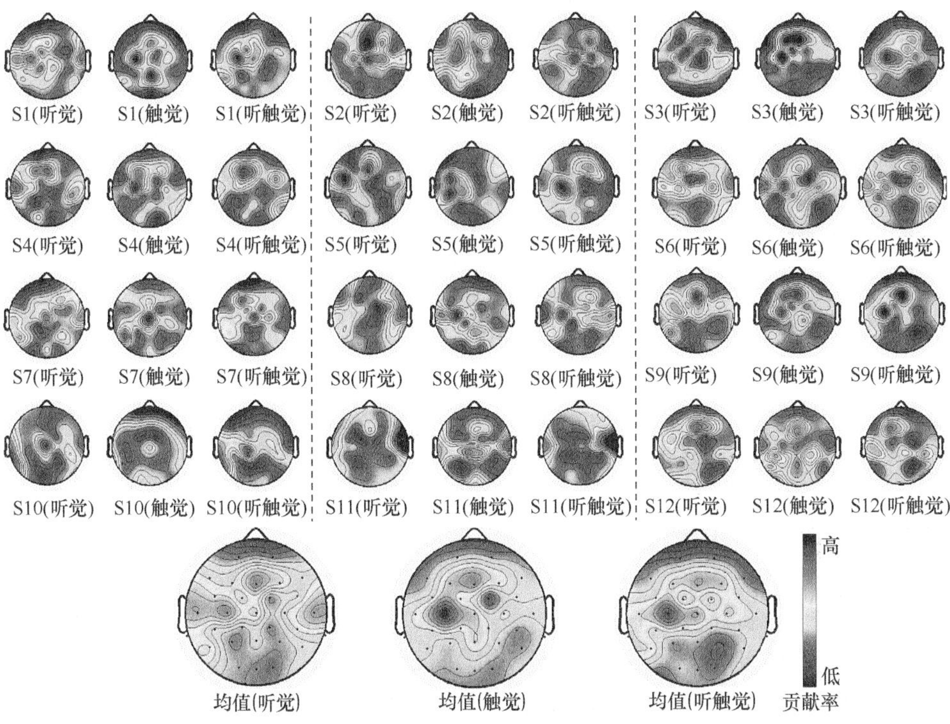

图 5.9　各通道对 ERP 分类贡献率的脑地形图

(1) 如图 5.7 所示，虽然在不同方向上采用了相同的刺激强度，但是各个方向上的准确率差异明显。在实际应用中，如果某个方向上的目标相比于其他方向上的选项更难以识别，将会影响用户对该 BCI 系统的总体满意度和操控感。所以，在实际应用过程中，所提出的听触觉双模态 P300-BCI 系统的电极振动强度和扬声器的音量应该根据用户在相应方向上的分类准确率的大小进行适

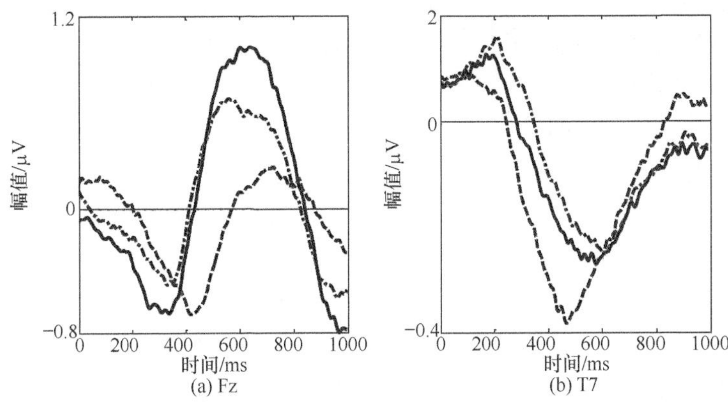

(a) Fz　　(b) T7

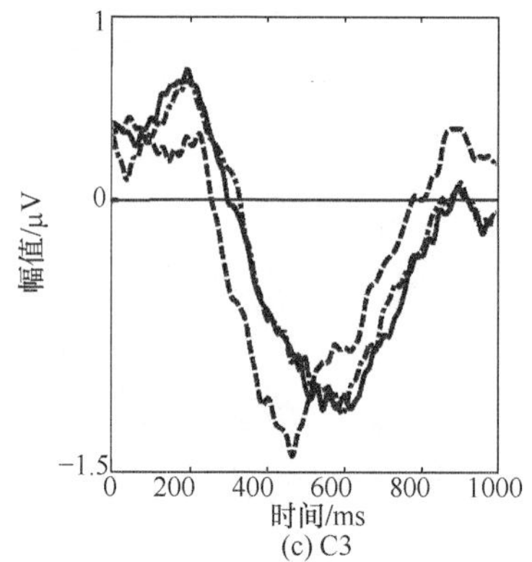

(c) C3

图 5.10　听觉、触觉和听触觉双模态条件下 ERP 差异波对比示意图

—·—·表示听觉 ERP；- - - - - - - 表示触觉 ERP；——— 表示听触觉双模态 ERP

当的调节，减小各方向上准确率的差异。

(2) 由于听觉和触觉刺激的感知启用了大脑不同的感知通路，在被试只关注其中单一模态刺激的情况下可能会使选项之间产生更明显的差异。在下一步的工作中，本书分别采用听觉和触觉刺激代表不同的刺激编码，设计一种新的多模态 P300-BCI。这种方法可在不明显降低目标识别准确率的前提下，增加系统可选目标数，提高系统 ITR。

(3) 本章所提出的听触觉双模态 P300-BCI 系统使用了扬声器提供听觉刺激。这样的系统设置不但增加了硬件规模，而且可能会使听觉刺激之间相互干扰。为了克服这样的问题，计划采用声音的头外定位技术(out-of-head localization technique)来模拟声音刺激的空间方位信息[42]。本书的下一步研究采用耳机或耳麦播放经过变换后，携带不同方位信息的音频文件。

(4) 近年来，BCI 技术已经开始被用于脑控轮椅的研究[8,43-46]。虽然传统的 P300-BCI 方法可以提供较高的 ITR，然而此类系统对视觉的严重依赖，使其在脑控轮椅研究中难以达到令人满意的系统性能。本书所提出的听触觉双模态 BCI 方法完全摆脱了视觉交互的限制，并且可以提供足够的可选命令，将会在脑控智能轮椅的研究中具有一定的实用价值。

5.5　本章小结

本章采用听觉和触觉双模态刺激方法提出了一种非视觉 P300-BCI。P300-BCI 方法的刺激模块分别设置在被试周围四个斜对角方向上，对应四个目标选项。在该方法中，通过在同一方向上同时施加听觉和触觉随机刺激的方式，设计了一个方向一致双模态刺激范式。所述 P300-BCI 系统操控过程中，被试完全不需要视觉交互，所以将该系统称为非视觉 BCI。在听觉刺激的设计中，采用了男、女声随机播放的音频文件，用于诱发主动认知任务，进而增强 ERP 响应。此外，触觉刺激采用了电极两两成对组合和高低档控制的设置，用以增强被试的触觉感知能力。为了进一步提高系统性能和实用性，根据离线训练结果，通过选择最佳 EEG 通道和最优刺激轮次对系统进行了优化设计。12 名被试的离线和在线实验结果均表明所提出的听触觉双模态 P300-BCI 相比于单模态方法(听觉和触觉 P300-BCI 方法)达到了更高的目标识别准确率和 ITR 值。据作者所知，在视线独立 P300-BCI 研究中，本书所提出的听触觉双模态 P300-BCI 方法达到了至今最高的在线 ITR(10.77bit/min，包括两次选择之间的停顿时间 2.8s)。本书所提出的听触觉双模态 P300-BCI 为非视觉 BCI 提供了一个新的研究方向。

参 考 文 献

[1] Farwell L A, Donchin E. Talking off the top of your head: Toward a mental prosthesis utilizing event-related brain potentials electroencephalogram [J]. Clinical Neurophysiology, 1988, 70: 510-523.

[2] Riccio A, Mattia D, Simione L, et al. Eye-gaze independent EEG-based brain-computer interfaces for communication [J]. Journal of Neural Engineering, 2012, 9: 045001.

[3] Fazel-Rezai R, Allison B Z, Guger C, et al. P300 brain computer interface: Current challenges and emerging trends [J]. Frontiers in Neuroengineering, 2012, 5:73-77.

[4] Mak J N, Arbel Y, Minett J W, et al. Optimizing the P300-based brain-computer interface: Current status, limitations and future directions [J]. Journal of Neural Engineering, 2011, 8: 025003.

[5] Acqualagna L, Blankertz B. Gaze-independent BCI-spelling using rapid serial visual presentation (RSVP) [J]. Clinical Neurophysiology, 2013, 124: 901-908.

[6] Liu Y, Zhou Z, Hu D. Gaze independent brain-computer speller with covert visual search tasks [J]. Clinical Neurophysiology, 2011, 122: 1127-1136.

[7] Treder M S, Schmidt N M, Blankertz B. Gaze-independent brain-computer interfaces based on covert attention and feature attention [J]. Journal of Neural Engineering, 2011, 8: 066003.

[8] Kaufmann T, Herweg A, Kübler A. Toward brain-computer interface based wheelchair control utilizing tactually-evoked event-related potentials [J]. Journal of NeuroEngineering and Rehabilitation, 2014, 11: 7.

[9] Hill N J, Lal T N, Bierig K, et al. An Auditory Paradigm for Brain-Computer Interfaces [M]. Cambridge: MIT Press. 2005.

[10] Schreuder M, Blankertz B, Tangermann M. A new auditory multi-class brain-computer interface paradigm: Spatial hearing as an informative cue [J]. PLoS One, 2010, 5: e9813.

[11] Guo J, Gao S, Hong B. An auditory brain-computer interface using active mental response [J]. IEEE Transactions on Neural Systems and Rehabilitation Engineering, 2010, 18: 230-235.

[12] Xu H, Zhang D, Ouyang M, et al. Employing an active mental task to enhance the performance of auditory attention-based brain-computer interfaces [J]. Clinical Neurophysiology, 2013, 124: 83-

90.

[13] Höhne J, Tangermann M. Towards user-friendly spelling with an auditory brain-computer interface: The CharStreamer paradigm [J]. PLoS One, 2014, 9: e98322.

[14] Brouwer A M, van Erp J B. A tactile P300 brain-computer interface [J]. Frontiers in Neuroscience, 2010, 4: 19.

[15] Waal M, Severens M, Geuze J, et al. Introducing the tactile speller: An ERP-based brain-computer interface for communication [J]. Journal of Neural Engineering, 2012, 9: 045002.

[16] Kaufmann T, Holz E, Kübler A. A case study with a patient in the locked-in state [J]. Frontiers in Neuroscience, 2013, 7: 129.

[17] Ito T, Gracco V L, Ostry D J. Temporal factors affecting somatosensory-auditory interactions in speech processing [J]. Frontiers in Psychology, 2014, 5: 1198.

[18] Stein B E, Stanford T R. Multisensory integration: Current issues from the perspective of the single neuron [J]. Nature Reviews Neuroscience, 2008, 9: 255-266.

[19] Belitski A, Farquhar J, Desain P. P300 audio-visual speller [J]. Journal of Neural Engineering, 2011, 8: 025022.

[20] Thurlings M E, Brouwer A M, van Erp J B, et al. Does bimodal stimulus presentation increase ERP components usable in BCIs [J]. Journal of Neural Engineering, 2012, 9: 045005.

[21] An X, Höhne J, Ming D, et al. Exploring combinations of auditory and visual stimuli for gaze-independent brain-computer interfaces [J]. PLoS One, 2014, 9: e111070.

[22] Thurlings M E, Brouwer A M, van Erp J B, et al. Gaze-independent ERP-BCIs: Augmenting performance through location-congruent bimodal stimuli [J]. Frontiers in Neuroscience, 2014, 8: 143.

[23] Schalk G, McFarland D J, Hinterberger T, et al. BCI2000: A general-purpose brain-computer interface (BCI) system [J]. IEEE Transactions on Biomedical Engineering, 2004, 51: 1034-1043.

[24] Cloutier R, Horr S, Niemi J B, et al. Prolonged mechanical noise restores tactile sense in diabetic neuropathic patients [J]. The International Journal of Lower Extremity Wounds, 2009, 8: 6-10.

[25] Kurita Y, Shinohara M, Ueda J. Wearable sensorimotor enhancer for fingertip based on stochastic resonance effect [J]. IEEE Transactions on Human-Machine Systems, 2013, 43: 333-337.

[26] Thurlings M E, van Erp J B, Brouwer A M, et al. Controlling a tactile ERP-BCI in a dual task [J]. IEEE Transactions on Computational Intelligence and AI in Games, 2013, 5: 129-140.

[27] Cecotti H, Rivet B, Congedo M, et al. A robust sensor-selection method for P300 brain-computer interfaces [J]. Journal of Neural Engineering, 2011, 8: 016001.

[28] Colwell K A, Ryan D B, Throckmorton C S, et al. Channel selection methods for the P300 Speller [J]. Journal of Neuroscience Methods, 2014, 232: 6-15.

[29] Hoffmann U, Vesin J M, Ebrahimi T, et al. An efficient P300-based brain-computer interface for disabled subjects [J]. Journal of Neuroscience Methods, 2008, 167: 115-125.

[30] Manyakov N V, Chumerin N, Combaz A, et al. Comparison of classification methods for P300 brain-computer interface on disabled subjects [J]. Computational Intelligence and Neuroscience, 2011, 2011: 519868.

[31] Aloise F, Schettini F, Aricò P, et al. A comparison of classification techniques for a gaze-independent P300-based brain-computer interface [J]. Journal of Neural Engineering, 2012, 9: 045012.

[32] Jin J, Allison B Z, Zhang Y, et al. An ERP-based BCI using an oddball paradigm with different faces and reduced errors in critical functions [J]. International Journal of Neural Systems, 2014, 24: 1450027.

[33] Jin J, Daly I, Zhang Y, et al. An optimized ERP brain-computer interface based on facial expression changes [J]. Journal of Neural Engineering, 2014, 11: 036004.

[34] Zhang Y, Zhou G, Jin J, et al. Aggregation of sparse linear discriminant analyses for event-related potential classification in brain-computer interface [J]. International Journal of Neural Systems, 2014, 24: 1450003.

[35] Pires G, Nunes U, Castelo-Branco M. Comparison of a row-column speller vs. a novel lateral single-character speller: Assessment of BCI for severe motor disabled patients [J]. Clinical Neurophysiology, 2012, 123: 1168-1181.

[36] Choi D, Nishimura T, Motoi M, et al. Effect of empathy trait on attention to various facial expressions: Evidence from N170 and late positive potential (LPP) [J]. Journal of Physiological Anthropology, 2014, 33: 18.

[37] Gill P, Woolley S M N, Fremouw T, et al. What's that sound? auditory area CLM encodes stimulus surprise, not intensity or intensity changes [J]. Journal of Neurophysiology, 2008, 99: 2809-2820.

[38] Catani M, Jones D K, Ffytche D H. Perisylvian language networks of the human brain [J]. Annals of Neurology, 2005, 57: 8-16.

[39] Apostolova L G, Lu P, Rogers S, et al. 3D mapping of language networks in clinical and pre-clinical Alzheimer's disease [J]. Brain & Language, 2008, 104: 33-41.

[40] Bai O, Mari Z, Vorbach S, et al. Asymmetric spatiotemporal patterns of event-related desynchronization preceding voluntary sequential finger movements: A high-resolution EEG study [J]. Clinical Neurophysiology, 2005, 116: 1213-1221.

[41] Severens M, Farquhar J, Duysens J, et al. A multi-signature brain-computer interface: Use of transient and steady-state responses [J]. Journal of Neural Engineering, 2013, 10: 026005.

[42] Nambu I, Ebisawa M, Kogure M, et al. Estimating the intended sound direction of the user: Toward an auditory brain-computer interface using out-of-head sound localization [J]. PLoS One, 2013, 8: e57174.

[43] Li Y, Pan J, Wang F, et al. A hybrid BCI system combining P300 and SSVEP and its application to wheelchair control [J]. IEEE Transactions on Biomedical Engineering, 2013, 60: 3156-3166.

[44] Li J, Ji H, Cao L, et al. Evaluation and application of a hybrid brain computer interface for real wheelchair parallel control with multi-degree of freedom [J]. International Journal of Neural Systems, 2014, 24: 1450014.

[45] Rebsamen B, Guan C, Zhang H, et al. A brain controlled wheelchair to navigate in familiar environments [J]. IEEE Transactions on Neural Systems and Rehabilitation Engineering, 2010, 18: 590-598.

[46] Long J, Li Y, Yu T, et al. Target selection with hybrid feature for BCI-based 2-D cursor control [J]. IEEE Transactions on Biomedical Engineering, 2012, 59: 132-140.

第 6 章 基于 P300 和 SSVEP 的时频特征融合决策机制

随着 P300-BCI 技术研究的不断深入，P300-BCI 拼写器的通信速率已经有了较大的提高。然而，由于单次 P300 特征电位的识别准确率较低，P300-BCI 拼写器仍需要通过多次循环刺激，采用对 P300 的特征得分取加权平均值的方式才能达到稳定可靠的字符拼写效果。为了提高 BCI 拼写器的准确率，本章将 SSVEP 特征引入传统的 P300-BCI 拼写器范式中，提出一种基于 P300 和 SSVEP 的混合 BCI 方法。

6.1 引　　言

BCI 拼写器具有重要的理论价值和广泛的应用前景，目前已经成为 BCI 领域重要的研究内容之一。至今，P300、SSVEP、MI 等几种特征电位已经被用于 BCI 拼写器的研究中。其中，MI-BCI 可提供的选项数不足、准确率不高，并需要对被试进行大量的训练，在 BCI 拼写器的研究中并未得到推广[1]。此外，SSVEP-BCI 同样受可选目标数的制约。正如本书第 3 章和文献[2]所示，SSVEP-BCI 通常需要通过多步选择机制才能达到 BCI 拼写器对可选目标数的要求。如第 1 章的介绍可知，P300-BCI 拼写器以 ERP 成分中最重要的 P300 波而得名，是 P300-BCI 研究中最重要的系统范式。

为了尽快实现 P300-BCI 拼写器由实验室研究状态向实际应用的转化，学者们在提高通信效率方面进行了大量的理论研究和优化设计，主要包括以下四个方面。

(1) 视觉刺激范式。P300-BCI 拼写器视觉刺激范式的设计普遍采用了通过增加标准状态和刺激状态“oddball”差异的方式，来诱发更显著的 ERP 特征电位，进而提高字符识别的准确率。Takano 等通过同时改变刺激状态亮度和颜色的方式提高了拼写器通信速率[3]。Salvaris 等发现采用将背景颜色设成白色，字符亮度减弱的反向刺激模式可以提高拼写准确率[4]。Kaufmann 等发现，以人脸刺激代替字符闪烁的方式可以实现单次 ERP 识别率的显著提高[5]。该方法在后续研究中得到了证实和进一步推广[6-8]。除闪烁刺激外，学者们发现通过刺激物的翻转[9]、平移[10]、放大[11]等方式，都可以使 ERP 的某些特征成分增强，提高系统性能。

(2) 刺激编码。针对传统 RC 范式中，被试对连续两个刺激事件“不应期”[12-14]和字符之间“相邻干扰”[15-17]等问题，学者们对 P300-BCI 拼写器的刺激编码进行了改进和优化设计。Guan 等提出了一种单选项(single cell, SC)闪烁范式[18]。该范式明显提高了单刺激轮次字符识别的准确率。Townsend 等采用将 8×9 的字符矩阵分成两个 6×6 矩阵重新进行刺激编码的方式，提出了一种跳棋棋盘(checker board, CB)拼写范式，相比于 RC 编码方式，该范式有效提高了系统性能[15]。由于不同选项数对应的最优刺激编码长度不同，Zhou 等提出了一种变维(variable dimensions, VD)编码方式，针对不同通信控制任务的需要，为选项数不同规格的 P300-BCI 拼写器提供了一种通用的刺激编码方法[19]。

(3) 刺激时间控制。P300-BCI 拼写器的刺激时间控制参数主要包括连续刺激事件时间间隔(stimulus onset asynchrony, SOA)和刺激循环次数(刺激轮次)。其中，SOA 由刺激持续(stimulus duration, SD)时间和刺激间隔(inter-stimulus interval, ISI)时间组成。这些参数直接与字符拼写的速度和准确率有关。文献[20]、[21]的研究结果表明，针对被试个体差异选择最优的 SOA 可以起到优化系统性能的作用。最优刺激轮次选择在 P300-BCI 拼写器的刺激时间控制优化设计中研究最为广泛，主要有固定和动态两种优化方法。其中，固定优化方法是系统通过离线训练求出最优的刺激轮次数，用于在线实验，是最常用的优化方法；动态优化方法则是基于离线数据训练出一个阈值，当 ERP 特征得分超过这个阈值时，P300-BCI 拼写器停止刺激，并输出拼写结果。由于动态优化方法的字符拼写速度具有随被试状态变化的在线适应能力，可以进一步提高系统性能[22-25]。

(4) 分类算法。P300-BCI 拼写器中的目标识别的基本原理是对目标与非目标两类 ERP 特征电位的判别问题。在模式识别领域有线性和非线性两类分类算法[26,27]，由于 P300-BCI 拼写器对分类算法实时性和泛化性的要求，线性方法通常可以达到更加稳定有效的分类性能。应用于 P300-BCI 拼写器的线性分类方法主要有线性判别分析和基于 LDA 的改进算法，如 SWLDA (stepwise LDA)[28,29]、SKLDA (shrinkage LDA)[30]、BLDA[31]，以及由 Zhang 等最近提出的 ASLDA (aggregation of sparse LDA)[32]。其中，SWLDA 方法由于具有简单、快速的特点和对小样本分类问题的有效性等优点，已经成为 P300-BCI 拼写器中应用最为广泛的分类算法[26]。

虽然目前 P300-BCI 拼写器的系统性能已经得到了较大的提高，但是由于 ERP 特征电位信号较弱，而且容易受到背景噪声的干扰，即使采用多次循环刺激(多刺激轮次选择)、降低拼写速度的方法，P300-BCI 拼写器仍然常常出现错误。为了突破当前瓶颈，进一步提高系统性能，一种有效的方式就是引入另一种特征电位信息，增加目标选项与非目标选项之间的差异。

由第 1 章的介绍可知，SSVEP 是一种由特定频率视觉刺激诱发的周期响应信号，可以从人脑的视觉皮层检测得到[33]。SSVEP 是 EEG 特征电位中能与 ERP 结合的最好对象，可以引入 P300-BCI 拼写器中。其具体原因如下：①P300 和 SSVEP 都可由视觉刺激诱发产生，这样使被试可以只通过注视视觉刺激就能完成字符拼写；②SSVEP 的诱发不需要主动认知任务，这样不会给被试增添额外的精神负担；③P300 和 SSVEP 特征位于不同的特征空间(P300 为时域信号，SSVEP 为频域信号)，而且这两种 EEG 特征电位有很强的独立性，可以在准确率没有较大折中的前提下被检测到。此外，Panicker 等成功设计了一种基于单频率 SSVEP 和 P300 的异步拼写系统，进一步证实了 SSVEP 引入到 P300-BCI 拼写器的可行性[34]。

本章将多频率的 SSVEP 特征信息引入 P300-BCI 拼写器中，提出一种新型的混合 BCI 拼写范式。首先，由于 SSVEP 刺激频率的数量受电脑显示器的刷新频率等因素的限制[35]，在周期闪烁刺激的设计中，只使用了 6 个频率，并将其错位叠加在基于 RC 编码的 P300 刺激机制之上。这样便可以将字符的定位信息由二维扩展到三维空间，用来增加目标字符与非目标之间的差异信息。此外，考虑到不同的 EEG 特征的可靠性和量级不同，设计一种简单的融合策略来估计不同特征的最优权重，并用其建立一种基于 P300 和 SSVEP 的三维时频特征融合决策机制。

6.2　方法与材料

6.2.1　混合刺激机制设计

如图 6.1 所示，本章所提出的混合刺激机制由随机闪烁和周期闪烁两部分构成。其中，周期闪烁刺激通过叠加在字符上的白色矩形在黑色的屏幕背景下，按不同频率闪烁实现。为了降低多频率刺激设计的难度，仅使用了 6 个频率，分别为 8.18Hz、8.97Hz、9.98Hz、11.23Hz、12.85Hz 和 14.99Hz。如图 6.1(a)所示，采用按照行或者列错位叠放的方式设置了不同频率周期刺激的位置。这样的设置保证了 SSVEP 特征与 P300-BCI 拼写器的行和列特征处于不同维度，从而可以为目标字符提供第三维的信息。为了便于与周期闪烁刺激区别，按照伪随机编码，采用十字形亮片出现或消失来实现随机闪烁刺激。之后，将图 6.1(b)的随机闪烁叠加到图 6.1(a)的周期闪烁之上。这样，被试就可以清晰、直接地同时辨别出两种刺激。基于上述阐述可知，目标字符将由 P300 提供的行、列特征和 SSVEP 的频率特征组成的三维时频特征来共同识别得到。

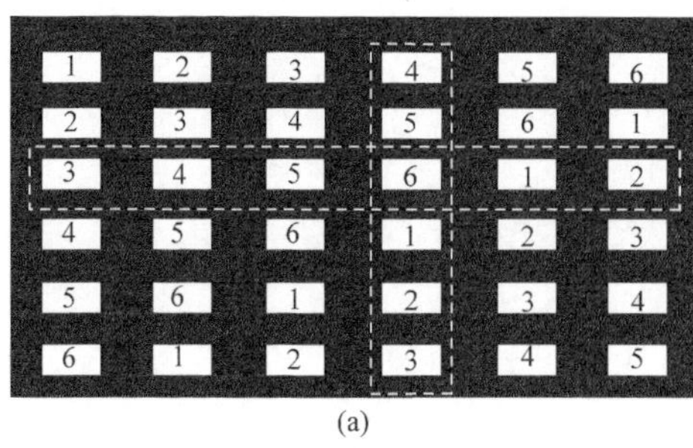

(a)

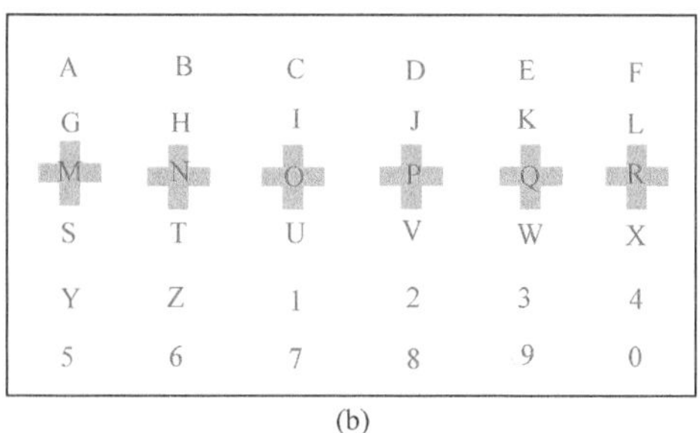

(b)

图 6.1　混合刺激机制原理说明

(a)中白色矩形上的数字代表了不同频率的编号，虚线用于说明没有重复频率出现在同行或同列处，SSVEP 特性信息处于行列之外的第三维；(b)矩阵的字符按照行列随机闪烁

6.2.2　实验流程

1. 被试

12 名健康被试(5 名女性和 7 名男性，年龄在 21～29 岁，平均年龄 26.3 岁)参加相关实验。所有被试视力正常或者矫正后正常。其中，只有 2 名被试之前参加过 P300 相关实验，其他被试均为初次参加 BCI 的相关实验。所有被试均签署了参照《赫尔辛基宣言》标准的被试知情书。在 EEG 信号采集实验开始之前，研究人员将实验的研究目的和实验任务向被试进行了详细的解释。

2. 数据采集

在本实验中，EEG 信号的采集使用了 Brain Products GmbH 脑电放大器和 actiCAP 主动电极。如图 6.2 所示，按照扩展的 64 导国际 10-20 标准，将电极位置设置在 Fz、Cz、Pz、P3、P4、Oz、O1、O2、PO7 和 PO8 处。此外，将 TP10 设置为参考电极，AFz 为接地电极。其中，Fz、Cz、Pz、P3、P4 和 Oz 用于 P300 信号的检测；Oz、O1、O2、POz、PO7 和 PO8 用于 SSVEP 信号的检测。在数据采集开始之前，每个电极的电阻值均需要低于 10kΩ。EEG 信号的采样频率为 250Hz。为了除去工频干扰，使用了一个 50 Hz 陷波滤波器对 EEG 信号进行了预处理。

3. 实验过程

实验在一个常规的实验室中进行。被试坐在一个舒适的椅子上，距离一台 27in LED 显示器大约 100cm。LED 显示器的刷新频率为 60Hz，屏幕分辨率为 1680×1080 像素。在实验开始之前，实验目的和实验任务均向被试解释清楚，并运行拼写器程序，用于被试熟悉实验过程。

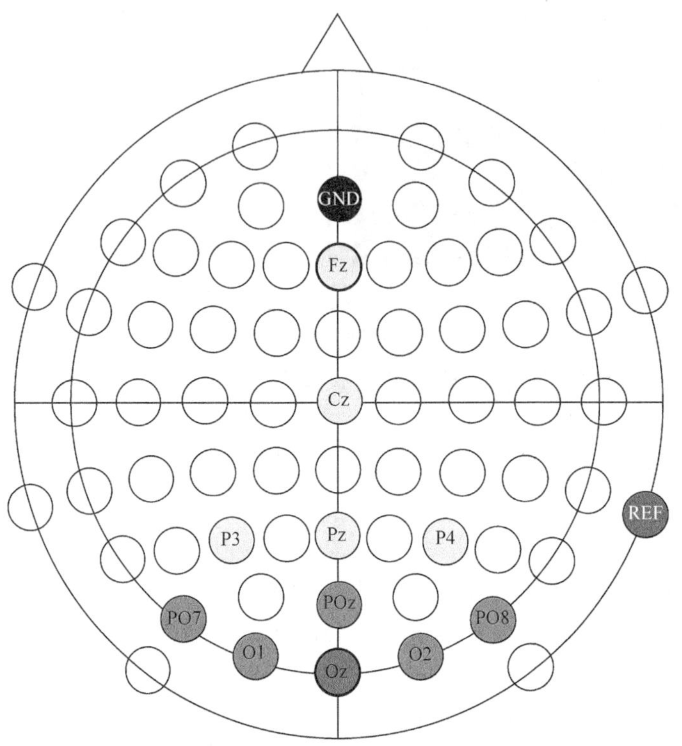

图 6.2　本实验电极配置示意图

每名被试需要在连续的两天之内参加 3 次实验，即 24 个组次的实验。为了避免被试疲劳，在每个组次结束之后，将会给被试提供 5min 的休息时间。在每一个组次中，被试需要输入 14 个字符。其中，SOA 设置为 240ms，即在两次随机闪烁之间，每个字符亮 120ms 之后延时 120 ms。另外，两次字符选择之间将设有 2s 的时间延时，用于提供系统输出反馈和为被试留有定位下一个目标字符的时间。实验的具体过程解释如下。

(1) 在 P300 条件下，移除 SSVEP 刺激，系统只采用随机闪烁的十字形亮片来实现 P300 刺激(图 6.1(b))。在实验过程中，被试需要在注视目标字符的同时，心里默数该字符被点亮的次数。开始的 3 个组次(a1～a3)用于训练 P300 分类器，用于对接下来的 3 个组次(a4～a6)的数据进行离线分析。在训练和测试过程中，每个字符的选择将执行 8 个刺激轮次的刺激。最后的 3 个组次(a7～a9)用于单刺激轮次的在线字符拼写。

(2) 在 SSVEP 条件下，移除 P300 刺激，系统只采用白色矩形的周期闪烁来完成 SSVEP 刺激(图 6.1(a))。在 SSVEP 信号处理之后，系统输出目标字符所对应的频率编号。开始的 3 个组次(b1～b3)用于计算通道的权重，接下来的 3 个组次

(b4～b6)用于离线分析。在此实验过程中，每个字符的选择时间与 P300 条件下 8 个刺激轮次的时间相等。

(3) 在混合刺激条件下，系统施加 P300 和 SSVEP 刺激。开始的 3 个组次(c1～c3)用于收集数据，训练系统参数(P300 分类器，SSVEP 通道权重和特征融合参数)。接下来的 3 个组次(c4～c6)用于离线分析。在这 6 个组次中，字符的选择时间为 8 个刺激轮次。最后的 3 个组次(c7～c9)用于基于混合决策的单刺激轮次在线实验。

如图 6.3 所示，本实验的研究目的是通过在线结果对比和离线分析，证实所提出的混合 BCI 范式的优越性和分析性能提升原因。其中，单刺激轮次的在线实验用于混合 BCI 范式和 P300-BCI 拼写器的在线拼写性能对比。在离线分析过程中，混合刺激和单独刺激(P300 或 SSVEP 刺激)条件下 P300 和 SSVEP 的分类准确率用于说明混合刺激的可用性；基于相同数据的 P300 和混合决策的分析结果对比用于验证数据融合方法的有效性。

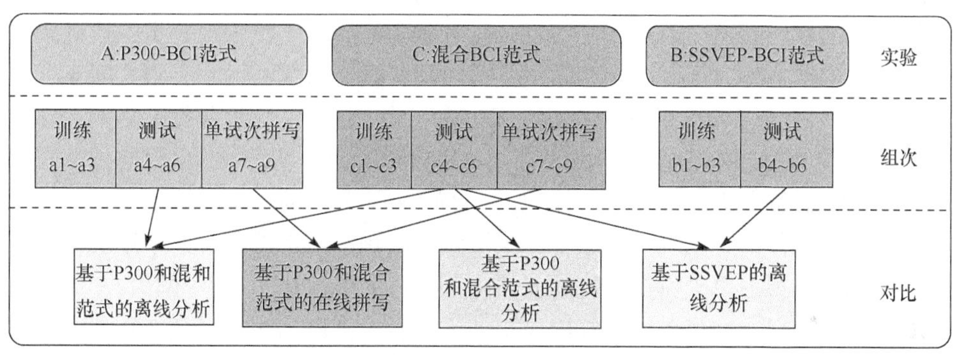

图 6.3　实验过程与组织形式

6.2.3　信号处理

如图 6.4 所示，在所提出的混合 BCI 方法中，首先分别对 P300 和 SSVEP 进行信号处理，计算每个字符对应 P300 和 SSVEP 特征响应的得分。之后，通过融合决策机制对由 P300 和 SSVEP 组成的三维时频特征得分进行融合，计算每个字符混合特征值。最后，通过求解混合特征最大值所对应的坐标，确定目标字符。信号处理原理的详情如下。

1. P300 信号处理过程

在对 EEG 信号特征提取之前，首先进行了 0.1～45Hz 高通滤波，用于去信号漂移。接下来，截取每次随机闪烁开始时刻之后 800ms 的数据(200 个点)用于 ERP 的特征提取。由于数据的高采样率和 ERP 响应信息位于低频段的特点，对数据进行从 250Hz 到 25Hz 的降采样处理。

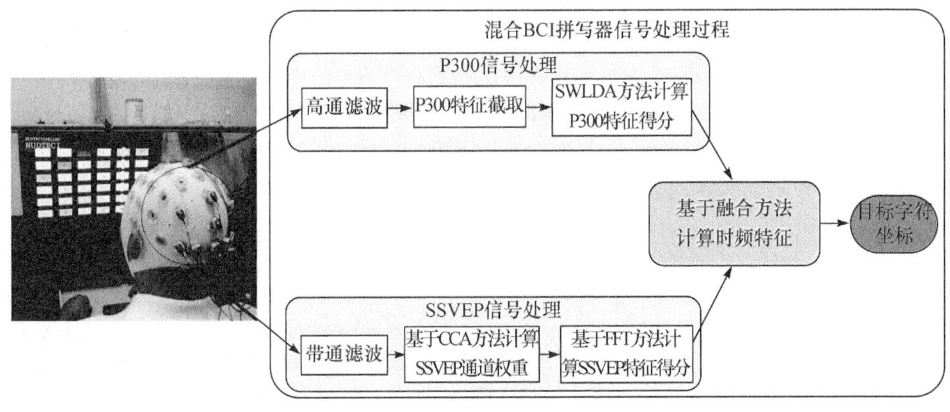

图 6.4　混合 BCI 的信号处理框架

在 P300-BCI 拼写器的研究中，分类器的训练是为了寻找一个最优的特征向量。该特征向量的每一个点为一个特征值，表示了相应时空位置对分类的贡献率。由于受到数据采集时间的限制，通过字符拼写实验所采集的样本有限。对于这种小样本问题，LDA 常会受部分“坏训练样本”的干扰，这导致分类准确率下降或不稳定。SWLDA 是 LDA 的一种改进，在分类器的训练过程中，可以通过迭代的方式对分类器特征进行筛选。具体地说，SWLDA 分类器训练开始于空特征集。在每次迭代过程中，系统通过最小二乘回归算法预测样本类别，并采用统计检验方法计算分类器中每个特征对应的 p 值。算法中设有 p_+ 和 p_- 两个阈值，p 值越小表明显著性越高。如果备选特征中最小的 $p < p_+$，则添加该特征到特征集中；如果当前特征集中最大的 $p > p_-$，则移除该特征。当算法迭代至所设置的最大特征数 S，或者不再有特征的添加和移除时，程序自动停止，并输出由该特征集组成的向量，即 P300 分类器。由于 SWLDA 方法移除了对分类贡献率低的特征，在对小样本集分类时，分类准确率相对于其他算法更加稳定，这使其在 P300-BCI 拼写器的研究中成为最流行的分类算法[32,29]。

基于上述分析，采用 SWLDA 方法计算 P300 特征响应值，并将参数设置为 $p_+ < 0.1$，$p_- > 0.15$，最大特征数 $S = 60$。在线实验过程中，P300 的特征响应值可表示为

$$Y_{ij}^{\mathrm{P300}} = w^{\mathrm{T}} X_{ij}^{\mathrm{P300}} \tag{6.1}$$

其中，i 和 j 分别为刺激轮次数和刺激编码；列向量 w 为 SWLDA 分类器。分类器的长度为 6×200 (6 个通道乘以 200 个采样点)。为了计算 P300 特征响应的得分，经过特征提取出来的每段 EEG 数据均被变换为与 w 长度相同的行向量(X^{P300})。接下来，计算 P300-BCI 拼写器每个刺激编码所对应的平均特征值：

$$\text{Score}_j^{\text{P300}} = \frac{1}{K}\sum_{i=1}^{K} Y_{ij}^{\text{P300}} \tag{6.2}$$

其中，K 为刺激轮次的总数。在经过 SWLDA 分类后，P300 特征值按照编码 1～6 和 7～12 被分成两组，分别对应 P300 的行特征 $\text{Score}^{\text{P300-row}}$ 和列特征 $\text{Score}^{\text{P300-column}}$。

2. SSVEP 信号处理过程

为了提高 SNR，首先对 SSVEP 通道的数据进行了 4～35Hz 的带通滤波处理。在以往的研究中，SSVEP-BCI 的目标识别只是通过简单的功率谱估计的方法(power spectral density，PSD)对单通道的 EEG 数据进行频谱特征分析[36]。由此发现，采用多通道的系统设置不但能达到更好和更稳定的拼写性能，而且可以使系统具有更好的通用性。由第 3 章的阐述可知，CCA 方法是一种用于计算两组多维变量相关性的有效方法[37-39]。在本章对 SSVEP 的信号处理中，将 CCA 方法当作一个空域滤波器，用于计算 EEG 数据各通道的权重。

如公式(3.1)所示，首先对在频率f处的方波周期刺激信号进行了傅里叶分解，得到 X_f。在 CCA 方法中，为了求得 X_f 和多通道 EEG 数据 Y^{SSVEP} 的最大相关性，可以通过公式变换得到

$$x_f = w_{x_f}^{\text{T}} X_f \tag{6.3}$$

$$y^{\text{SSVEP}} = w_y^{\text{T}} Y^{\text{SSVEP}} \tag{6.4}$$

其中，x_f 和 y^{SSVEP} 为相关性变量；而 w_{x_f} 和 w_y 分别为 X_f 和 Y^{SSVEP} 的权重。另外，w_y 的绝对值越大，它对 CCA 常数的贡献就越大，而且，w_y 也代表了每个通道对 SSVEP 响应的贡献大小。所以，可以用 w_y 来表示通道的权重。每名被试对应的 SSVEP 通道权重由训练数据求得，可表示为

$$W_c = \frac{1}{n}\sum_{i=1}^{n}\left|w_y^i\right| \tag{6.5}$$

其中，w_y^i 为由第 i 个字符对应的数据计算得到的权值；n 为训练数据中的字符总数。

图 6.5 为被试的 SSVEP 通道(Pz、Oz、P7、P8、PO7 和 PO8)的权值分布情况。由 SSVEP 通道在被试枕部权值的分布情况可知，不同被试的 SSVEP 特征响应强度在空间上具有较大差别。这里，通过对多通道数据 Y^{SSVEP} 滤波得到单通道数据，该过程可表示为

$$x^{\text{SSVEP}} = (Y^{\text{SSVEP}})^{\text{T}} W_c \tag{6.6}$$

最后，采用 FFT 方法对 x^{SSVEP} 进行能量谱估计，在刺激频率附近最大的 PSD 值被定义为 SSVEP 的特征响应值。所以，有

$$\mathrm{Score}_j^{\mathrm{SSVEP}} = \max_{f_j}([P(f)]_{f_j \pm \sigma}) \tag{6.7}$$

其中，P 为 x^{SSVEP} 的 PSD 值；f 为刺激频率；j 为刺激频率的编号；σ 被设定为 0.2Hz，表示刺激频率的窄带带宽。

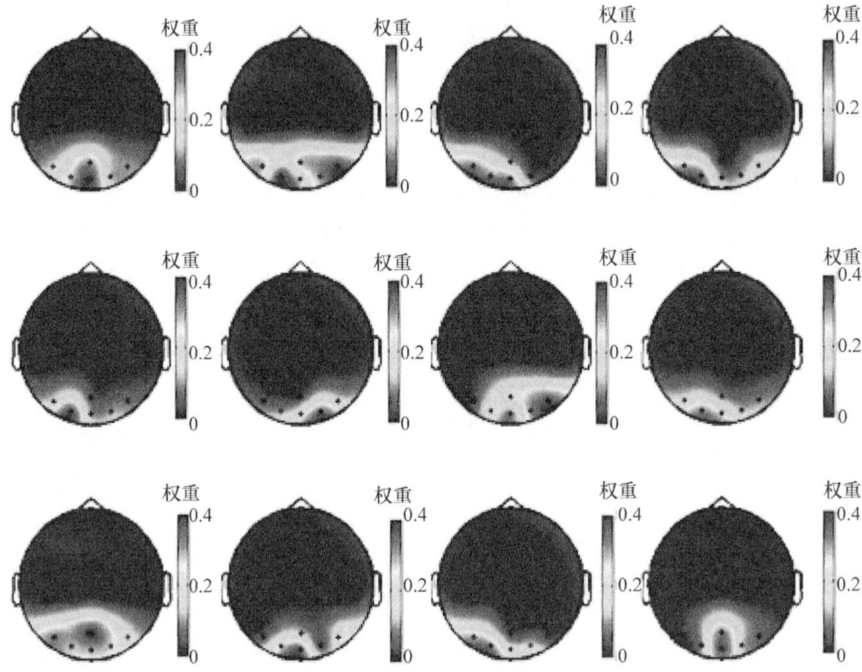

图 6.5　被试的 SSVEP 通道权重分布脑地形图

3. 融合决策机制

现有的融合方法多种多样，大体可分为两类[40]：①基于规则的方法，如乘积、加和、最大值、最小值、折中和投票等规则；②基于概率的方法，如 Bayes 分类器、Neyman-Pearson 规则等。针对 P300 和 SSVEP 两种模态特征的识别可靠性和量级上存在的差异，对这两种特征采用权重加和的方法来设计融合策略。

在假设所有输入可用的前提下，将融合模型设计成一个线性判别式方程。在该方法中，目标字符由 P300-行特征、P300-列特征和 SSVEP 特征构成的三维时频特征求解得到。故有

$$\mathrm{Score}_{i,j}^{\mathrm{fusion}} = v_1 \mathrm{Score}_i^{\mathrm{P300\text{-}row}} + v_2 \mathrm{Score}_j^{\mathrm{P300\text{-}column}} + w_2 \mathrm{Score}_k^{\mathrm{SSVEP}} \tag{6.8}$$

其中，i 和 j 为字符坐标；k 为坐标为(i,j)的字符的频率编号。另外，v_1、v_2 和 w_2

分别代表三种特征的权值。由于 $\text{Score}^{\text{P300-row}}$ 和 $\text{Score}^{\text{P300-column}}$ 均来自 P300 特征响应，产生条件相同，所以可将公式(6.8)变换为

$$\text{Score}_{i,j}^{\text{fusion}} = w_1\text{Score}_{i,j}^{\text{P300}} + w_2\text{Score}_{k}^{\text{SSVEP}} \tag{6.9}$$

接下来，将该融合问题转化为二分类问题，并定义超平面：

$$g(x) = wx - b = 0 \tag{6.10}$$

其中，x 为混合特征向量，可表示为 $\begin{bmatrix}\text{Score}^{\text{P300}} \\ \text{Score}^{\text{SSVEP}}\end{bmatrix}$；$w$ 为特征权值，表示为 $[w_1 w_2]$；b 为偏差范围。在对训练数据加上目标与非目标的标签后，仍然用 SWLDA 分类器来估计最优权值 w。最后，目标字符可由时频特征值最大值求得，可表示为

$$\text{Target} = \underset{i,j\in[1,2,\cdots,6]}{\text{argmax}}\left(\text{Score}_{i,j}^{\text{fusion}}\right) \tag{6.11}$$

6.3 实验结果

6.3.1 在线性能

为了验证所提出的混合 BCI 方法的有效性，通过在线字符拼写实验对比了混合 BCI 与 P300-BCI 拼写器的准确率和 ITR。此外，利用双样本 t-检验对系统性能指标差异的显著性进行了评估。如表 6.1 所示，单刺激轮次的在线实验结果表明所提出的混合 BCI 相比于 P300-BCI 拼写器的性能有了显著提高。其中，平均准确率由 68.65%增长到了 93.85%(p<0.001)，平均 ITR 值从 33.78bit/min 增长到了 56.44bit/min，增长了 67.08% (p<0.001)。更重要的是，12 名被试中 5 名被试的 ITR 值达到了 63.56bit/min，准确率 100%。此外，准确率的标准差由 16.33%下降到 7.49%，ITR 的标准差由 12.14bit/min 下降到了 8.19bit/min，这表明所提出的混合 BCI 相比于 P300-BCI 拼写器性能更加稳定。

表 6.1　混合 BCI 与 P300-BCI 拼写器的准确率和 ITR 对比

被试	准确率/%		ITR/(bit/min)	
	混合 BCI	P300-BCI 拼写器	混合 BCI	P300-BCI 拼写器
S1	100.00	85.71	63.56	47.28
S2	80.95	52.38	42.91	21.26
S3	100.00	88.10	63.56	49.59
S4	90.48	42.86	51.98	15.42
S5	85.71	59.52	47.28	26.06
S6	100.00	76.20	63.56	38.82

续表

被试	准确率/%		ITR/(bit/min)	
	混合 BCI	P300-BCI 拼写器	混合 BCI	P300-BCI 拼写器
S7	97.62	73.81	60.07	36.85
S8	95.24	69.05	57.17	33.07
S9	100.00	83.33	63.56	45.06
S10	80.95	40.48	42.91	14.06
S11	100.00	71.43	63.56	34.94
S12	95.24	80.95	57.17	42.91
平均值	93.85	68.65	56.44	33.78
标准差	7.49	16.33	8.19	12.14

6.3.2　离线分析

为了进一步检验本书所提出的混合 BCI 拼写器性能的优越性，本节采用混合刺激条件下的实验数据对混合 BCI 和 P300 方法的系统性能进行了离线分析。如图 6.6 所示，结果表明所提出的融合决策机制的平均准确率和 ITR 在所有刺激轮次上均明显高于基于 P300 信号处理方法的准确率和 ITR。为了达到有效的字符拼写，字符拼写准确率通常需要高于 70%[41]。如图 6.6(a)中代表每个刺激轮次所对应的最大、最小准确率的误差棒所示，参加实验的所有被试采用融合决策机制的准确率均高于 70%。这表明本书所提出的混合 BCI 方法可以有效减少人群中“BCI 盲”所占的比例，扩展 BCI 系统的通用性和有效性。此外，如图 6.6 中虚线所示，采用融合决策机制求得的准确率和 ITR 的标准差一致小于基于 P300 信号处理方法的标准差，这表明本书所提出的混合 BCI 方法相比于 P300-BCI 拼写器系统更加稳定。

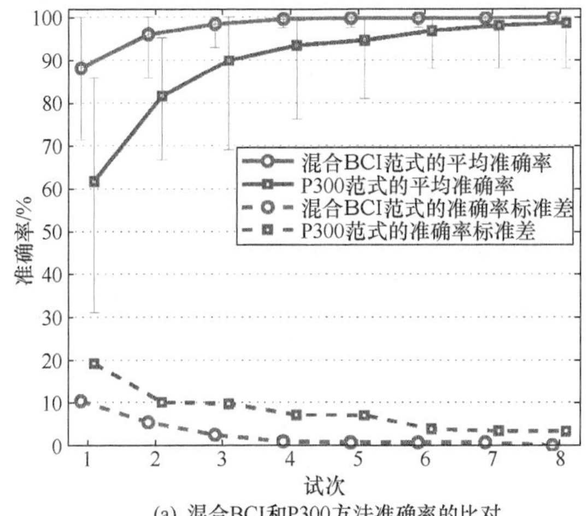

(a) 混合BCI和P300方法准确率的比对

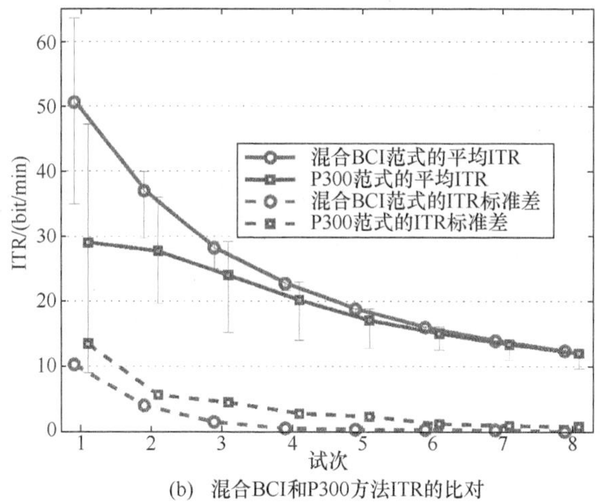

(b) 混合BCI和P300方法ITR的比对

图 6.6　融合决策机制与 P300 方法的离线性能对比

准确率和 ITR 通过混合刺激条件下的相同数据离线分析求得

为了验证本章所提出的基于 P300 和 SSVEP 的混合刺激机制的可行性，对混合刺激和单模态刺激条件下的 P300 和 SSVEP 准确率进行了对比(图 6.7)。分析结果表明，在混合刺激和单模态刺激条件下 P300 的准确率没有明显的变化(图 6.7(a))；混合刺激条件下的 SSVEP 的准确率在每次循环刺激下都比 SSVEP 单模态刺激的准确率高(图 6.7(b))。此外，如图 6.7 中 t-检验的 p 值所示，除混合刺激条件下 SSVEP 的准确率在第 7 个刺激轮次明显高于单模态刺激条件下 SSVEP 的准确率以外，两种刺激条件下 P300 和 SSVEP 的准确率没有明显不同。以上结果表明 P300 和 SSVEP 刺激在该混合 BCI 范式中的同时使用是有效的，不会造成准确率的折中。

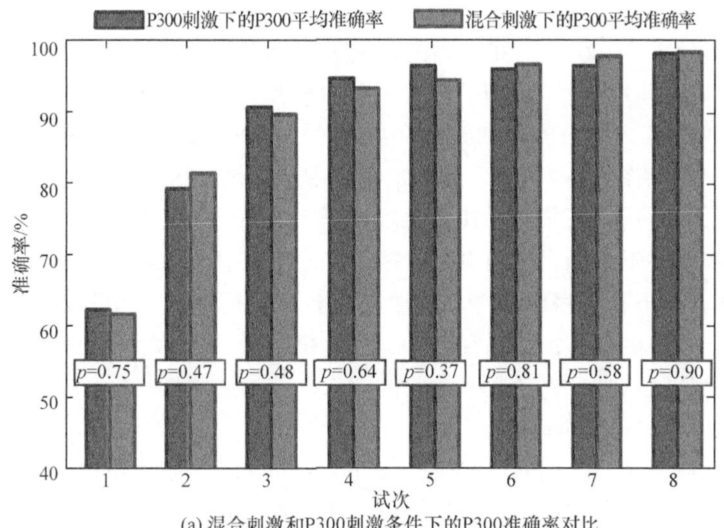

(a) 混合刺激和P300刺激条件下的P300准确率对比

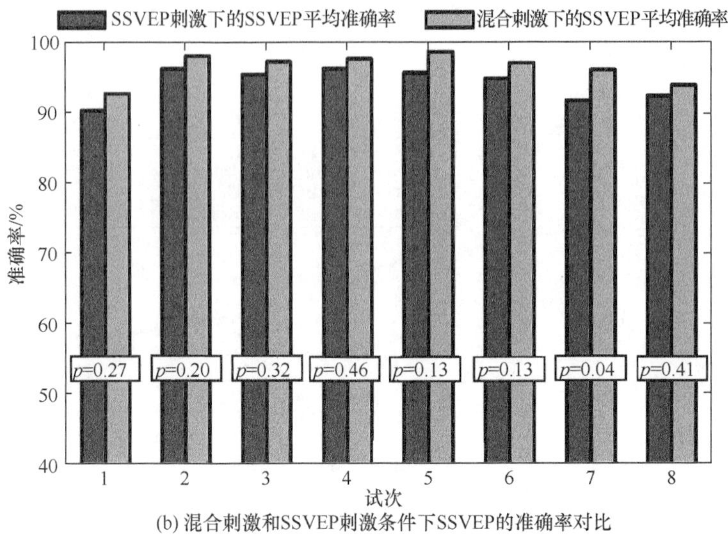

(b) 混合刺激和SSVEP刺激条件下SSVEP的准确率对比

图 6.7 混合刺激和单模态刺激条件下 P300 和 SSVEP 的准确率对比

此时，P300 和 SSVEP 准确率分别由相应的信号处理算法求得

6.4 结果分析与讨论

6.4.1 SSVEP 特征引入的作用分析

为了更好地理解 SSVEP 特征的引入对提高 P300-BCI 拼写器的准确率的作用机理，本节结合 P300-BCI 拼写器的错误统计结果和本章所提出的混合 BCI 范式进行进一步的分析。

虽然近年来 P300-BCI 拼写器的通信效率已有了较大的提升，然而即使在多轮次的条件下仍存在一定数量的错误输出。学者们经过多次对实验数据的分析，发现基于 RC 范式的 P300-BCI 拼写器的绝大多数错误发生在目标字符的同行或者同列处[15,42,43](图 6.8)。此外，利用本实验中 6 名被试(S1～S6)所有包含 P300 随机闪烁刺激的实验数据，基于 10-fold 交叉检验离线分析方法，统计了单刺激轮次识别的错误状态下，伪目标与真实目标 P300 特征得分的对比结果。如图 6.9 所示，在错误状态下真实目标的得分通常仅小于伪目标得分，大于其他非目标得分。基于上述分析推测可知，如果在 P300-BCI 拼写器中目标字符的同行或者同列处引入额外的特征信息，将会起到校验的效果，并通过增加目标与非目标得分的差异，实现准确率的进一步提升。

基于上述考虑，在引入 SSVEP 特征的同时采用了频率错位叠放的刺激编排方式。如图 6.1(a)所示，混合 BCI 拼写器的字符矩阵中任意一个字符的同行和同列上都没有与之相同的频率，这样的设计达到了增加同行和同列字符间可分信息的效果。

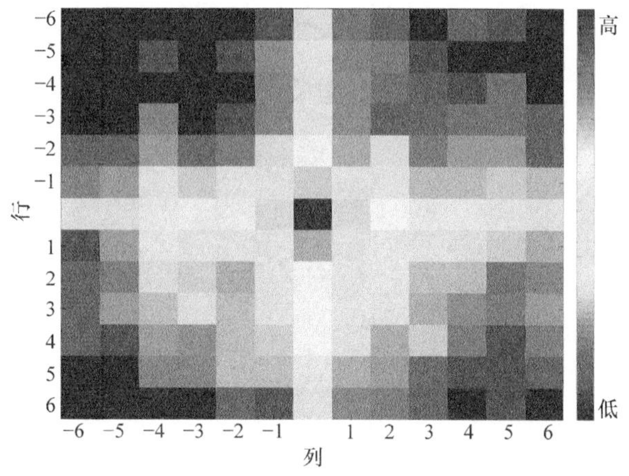

图 6.8 基于 RC 范式的 P300-BCI 拼写器中拼写错误与目标的相对位置统计[43]

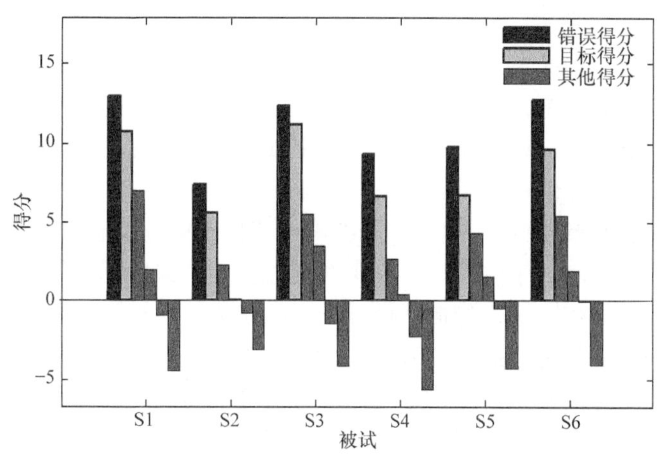

图 6.9 P300 单刺激轮次识别的错误状态下伪目标与真实目标得分的对比

由于在引入 SSVEP 特征之后，目标字符将由 P300-行特征、P300-列特征和 SSVEP 特征组成的时频特征确定，所以将字符坐标扩展到三维空间，提出了一种新的表示方法(图 6.10)。如图 6.10 所示，三维空间相比于二维平面字符之间的距离明显增大。所以，系统性能提升的原因应该是 SSVEP 成分的引入为目标识别提供了更多补充信息。基于融合决策机制和 P300 信号处理方法的实验结果也证实了这种推测(图 6.6)。同时，本书所设计的混合刺激机制在同时诱发两种特征信号的同时，并没有引起各自的准确率下降(图 6.7)。综上分析可知，本书所提出的混合 BCI 相比于 P300-BCI 拼写器能够达到更好、更稳定的系统性能。

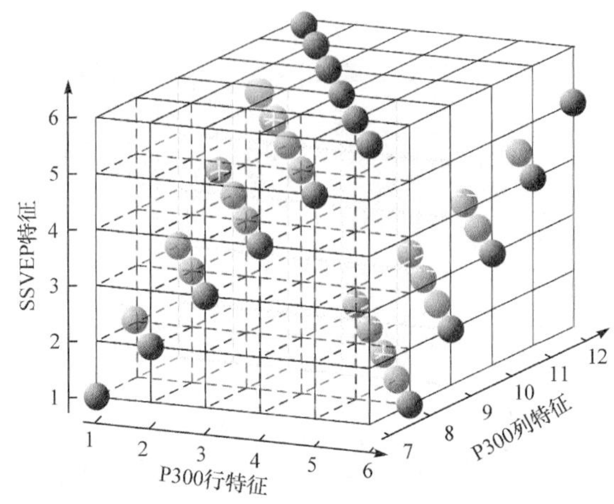

图 6.10　混合 BCI 拼写器中字符的三维坐标表示

6.4.2　被试状态变化对系统性能的影响

通过表 6.1 和图 6.6 的对比，发现单刺激轮次条件下混合 BCI 的准确率(93.85%)明显高于离线分析结果中第一个刺激轮次的准确率(88.10%)。这种现象产生的原因可能是快速的信息反馈会使被试的大脑更加活跃，注意力更加集中于所关注的字符，进而提高了 P300 和 SSVEP 的特征响应强度[44]。

此外，混合刺激条件下 SSVEP 的准确率相比于单模态刺激条件下 SSVEP 的准确率有了一定的增长(图 6.7(b))。在某种程度上说，这种现象的原因是随机闪烁使得被试的注意力被分散，降低了被试的视觉疲劳，这样反而导致被试能够更集中注意力在周期闪烁上。这个结果与文献[45]的结论一致，即被试在控制 BCI 系统时，如果受到被动刺激的干扰，反而很可能会提高系统的性能。该发现增添了人们对基于多种特征电位的混合 BCI 方法研究的信心。

6.5　本 章 小 结

本章将 SSVEP 特征引入 P300-BCI 拼写器中，提出了一种新型的混合 BCI 方法。该方法设计了一种由随机闪烁和周期闪烁构成的混合刺激机制。为了达到更加准确、稳定的拼写效果，基于由 P300 和 SSVEP 构成的三维时频特征，提出了一种融合决策机制。所提出的混合 BCI 拼写器中的目标字符由三维时频信号的融合结果识别得到。

虽然 P300-BCI 拼写器已经被广泛研究，并且在多刺激轮次的条件下能达到较高的准确率，但是单刺激轮次的字符拼写仍然很具挑战。目前还没有在此条件下准确率超过 89%的先例[8]。在本章的研究中，12 名被试参加了实验，实验结果表明，本书的混合 BCI 单刺激轮次在线拼写准确率达到了 93.85%。所提出的将 SSVEP 引入到 P300-BCI 拼写器用于提高系统通信效率的方法为 BCI 拼写器的研究提供了一个新的研究方向，在基于视觉刺激的 BCI 应用中具有广泛的应用前景。

参考文献

[1] Cecotti H. Spelling with non-invasive brain-computer interfaces-current and future trends [J]. Journal of Physiology-Paris, 2011, 105: 106-114.

[2] Volosyak I. SSVEP-based Bremen-BCI interface-boosting information transfer rates [J]. Journal of Neural Engineering, 2011, 8: 036020.

[3] Takano K, Komatsu T, Hata N, et al. Visual stimuli for the P300 brain-computer interface: A comparison of white/gray and green/blue flicker matrices [J]. Clinical Neurophysiology, 2009, 120: 1562-1566.

[4] Salvaris M, Sepulveda F. Visual modifications on P300 speller BCI paradigm [J]. Journal of Neural Engineering, 2009, 6: 046011.

[5] Kaufmann T, Schulz S M, Grünzinger C, et al. Flashing characters with famous faces improves ERP-based brain-computer interface performance [J]. Journal of Neural Engineering, 2011, 8: 056016.

[6] Jin J, Allison B Z, Zhang Y, et al. An ERP-based BCI using an oddball paradigm with different faces and reduced errors in critical functions [J]. International Journal of Neural Systems, 2014, 24: 1450027.

[7] Jin J, Daly I, Zhang Y, et al. An optimized ERP brain-computer interface based on facial expression changes [J]. Journal of Neural Engineering, 2014, 11: 036004.

[8] Zhang Y, Zhao Q, Jin J, et al. A novel BCI based on ERP components sensitive to configural processing of human faces [J]. Journal of Neural Engineering, 2012, 9: 026018.

[9] Hill J, Farquhar J, Martens S, et al. Effects of Stimulus Type and of Error-Correcting Code Design on BCI Speller Performance [M]. Cambridge: MIT Press, 2009.

[10] Guo F, Hong B, Gao X, et al. A brain-computer interface using motion-onset visual evoked potential [J]. Journal of Neural Engineering, 2008, 5: 477-485.

[11] Treder M S, Blankertz B. Covert attention and visual speller design in an ERP-based brain-computer interface [J]. Behavioral and Brain Functions, 2010, 6: 28.

[12] Jin J, Allison B Z, Sellers E W, et al. An adaptive P300-based control system [J]. Journal of Neural Engineering, 2011, 8: 036006.

[13] Kanwisher N G. Repetition blindness: Type recognition without token individuation [J]. Cognition, 1987, 27: 117-143.

[14] Salvaris M, Sepulveda F. Perceptual errors in the Farwell and Donchin matrix speller [C]//The 4th International IEEE/EMBS Conference on Neural Engineering, Antalya, 2009.

[15] Townsend G, LaPallo B K, Boulay C B, et al. A novel P300-based brain-computer interface

stimulus presentation paradigm: Moving beyond rows and columns [J]. Clinical Neurophysiology, 2010, 121: 1109-1120.

[16] Frye G E, Hauser C K, Townsend G, et al. Suppressing flashes of items surrounding targets during calibration of a P300-based brain-computer interface improves performance [J]. Journal of Neural Engineering, 2011, 8: 025024.

[17] Townsend G, Shanahan J, Ryan D B, et al. A general P300 brain-computer interface presentation paradigm based on performance guided constraints [J]. Neuroscience Letters, 2012, 531: 63-68.

[18] Guan C, Thulasidas M, Wu J. High performance P300 speller for brain-computer interface [C]//IEEE International Workshop on Biomedical Circuits and Systems, Singapore, 2004.

[19] Zhou Z, Yin E, Liu Y, et al. A novel task-oriented optimal design for P300-based brain-computer interfaces [J]. Journal of Neural Engineering, 2014, 11: 056003.

[20] Allison B Z, Pineda J A. Effects of SOA and flash pattern manipulations on ERPs, performance, and preference: Implications for a BCI system [J]. International Journal of Psychophysiology, 2006, 59: 127-140.

[21] McFarland D J, Sarnacki W A, Townsend G, et al. The P300-based brain-computer interface (BCI): Effects of stimulus rate [J]. Clinical Neurophysiology, 2011, 122: 731-737.

[22] Serby H, Yom-Tov E, Inbar G F. An improved P300-based brain-computer interface [J]. IEEE Transactions on Neural Systems and Rehabilitation Engineering, 2005, 13: 89-98.

[23] Park J, Kim K E. A POMDP approach to optimizing P300 speller BCI paradigm [J]. IEEE Transactions on Neural Systems and Rehabilitation Engineering, 2012, 20: 584-594.

[24] Kindermans P J, Verschore H, Schrauwen B. A unified probabilistic approach to improve spelling in an event-related potential-based brain-computer interface [J]. IEEE Reviews in Biomedical Engineering, 2013, 60: 2696-2705.

[25] Mainsah B O, Collins L M, Colwell K A, et al. Increasing BCI communication rates with dynamic stopping towards more practical use: An ALS study [J]. Journal of Neural Engineering, 2015, 12: 016013.

[26] Fazel-Rezai R, Allison B Z, Guger C, et al. P300 brain computer interface: Current challenges and emerging trends [J]. Frontiers in Neuroengineering, 2012, 5:73-77.

[27] Mak J N, Arbel Y, Minett J W, et al. Optimizing the P300-based brain-Computer interface: Current status, limitations and future directions [J]. Journal of Neural Engineering, 2011, 8: 025003.

[28] Krusienski D J, Sellers E W, McFarland D J, et al. Toward enhanced P300 speller performance [J]. Journal of NeuroscienceJournal of Neuroscience Methods, 2008, 167: 15-21.

[29] Krusienski D J, Sellers E W, Cabestaing F, et al. A comparison of classification techniques for the P300 speller [J]. Journal of Neural Engineering, 2006, 3: 299-305.

[30] Blankertz B, Lemm S, Treder M, et al. Single-trial analysis and classification of ERP components-a tutorial [J]. NeuroImage, 2011, 56: 814-825.

[31] Hoffmann U, Vesin J M, Ebrahimi T, et al. An efficient P300-based brain-computer interface for disabled subjects [J]. Journal of Neuroscience Methods, 2008, 167: 115-125.

[32] Zhang Y, Zhou G, Jin J, et al. Aggregation of sparse linear discriminant analyses for event-related potential classification in brain-computer interface [J]. International Journal of Neural Systems,

2014, 24: 1450003.

[33] Wang Y, Wang R, Gao X, et al. A practical VEP-based brain-computer interface [J]. IEEE Transactions on Neural Systems and Rehabilitation Engineering, 2006, 14: 234-239.

[34] Panicker R C, Puthusserypady S, Sun Y. An asynchronous P300 BCI with SSVEP-based control state detection [J]. IEEE Transactions on Biomedical Engineering, 2011, 58: 1781-1788.

[35] Bin G, Gao X, Yan Z, et al. An online multi-channel SSVEP-based brain-computer interface using a canonical correlation analysis method [J]. Journal of Neural Engineering, 2009, 6: 046002.

[36] Gao X, Xu D, Cheng M, et al. A BCI-based environmental controller for the motion-disabled [J]. IEEE Transactions on Neural Systems and Rehabilitation Engineering, 2003, 11: 137-140.

[37] Bin G, Gao X, Wang Y, et al. A high-speed BCI based on code modulation VEP [J]. Journal of Neural Engineering, 2011, 8: 025015.

[38] Spüler M, Rosenstiel W, Bogdan M. Online adaptation of a c-VEP brain-computer interface (BCI) based on error-related potentials and unsupervised learning [J]. PLoS One, 2012, 7: e51077.

[39] Anderson T W. An Introduction to Multivariate Statistical Analysis [M]. New York: Wiley, 2003.

[40] Chen F, Zhou J, Yang C. Reconstructing orientation field from fingerprint minutiae to improve minutiae-matching accuracy [J]. IEEE Transactions on Image Processing, 2009, 18: 1665-1670.

[41] Pires G, Nunes U, Castelo-Branco M. Comparison of a row-column speller vs. a novel lateral single-character speller: Assessment of BCI for severe motor disabled patients [J]. Clinical Neurophysiology, 2012, 123: 1168-1181.

[42] Fazel-Rezai R. Human error in P300 speller paradigm for brain-computer interface [C]//The 29th Annual International Conference of the IEEE Engineering in Medicine and Biology Society, Lyon, 2007.

[43] Kleih S C, Nijboer F, Halder S, et al. Motivation modulates the P300 amplitude during brain-computer interface use [J]. Clinical Neurophysiology, 2010, 121: 1023-1031.

[44] Speier W, Arnold C, Lu J, et al. Natural language processing with dynamic classification improves P300 speller accuracy and bit rate [J]. Journal of Neural Engineering, 2012, 9: 016004.

[45] Friedrich E V C, Scherer R, Sonnleitner K, et al. Impact of auditory distraction on user performance in a brain-computer interface driven by different mental tasks [J]. Clinical Neurophysiology, 2011, 122: 2003-2009.

第 7 章 基于 P300 和 SSVEP 并行输入的混合 BCI

P300-BCI 拼写器的选项数虽然原则上不受限制，但是其字符输入速度通常会随着选项数的增多而降低；而 SSVEP-BCI 虽然更容易实现目标的快速输入，但是难以提供足够的选项数用于拼写器的设计，且准确率会随着选项数的增多有较明显的下降。尽管 P300 和 SSVEP-BCI 拼写器的研究已经达到较高的水平，但从本质上讲，这种采用单一特征电位信息的 BCI 拼写器的性能已经达到了瓶颈，很难再有明显提高。然而，第 6 章提出的将多频率 SSVEP 特征引入 P300-BCI 拼写器的研究为进一步提高 BCI 拼写器通信效率提出一种新的研究思路。为了提高拼写速度，本章提出一种基于 P300 和 SSVEP 并行输入的混合 BCI 拼写方法。同时，基于该方法设计区域/位置(subarea/location, SL)和行/列(row/column, RC)两个快速拼写范式。

7.1 引　　言

为了研制出可以应用于实际通信控制的 BCI 系统，当前 BCI 拼写器研究的主要目标之一就是在保证通信控制可靠性的前提下提高字符拼写速度。在 P300-BCI 拼写器的优化设计研究中，为了提高字符拼写速度，学者们主要致力于通过减少单刺激轮次来刺激编码长度的方式设计刺激范式[1-3]。虽然这些范式确实减少了单刺激轮次的刺激时间，但 ERP 幅值的降低也导致了每个刺激轮次目标识别的准确率的下降[4]，故每次需要选择更多的刺激轮次来满足系统对准确率的要求。更重要的是 P300-BCI 拼写器的拼写速度通常会随着选项数的增多而降低。目前，虽然 SSVEP-BCI 已经可以实现比 P300-BCI 拼写器更快速可靠的命令传输[5,6]，但是在电脑显示器上设计周期刺激时，选项数将受到很大的限制[7-9]，这大大限制了 SSVEP-BCI 在 BCI 拼写器方面的应用研究。近年来，一些 BCI 实验室已经通过采用多步选择机制在一定程度上克服了 SSVEP 选项数方面的局限[8,10]。然而这些方法虽然在命令级可以达到较高的目标选择速度，但是多步选择实现单个字符拼写的原因，使得 SSVEP-BCI 的实际字符拼写速度大大降低。至今，大多数的 BCI 拼写器的研究还主要依赖单模态的特征电位信号。字符拼写速度、准确率和选项数之间的矛盾使得 BCI 拼写器性能正处于瓶颈时期。

为了进一步提高系统性能，最近一些 BCI 研究组织开始关注混合 BCI 的研究。基于 1.4 节的阐述可知，混合 BCI 由一个单模态的 BCI 与至少一个以上的其他通信控制系统组成。通信控制系统可以是另一个 BCI 系统、一个基于其他生理信号的设备[11-13]，或者一个常规的通信设备[14]。目前，混合 BCI 的研究主要集中在基于 MI、P300 和 SSVEP 等多种模态 BCI 系统的混合上。其中，Allison 等首先提出了混合 BCI 的概念，设计了基于 MI 和 SSVEP 的混合 BCI 系统[15,16]。该方法有效提高了系统控制的准确率和速度，并在随后机械手臂[17]和智能轮椅[18]的脑控研究中得到了应用。Li 等首次提出了基于 MI 和 P300 的混合 BCI 思想，并在该研究团队后续研究中用于二维光标的移动控制与目标选择[19,20]，进而形成了 BCI 网页浏览器[21]、邮件发送系统[22]和任务管理器[23]等一批实用性成果。这些混合 BCI 研究成果为采用混合 BCI 提高拼写速度的研究增强了极大的信心。此外，Panicker 等和本书第 6 章基于 P300 和 SSVEP 的混合 BCI 拼写器的研究先例为本章研究提供了技术基础[24]。

本章基于 P300 和 SSVEP 并行输入的方式，提出一种混合 BCI 快速拼写方法。在该方法中，目标字符由基于 P300 和 SSVEP 的混合特征所提供的二维坐标检测得到。具体地说，P300 和 SSVEP 目标选择机制以子拼写器的形式，同时分别用于每一维坐标的检测。这样，只需要用 N_1 个 P300 的刺激编码和 N_2 个 SSVEP 的刺激频率就能实现 $N_1 \times N_2$ 个字符的拼写。另外，本章基于该方法设计了两种范式，即区域/位置和行/列。最后，为了达到更高的在线拼写性能，本章基于平均 PITR 曲线，设计了最优刺激轮次优化选择方法。

7.2　方法与材料

7.2.1　混合刺激机制设计

为了同时诱发 P300 和 SSVEP 这两种特征电位，与第 6 章类似，刺激机制同样由周期闪烁和随机闪烁构成。这里，采用了 6×6 的标准 BCI 拼写器矩阵。此外，本节将 P300 随机闪烁的 SOA 设置为 240ms。其中，刺激持续时间为 120ms，两次闪烁刺激的时间间隔为 120ms。1 个刺激轮次被定义为完成一次循环闪烁的时间。另外，本节采用了 6 个频率的周期闪烁刺激。这些频率分别设定为 8.18Hz、8.97Hz、9.98Hz、11.23Hz、12.85Hz 和 14.99Hz。如图 7.1 所示，基于该混合 BCI 框架，我们设计了如下两个范式。

(1) SL 范式(图 7.1(a))。在 SL 范式中，拼写器矩阵被虚线分割成 6 个子区域。在每个子区域中，所有字符上的白色矩形都按相同频率闪烁，用于诱发 SSVEP 特征电位，确定目标字符属于哪个子区域。与此同时，十字形亮片在每个子区域的相同位置按伪随机序列同步闪烁，用于诱发 P300 特征电位，确定目标字符在子区域中的相对位置。这样，目标字符就可以同时由子区域及其相对位置组成的二维坐标来确定。

(2) RC 范式(图 7.1(b))。在 RC 范式中，字符拼写器矩阵被虚线分成了行和列。被虚线包围的每一列以相同的频率闪烁，用于确定目标字符的列坐标。与此同时，字符矩阵中的每一行通过采用十字形亮片随机闪烁的方式，用于确定目标字符的行坐标。与 P300-BCI 拼写器经典的 RC 范式类似，该范式中的目标字符同时由 SSVEP 和 P300 两种特征检测得到的行列坐标确定。

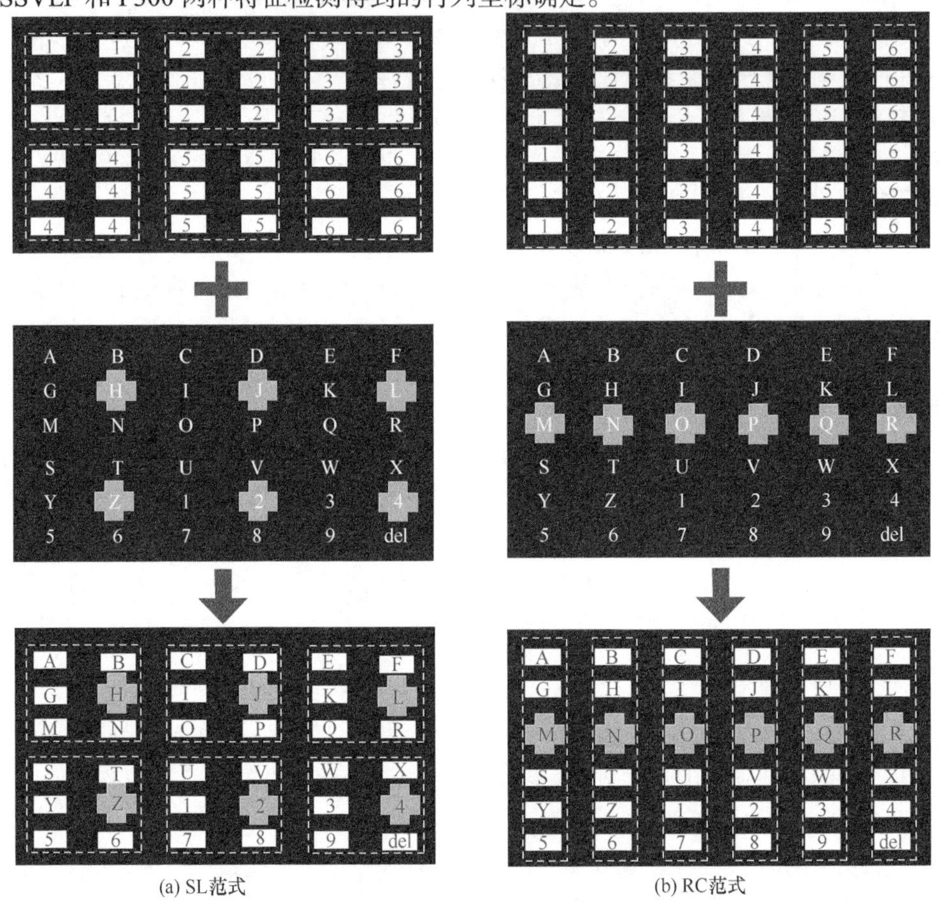

(a) SL范式　　(b) RC范式

图 7.1　混合刺激机制原理说明

最上面两个子图中的数字表示周期刺激频率的编号

7.2.2　实验设计

1. 被试

14 名健康被试(6 名女性和 8 名男性，年龄在 18～41 岁，平均年龄 28.7 岁)参加了实验。所有被试视力正常或者矫正后正常。其中，只有两个被试之前参加过基于 P300 和 SSVEP 的混合 BCI 实验，其他被试均为首次参加 BCI 的相关实验。所有被试均签署了参照《赫尔辛基宣言》标准的被试知情书。操作员将研究的目的和实验任务在 EEG 信号采集前向被试进行了详细的解释。

2. 数据采集

本实验 EEG 数据采集采用 64 通道扩展的国际 10-20 标准，共设置 10 个通道的主动电极。电极位置为 Cz、Pz、P3、P4、Oz、O1、O2、PO7 和 PO8。此外，TP10 为参考电极，AFz 为接地电极。其中，Cz、Pz、P3、P4 和 Oz 用于 P300 特征信号的检测；Oz、O1、O2、POz、PO7 和 PO8 用于 SSVEP 特征信号的检测(图 7.2)。之后，使用 Brain Products GmbH 脑电放大器将所采集到的 EEG 数据放大并数字化。在数据采集开始之前，每个电极的电阻值均需要低于 10kΩ。EEG 信号的采样频率为 250Hz。为了去除工频干扰，使用了一个 50Hz 陷波滤波器对 EEG 信号进行了预处理。

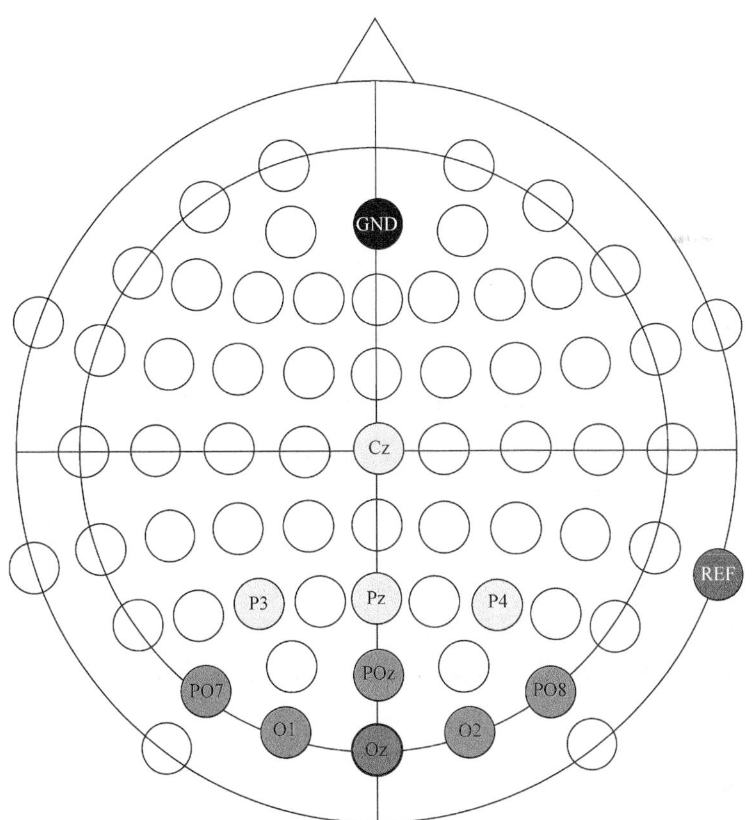

图 7.2　本实验中的电极配置示意图

3. 实验范式

实验在一个常规的实验室中进行。被试坐在频率为 60Hz 的 27in LED 显示器前面 70cm 处。每名被试在一周内参加 4 次实验(共计 21 个组次)，实验顺序随机设置。为了避免被试疲劳，在每个组次结束之后，将会为被试提供 5min 的休息时间。另外，两次字符选择之间将有 2s 的时间延时，用于提供系统输出反馈和为被试留有定位下一个目标字符的时间。实验过程详情如下。

(1) P300 实验过程。在 P300 实验阶段，采用了基于 RC 范式的 P300-BCI 拼写器。其中，随机刺激由十字形亮片按伪随机序列闪烁实现。每个刺激轮次由 12 个刺激编码构成(共 2880ms)。在实验过程中，被试需要心里默数目标字符上出现十字形的次数。该次实验共由 6 个组次组成，每个组次被试需要拼写 14 个字符，一共 84 个字符。单个字符的选择过程由 8 个刺激轮次组成。为了避免被试对实验任务的适应，字符拼写任务序列均为随机生成。该次实验大约持续 80min。

(2) SSVEP 实验过程。在 SSVEP 实验阶段，所有字符分别以 6 个不同频率进行周期闪烁。该刺激范式的组织形式与 SL 范式中的用于诱发 SSVEP 的周期刺激部分相同。单个周期刺激闪烁片过大会使被试眼睛更容易疲劳[25]，所以没有采用文献[26]中 6 个目标闪烁的刺激形式。由于该范式中仅靠 6 个频率不能实现 36 个字符的拼写，所以此时系统的输出为 SSVEP 的频率编号。该次实验由 3 个组次组成，共拼写 42 个字符。在此实验过程中，被试只需要注视目标字符。单个字符刺激时间为 8 个刺激轮次。其中，每个刺激轮次包括 6 个刺激编码(共 1440ms)。该次实验大约耗时 30min。

(3) SL 和 RC 实验过程。SL 与 RC 的实验过程相似，均由离线阶段和在线阶段两部分组成。实验过程中，系统同时施加周期闪烁和随机闪烁刺激，被试需要在注视目标字符的同时，心里默数目标字符上出现十字形的次数。在离线阶段，每个被试需要执行 6 个组次的字符选择(一共 84 个字符)。其中，单个字符拼写时间与 SSVEP 实验阶段相同。在线实验阶段，显示器上不提示需要拼写的字符。为了提供一个标准的拼写任务，与本书第 3 章中的在线实验设置相同，每名被试需要拼写 3 次自己名字的字母全拼。当有拼写错误输出时，被试需要通过注视位于显示器右下角的“del”选项将错误删除，并重新选择需要拼写的字符。每名被试的单个字符拼写时间由最优刺激轮次选择结果确定。SL 和 RC 两次实验过程均大约耗时 80min。

7.2.3　信号处理

图 7.3 是一种 P300 和 SSVEP 平行信号处理框架。首先，EEG 信号被分成

P300 和 SSVEP 两个通道，并同时采用各自的信号处理方法进行特征得分计算。最后，目标字符由这两种信号特征得分最大值所对应的二维坐标位置确定。目标字符坐标可表示为

$$(x,y)=\underset{i,j\in[1,2,\cdots,6]}{\arg}\left[\max(\text{Score}_i^{\text{P300}}),\max(\text{Score}_j^{\text{SSVEP}})\right] \tag{7.1}$$

在 SL 模式中，该坐标表示目标字符在字符矩阵中所处子区域的编号和区域内的位置；在 RC 模式中，该坐标为目标字符在字符矩阵的行列坐标位置。其中，$\text{Score}_i^{\text{P300}}$ 和 $\text{Score}_j^{\text{SSVEP}}$ 分别为 P300 和 SSVEP 特征得分。详细的信号处理过程如下所示。

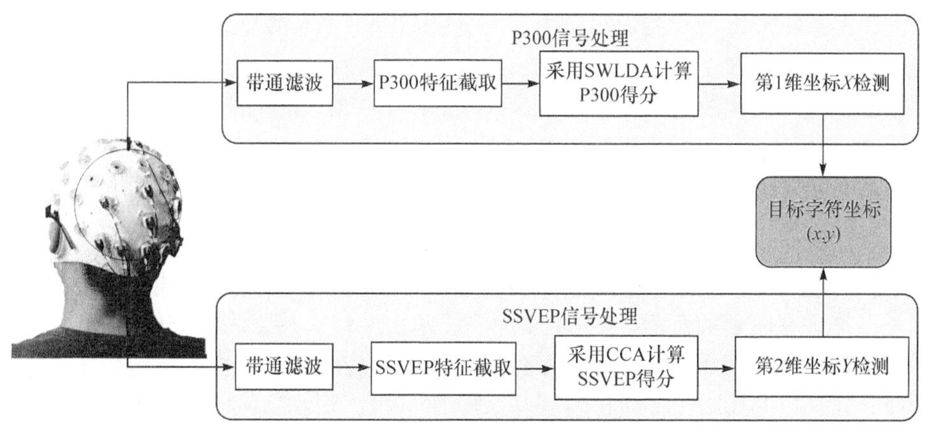

图 7.3　系统信号处理原理框图

P300 信号处理过程： 为了去信号漂移，首先对 EEG 信号进行 0.1～45Hz 的带通滤波处理。之后，截取从每个随机闪烁事件开始时刻之后 800ms 的数据，用于 P300 的特征提取。由于 P300 特征信息处于低频段，将所得到的数据进行从 250Hz 到 25Hz 的降采样处理。接下来，采用 SWLDA 方法计算 P300 特征的得分：

$$Y_{ik}^{\text{P300}}=w^{\text{T}}X_{ik}^{\text{P300}} \tag{7.2}$$

其中，i 和 k 分别为刺激编码和刺激轮次数；w 为 SWLDA 分类器。最后，每个刺激编码所对应的得分平均值为

$$\text{Score}_i^{\text{P300}}=\frac{1}{K}\sum_{k=1}^{K}Y_{ik}^{\text{P300}} \tag{7.3}$$

其中，K 为单个字符选择过程的总刺激轮次数。

SSVEP 信号处理过程： 为了提高信号的信噪比，首先对 SSVEP 通道的 EEG 数据进行 4～35Hz 的带通滤波处理。接下来，采用 CCA 方法计算刺激频率（$X_f(t)$）和多通道 EEG 数据(Y^{SSVEP})的相关性系数。其中，$X_f(t)$ 的表示形式如公式(3.1)所示。最后，每个刺激频率 SSVEP 特征的得分可表示为

$$\mathrm{Score}_j^{\mathrm{SSVEP}} = r_j(X_{f_j}(t), Y^{\mathrm{SSVEP}}) \tag{7.4}$$

其中，r 为相关性系数；f 为刺激频率；j 为刺激频率编号。相关性系数 r 通过 MATLAB 工具箱中的“canoncorr.m”函数求得[27]。

7.2.4　最优刺激轮次选择

由于被试的拼写能力不同，对不同被试采用相同的拼写速度有时会因刺激时间过短难以提供稳定的输出，或因时间过长而浪费时间。考虑到被试之间的差异，采用最优刺激轮次的选择有助于实现稳定、快速的字符拼写。

在本章所提出的混合 BCI 拼写器中，提供了对拼写错误的纠错功能。拼写过程中如果发生错误字符输出，被试可以删除拼写错误，并再次选择目标字符，直至完全正确地输出所有需要拼写的字符。由本书 1.3.5 节中的阐述可知，在考虑系统纠错时间的情况下，应采用 PITR 对系统性能进行评估。其中，PITR 的表达公式(1.6)中的单次字符选择时间 T 可表示为

$$T = (SLR + I) / 60 \tag{7.5}$$

其中，S 为 P300 随机闪烁的 SOA(240ms)；L 为每个刺激轮次的码字长度；R 为每个字符拼写所需的刺激轮次数；I 为连续两次字符拼写之间留有的时间停顿(2s)。

在本章中，将每名被试 PITR 的最大值所对应的刺激轮次数设定为字符最优选择时间，并将其用于在线拼写实验。其中，PITR 随刺激轮次变化曲线通过对离线训练数据的 5-fold 交叉验证计算得到。图 7.4 为每名被试使用 SL 范式和 RC 范式的最优刺激轮次选择结果。

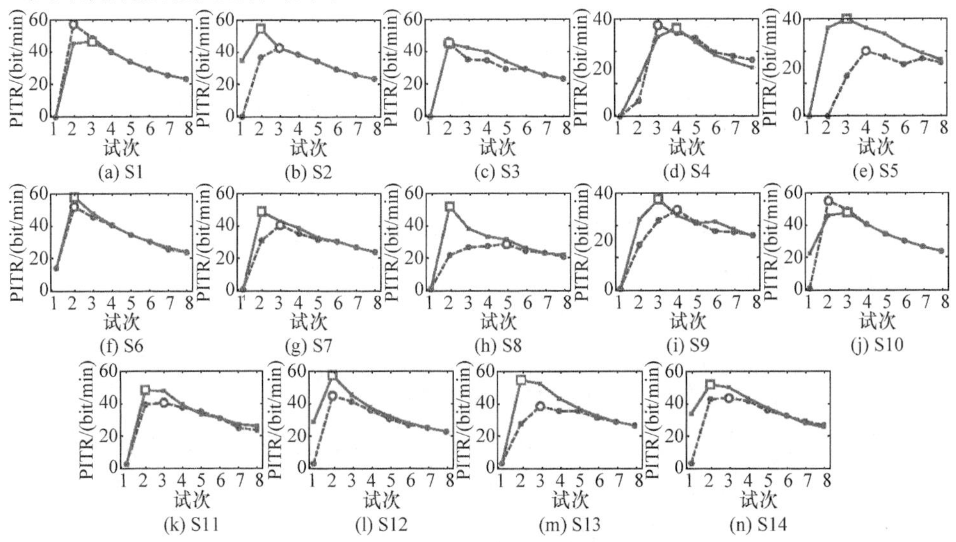

图 7.4　SL 和 RC 范式最优刺激轮次的选择结果

-□- 表示 RC 范式的 PITR 变化曲线；-○- 表示 SL 范式的 PITR 变化曲线

7.3　实验结果

7.3.1　在线性能

为了选择性能更好地混合 BCI 范式，通过在线字符拼写实验对比 SL 和 RC 范式的系统性能。如表 7.1 所示，RC 范式明显好于 SL 范式。具体地说，RC 范式的平均 PITR 明显高于 SL 范式的平均 PITR(RC 范式：53.06bit/min；SL 范式：44.70bit/min；$p< 0.0128$)，RC 范式的 PITR 的标准差也小于 SL 范式的 PITR 的标准差(RC 范式：9.88bit/min；SL 范式：13.03bit/min)。在线实验所采用的刺激轮次数一定程度上反映了字符拼写速度。虽然 RC 范式的平均最优刺激轮次小于 SL 范式，但是 RC 范式完成任务所需的命令数仍少于 SL 范式(RC 范式：31.14bit/min；SL 范式：34.14bit/min；$p< 0.002$)。实验结果表明，RC 范式相比于 SL 范式可以实现更快、更稳定的字符拼写。更重要的是，该实验中有 4 名被试采用基于 RC 范式的混合 BCI 在线拼写准确率达到了 100%，PITR 达到了 63.56bit/min。

表 7.1　SL 和 RC 范式的在线实验结果对比

被试	任务字符数	SL 范式			RC 范式		
		最优刺激轮次	实际字符数	PITR/(bit/min)	最优刺激轮次	实际字符数	PITR/(bit/min)
S1	30	2	30	63.56	3	30	49.08
S2	24	3	28	42.07	2	28	54.48
S3	30	2	40	47.67	2	34	56.09
S4	30	3	36	40.90	4	34	35.27
S5	30	4	38	31.56	3	36	40.90
S6	24	2	24	63.56	2	24	63.56
S7	30	3	36	40.90	2	34	56.09
S8	30	5	34	29.75	2	32	59.59
S9	24	4	42	22.84	3	32	36.81
S10	30	2	32	59.59	3	30	49.08
S11	39	3	45	42.54	2	39	63.56
S12	24	2	26	58.68	2	24	63.56
S13	18	3	18	49.08	2	18	63.56
S14	33	3	49	33.05	2	41	51.16
平均值	28.29	2.93	34.14	44.70	2.43	31.14	53.06
标准差	5.09	0.92	8.53	13.03	0.65	6.18	9.88

7.3.2 离线分析

为了进一步验证本章所提出的混合 BCI 方法性能的优越性，更好地理解在线实验结果，通过离线分析对比了混合 BCI 方法(SL 和 RC 范式)与单模态的 BCI(P300-BCI 拼写器和 SSVEP-BCI)的 PITR。如图 7.5 所示，除了第 1 个刺激轮次(所有方法此时性能都很差)外，本章所提出的混合 BCI 的 PITR 明显高于 P300 和 SSVEP-BCI 方法。以 RC 范式为例，本章所提出的混合 BCI 方法平均 PITR 的最大值相比于 P300-BCI 拼写器的平均 PITR 的最大值提高了 115.41%，相比于 SSVEP-BCI 拼写器的平均 PITR 的最大值提高了 98.55%。另外，在本章所提出的混合 BCI 方法中，RC 范式前 6 个刺激轮次的 PITR 值明显高于 SL 范式。图 7.5 中用于表示 PITR 标准差的误差棒表明，RC 范式的标准差较小，表明 RC 范式相比于 SL 范式更加稳定。通过上述分析可知，基于 RC 范式的混合 BCI 方法相比于其他三种 BCI 拼写器，字符拼写速度更快、更稳定。

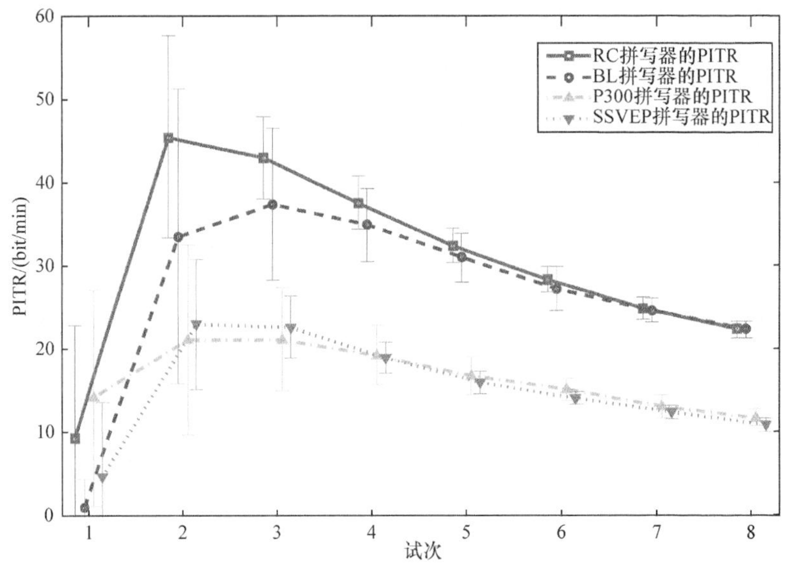

图 7.5 混合 BCI 与单模态 BCI 的 PITR 对比

7.4 结果分析与讨论

7.4.1 快速混合 BCI 拼写方法的潜力

在本章所提出的快速拼写方法中，目标字符实际上是由 P300 和 SSVEP 两个子拼写器同时识别得出的。该混合 BCI 方法是至今 BCI 领域第一个多拼写器系统。如表 7.2 所示，如果采用刺激编码长度为 M 的 P300 和频率数为 N 的 SSVEP，所提出的快速拼写方法将能实现 $M \times N$ 个选项的字符拼写。例如，在本章中，只采用了 6 个 P300 码字和 6 个 SSVEP 频率就实现了具有 36 个选项的字符拼写。然而，采用传统的 P300 方法，需要的码字长度是 12，这意味着该混合 BCI 方法所用时间是 P300-BCI 拼写器的 1/2。另外，本章提出的混合 BCI 拼写器的选项数是 SSVEP 子拼写器的 6 倍。通常 SSVEP-BCI 方法实现具有如此多选项的字符拼写需要采用多步选择的拼写方式，而该混合 BCI 方法只需要单个命令就能完成。上述分析和 7.3 节中的实验结果表明，本章的混合 BCI 方法相比于单模态的 BCI(P300 和 SSVEP)更加快速有效。

表 7.2　不同长度的 P300 码字和 SSVEP 频率数可实现的选项数

P300 编码长度	SSVEP 频率个数						
	2	3	4	5	6	…	N
2	4	6	8	10	12	…	$2N$
3	6	9	12	15	18	…	$3N$
4	8	12	16	20	24	…	$4N$
5	10	15	20	25	30	…	$5N$
6	12	18	24	30	36	…	$6N$
⋮	⋮	⋮	⋮	⋮	⋮		⋮
M	$2M$	$3M$	$4M$	$5M$	$6M$	…	$M \times N$

7.4.2　RC 和 SL 范式性能差异的原因分析

为了探究 RC 范式性能优于 SL 范式的原因，首先对比这两个范式中 P300 和 SSVEP 准确率。需要指出的是，这里提到的 P300 和 SSVEP 准确率不是拼写准确率，而是这两种特征电位的分类准确率。分析结果表明，RC 范式中的 P300 准确率在所有刺激轮次上均高于 SL 范式中的 P300 准确率(图 7.6(a))。此外，t-检验的结果表明在最初的 3 个刺激轮次中，这种差异是显著的($p<0.05$)。然而，在 SSVEP 准确率的差异对比中，作者并没发现明显的差异。

为了进一步证实 RC 范式中的 P300 的分类准确率高于 SL 范式，采用 Bhattacharyya 距离对 P300 的可分性进行了对比分析。所述 Bhattacharyya 距离可表示为[28]

$$J_b = -\ln\left[\rho(p_t, p_{nt})\right] \tag{7.6}$$

其中，$\rho(p_t, p_{nt})$ 为 Bhattacharyya 常数，在离散情况下，可表示为

$$\rho(p_t, p_{nt}) = \sum_{i=1}^{N} \sqrt{p_t(i) \cdot p_{nt}(i)} \tag{7.7}$$

其中，p_t 和 p_{nt} 分别为目标与非目标的 P300 特征的得分；N 为正整数，表示 P300 得分的概率密度分析中的取值点数，可表示为

$$N = C\left[\max(\text{Score}^{\text{P300}}) - \min(\text{Score}^{\text{P300}})\right] \tag{7.8}$$

如图 7.7 所示，RC 范式的 P300 特征得分的可分性明显高于 SL 范式(RC 范式：0.4602；SL 范式：0.3510)。该分析结果表明，RC 范式中的 P300 分类准确率高于 SL 范式中的 P300 分类准确率。

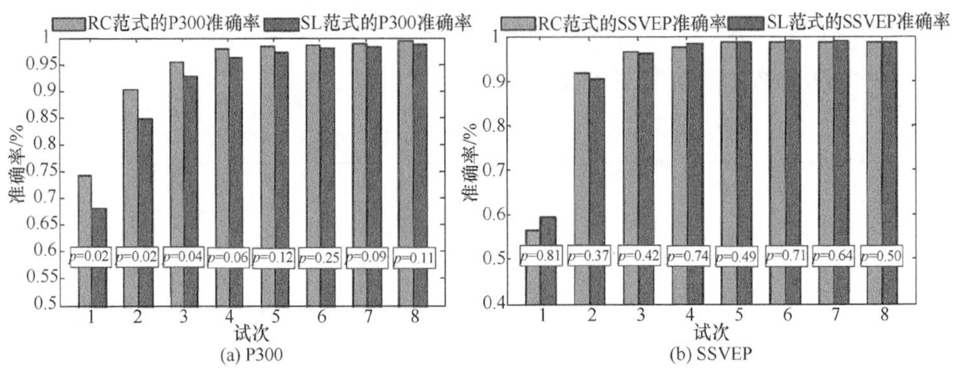

图 7.6　RC 和 SL 范式的 P300 和 SSVEP 分类准确率对比

图 7.8 描述 RC 和 SL 范式中 ERP 波形的差异。图 7.8 中曲线表示所有参加实验的被试的 ERP 特征响应在 P3、P4、Cz、Pz 和 Oz 五个通道的平均波形。图 7.8 中阴影区域表明，这两种范式的 ERP 波形的幅值差异显著($p<0.05$)。如图 7.8 所示，大多数阴影区域集中在 400～650 ms 处，表明两种混合 BCI 范式的 ERP 特征电位的差异主要集中在 P300 成分位置。其中，RC 范式中 P300 成分的波峰要明显高于 SL 范式中 P300 成分的波峰。该结果进一步证实了 RC 范式相比于 SL 范式 P300 准确率更高的结论。

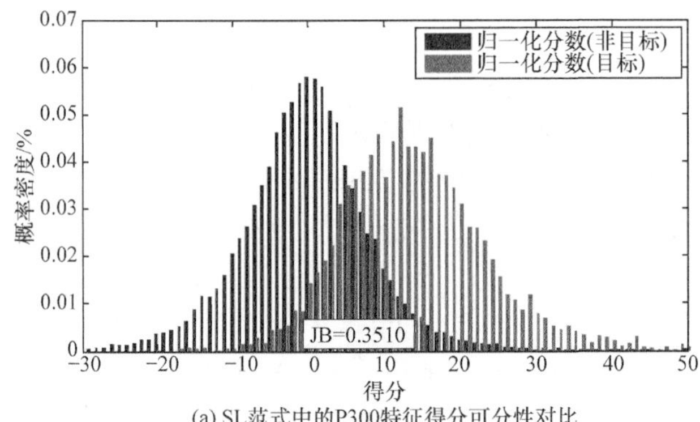

(a) SL范式中的P300特征得分可分性对比

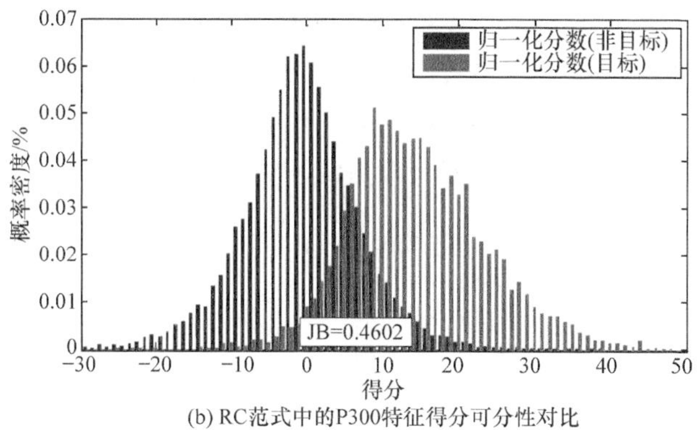

(b) RC范式中的P300特征得分可分性对比

图 7.7　P300 特征得分的可分性对比

在 P300-BCI 拼写器中，字符拼写错误通常发生在目标字符的邻域，这种错误称为相邻干扰型错误(adjacency-distraction errors)[1]。如图 7.7 可知，SL 范式与 RC 范式相比，有更多的非目标随机闪烁出现在目标字符的邻域。这些非目标的随机闪烁不但可能分散被试的注意力，导致目标邻域的字符被选为目标字符输出，而且会降低被试对目标字符上的闪烁“惊讶”(surprise)程度，导致 ERP 峰值的降低。

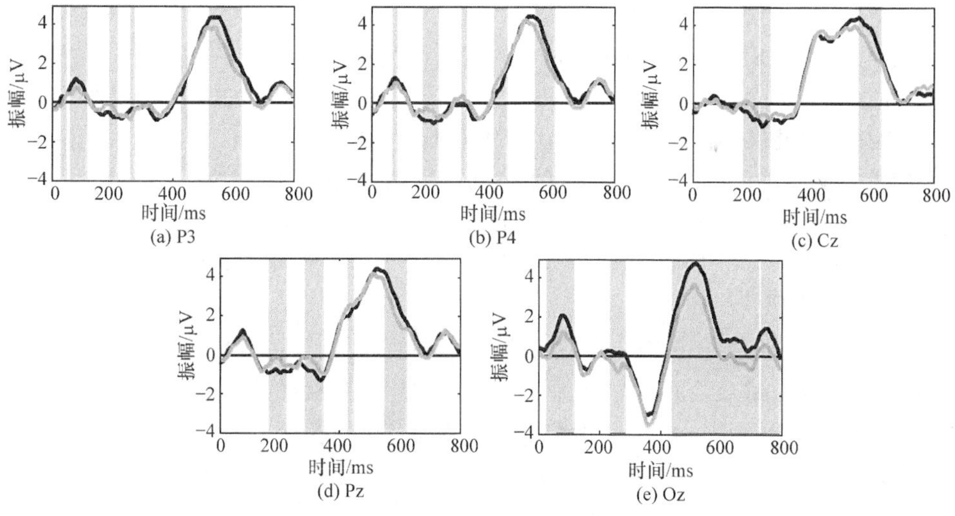

图 7.8　RC 和 SL 范式的 ERP 波形

黑色曲线表示 RC 范式的 ERP 波形；灰色曲线表示 SL 范式的 ERP 波形

目前已有研究证实，两个竞争频率在被试视场中的距离过近会影响 SSVEP-BCI 系统性能，在相距小于 4.5°时，SSVEP 的分类准确率会有明显下降[29,30]。在本章的拼写器中(图 7.1 中用于表示周期闪烁的白色矩形)，所有水平方向的竞争频率之间的距离大约为 7.33°，表明在水平方向竞争频率没有影响。但在竖直方向，相邻的周期刺激的视角为 4.09°<4.5°。在 RC 范式中，竖直方向上的所有周期闪烁的频率相同，表明在这个方向上不存在竞争频率。在 SL 范式中，虽然一些字符在竖直方向上有竞争频率，但是在其对侧的字符的闪烁频率与目标字符相同，会抵消竞争频率的影响。这可能是这两种混合 BCI 范式的 SSVEP 分类准确率没有明显差异的原因。

7.4.3 当前方法局限与未来研究方向

本章的主要研究目的是提出一种混合 BCI 方法，为快速混合 BCI 拼写器的研究提供技术基础。在该混合 BCI 的设计中，只采用了传统的 P300 和 SSVEP 方法，系统仍有进一步开发的潜力。当前方法的局限和未来研究思路讨论如下。

(1) 由本书第 3 章中 SSVEP-BCI 和文献中 P300-BCI 拼写器[31-34]的动态优化方法研究不难发现，不但被试操控 P300 和 SSVEP-BCI 拼写器的能力各异，而且随着被试状态的变化，BCI 拼写器的通信效率也会改变[35,36]。此外，通过表 7.1 和图 7.5 中准确率的对比，以及第 6 章的结果分析可知，由于在线拼写过程中系统更快速地反馈激励被试更加专注拼写任务，在线的 PITR 往往高于离线结果。换言之，被试的在线拼写能力很可能在基于离线数据的最优刺激轮次选择过程中被低估了。因此，为了进一步提高系统性能，本书下一步将关注基于 P300 和 SSVEP 的混合 BCI 的动态优化方法研究。

(2) P300 和 SSVEP 作为两种独立的大脑神经活动，不同被试基于这两种特征电位的目标识别能力大不相同。一些人虽然能成功地诱发出 P300 特征信号，但可能 SSVEP 效果很差，反之亦然。由于本章所提出的混合 BCI 方法的目标识别同时依赖 P300 和 SSVEP 两个子拼写器，所以这两种特征电位中的一种准确率差将会直接影响到字符拼写的准确率。为了更合理地使用多模态的信息，下一步研究可以关注拼写器字符矩阵的大小的优化设计，即 P300 码字的长度和 SSVEP 频率个数最优组合形式的研究。

(3) 本章中对混合 BCI 拼写器的研究是在假设被试一直执行拼写任务的前提下进行的。然而在实际应用过程中，用户需要能根据自己的意愿决定是否输出控制指令。异步 BCI 是一种可以识别用户是否希望发送指令的通信控制系统，包括控制状态(control state, CS)与空闲状态(idle state, IS)两种状态[35,36]。基于 P300 和 SSVEP 这两种特征融合的异步控制方法可能会提供更可靠的系统状态识别。本书将来的工作也将会关注基于 P300 和 SSVEP 的异步控制研究。

7.5 本章小结

本章采用 P300 和 SSVEP 并行输入的方式，提出了一种新的快速混合 BCI 拼写方法。在该方法中，目标字符坐标同时由 P300 和 SSVEP 两个子拼写器输出的二维坐标确定。此外，本章基于该方法设计了两种 BCI 拼写器范式：SL 和 RC 范式。为了达到更好的拼写性能，本章设计了基于 PITR 曲线的最优刺激轮次优化选择方法。14 名被试参加了实验，实验结果表明，本章所提出的混合 BCI 方法相比于单模态的 BCI 拼写器(P300 和 SSVEP 方法)的拼写速度有了明显的提高。更重要的是，基于该混合 BCI 方法中的 RC 范式的在线平均 PITR 达到了 53.06bit/min。本章所提出的混合 BCI 方法为进一步提高 BCI 拼写器字符拼写速度提供了一个新的途径。

参 考 文 献

[1] Townsend G, LaPallo B K, Boulay C B, et al. A novel P300-based brain-computer interface stimulus presentation paradigm: Moving beyond rows and columns [J]. Clinical Neurophysiology, 2010, 121: 1109-1120.

[2] Jin J, Allison B Z, Sellers E W, et al. An adaptive P300-based control system [J]. Journal of Neural Engineering, 2011, 8: 036006.

[3] Townsend G, Shanahan J, Ryan D B, et al. A general P300 brain-computer interface presentation paradigm based on performance guided constraints [J]. Neuroscience Letters, 2012, 531: 63-68.

[4] Gonsalvez C L, Polich J. P300 amplitude is determined by target-to-target interval [J]. Psychophysiology, 2002, 39: 388-396.

[5] Pan J, Gao X, Duan F, et al. Enhancing the classification accuracy of steady-state visual evoked potential-based brain-computer interfaces using phase constrained canonical correlation analysis [J]. Journal of Neural Engineering, 2011, 8: 036027.

[6] Friman O, Volosyak I, Gräser A. Multiple channel detection of steady-state visual evoked potentials for brain-computer interfaces [J]. IEEE Transactions on Biomedical Engineering, 2007, 54: 742-750.

[7] Chen X, Chen Z, Gao S, et al. Brain-computer interface based on intermodulation frequency [J]. Journal of Neural Engineering, 2013, 10: 066009.

[8] Volosyak I. SSVEP-based Bremen-BCI interface-boosting information transfer rates [J]. Journal of Neural Engineering, 2011, 8: 036020.

[9] Kimura Y, Tanaka T, Higashi H, et al. SSVEP-based brain-computer interfaces using FSK-modulated visual stimuli [J]. IEEE Transactions on Biomedical Engineering, 2013, 60: 2831-2838.

[10] Cecotti H. A self-paced and calibration-less SSVEP based brain computer interface speller [J]. IEEE Transactions on Neural Systems and Rehabilitation Engineering, 2010, 18: 127-133.

[11] Falk T H, Guirgis M, Power S, et al. Taking NIRS-BCIs outside the lab: Towards achieving robustness against environment noise [J]. IEEE Transactions on Neural Systems and Rehabilitation Engineering, 2011, 19: 136-146.

[12] Leeb R, Sagha H, Chavarriaga R, et al. A hybrid brain-computer interface based on the fusion of electroencephalographic and electromyographic activities [J]. Journal of Neural Engineering, 2011, 8: 025011.

[13] Postelnicu C C, Talaba D. P300-based brain-neuronal computer interaction for spelling

applications [J]. IEEE Transactions on Biomedical Engineering, 2013, 60: 534-543.
[14] Kim M, Kim B H, Jo S. Quantitative evaluation of a low-cost noninvasive hybrid interface based on EEG and eye movement [J]. IEEE Transactions on Neural Systems and Rehabilitation Engineering, 2015, 23: 1534-4320.
[15] Allison B Z, Brunner C, Kaiser V, et al. Toward a hybrid brain-computer interface based on imagined movement and visual attention [J]. Journal of Neural Engineering, 2010, 7: 026007.
[16] Brunnera C, Allison B Z, Krusienski D J, et al. Improved signal processing approaches in an offline simulation of a hybrid brain-computer interface [J]. Journal of Neuroscience Methods, 2010, 188: 165-173.
[17] Pfurtscheller G, Solis-Escalante T, Ortner R, et al. Self-paced operation of an SSVEP-based orthosis with and without an imagery-based "brain switch" : A feasibility study towards a hybrid BCI [J]. IEEE Transactions on Neural Systems and Rehabilitation Engineering, 2010, 18: 409-414.
[18] Li J, Ji H, Cao L, et al. Evaluation and application of a hybrid brain computer interface for real wheelchair parallel control with multi-degree of freedom [J]. International Journal of Neural Systems, 2014, 24: 1450014.
[19] Long J, Li Y, Yu T, et al. Target selection with hybrid feature for BCI-based 2-D cursor control [J]. IEEE Transactions on Biomedical Engineering, 2012, 59(1): 132-140.
[20] Li Y, Long J, Yu T, et al. An EEG-based BCI system for 2-D cursor control by combining Mu/Beta rhythm and P300 potential [J]. IEEE Transactions on Biomedical Engineering, 2010, 57(10): 2495-2505.
[21] Yu T, Li Y, Long J, et al. Surfing the internet with a BCI mouse [J]. Journal of Neural Engineering, 2012, 9(3): 036012.
[22] Yu T, Li Y, Long J, et al. A hybrid brain-computer interface-based mail client [J]. Computational and Mathematical Methods in Medicine, 2013, 2013: 750934.
[23] Bai L, Yu T, Li Y, A brain computer interface-based explorer [J]. Journal of Neuroscience Methods, 2015, 244: 2-7.
[24] Panicker R C, Puthusserypady S, Sun Y. An asynchronous P300 BCI with SSVEP-based control state detection [J]. IEEE Transactions on Biomedical Engineering, 2011, 58(6): 1781-1788.
[25] Allison B, Lüth T, Valbuena D, et al. BCI demographics: How many (and what kinds of) people can use an SSVEP BCI? [J]. IEEE Transactions on Neural Systems and Rehabilitation Engineering, 2010, 18: 107-116.
[26] Bin G, Gao X, Yan Z, et al. An online multi-channel SSVEP-based brain-computer interface using a canonical correlation analysis method [J]. Journal of Neural Engineering, 2009, 6(4): 046002.
[27] Krzanowski W J. Principles of Multivariate Analysis: A User' s Perspective [M]. Oxford: Oxford University Press, 1988.
[28] Bhattacharyya A. On a measure of divergence between two statistical populations defined by their probability distribution [J]. Calcutta Mathematical Society, 1943, 35: 99-110.
[29] Fuchs S, Andersen S K, Gruber T, et al. Attentional bias of competitive interactions in neuronal networks of early visual processing in the human brain [J]. NeuroImage, 2008, 41(3): 1086-1101.

[30] Ng K B, Bradley A P, Cunnington R. Stimulus specificity of a steady-state visual-evoked potential-based brain-computer interface [J]. Journal of Neural Engineering, 2012, 9(3): 036008.

[31] Mainsah B O, Collins L M, Colwell K A, et al. Increasing BCI communication rates with dynamic stopping towards more practical use: An ALS study [J]. Journal of Neural Engineering, 2015, 12(1): 016013.

[32] Lenhardt A, Kaper M, Ritter H J. An adaptive P300-based online brain-computer interface [J]. IEEE Transactions on Neural Systems and Rehabilitation Engineering, 2008, 16(2): 121-130.

[33] Throckmorton C S, Colwell K A, Ryan D B, et al. Bayesian approach to dynamically controlling data collection in P300 spellers [J]. IEEE Transactions on Neural Systems and Rehabilitation Engineering, 2013, 21(3): 508-517.

[34] Schreuder M, Höhne J, Blankertz B, et al. Optimizing event-related potential based brain-computer interfaces: A systematic evaluation of dynamic stopping methods [J]. Journal of Neural Engineering, 2013, 10(3): 036025.

[35] Aloise F, Schettini F, Aricò P, et al. P300-based brain-computer interface for environmental control: An asynchronous approach [J]. Journal of Neural Engineering, 2011, 8(2): 025025.

[36] Pan J, Li Y, Zhang R, et al. Discrimination between control and idle states in asynchronous SSVEP-based brain switches: A pseudo-key-based approach [J]. IEEE Transactions on Neural Systems and Rehabilitation Engineering, 2013, 21(3): 435-443.

第 8 章 基于 P300 与 SSVEP 得分融合的混合 BCI

第 6 章通过将多频率的 SSVEP 特征引入 P300-BCI 拼写器中，提出基于 P300 和 SSVEP 的混合 BCI 方法，大大提高了 BCI 拼写器的准确率；之后，第 7 章采用 P300 和 SSVEP 并行输入的方法，设计了一种快速混合 BCI 拼写方法。然而，从对上述两章的原理分析中不难发现，P300/SSVEP 混合 BCI 的系统性能仍有很大的提升空间。为了进一步提高 BCI 拼写器通信效率，并考虑到多目标输入方面的应用需求，本章提出一种基于 P300 与 SSVEP 得分融合的 64 选项混合 BCI 拼写器。

8.1 引　言

P300 和 SSVEP-BCI 在不需要对被试进行操控技能训练的前提下都可以达到较高的 ITR，且这两种特征电位在混合刺激范式中均不会损失准确率，这使得基于 P300 和 SSVEP 的混合 BCI 的研究在通信速率方面已经取得了较大的突破。近年来，P300/SSVEP 混合 BCI 已经成为混合 BCI 研究领域的重要分支之一。

P300/SSVEP 混合 BCI 首先由 Panicker 等提出，并用于设计异步 BCI 拼写器系统[1]。该 BCI 系统仅通过单频率的 SSVEP 特征来实现拼写器控制和空闲状态的判别，目标字符的识别仍通过 P300-BCI 拼写器来实现。此后，Li 等将 P300 和 SSVEP 信号同时用于异步控制的判别(“开始/停止”命令)，实现了智能轮椅的异步控制[2]。其中，异步控制命令仅通过正规化之后的 P300 和 SSVEP 得分的加和判定。Allison 等提出了一种 4 选项的混合 P300/SSVEP BCI 范式[3]，并在随后的研究中与 Wang 等采用改变 SSVEP 刺激形状方式来诱发 P300 特征电位，设计了一种巧妙的混合 P300/SSVEP 刺激范式[4]，有效提高了混合范式中 SSVEP 的准确率。可惜的是这两项研究均没有关注 P300 和 SSVEP 相结合的目标识别方法，系统只是分别给出基于 P300 和 SSVEP 的目标识别结果。此外，这两项研究中的调查问卷结果表明，相比 P300 和 SSVEP 单独刺激的情况，被试没有感受到混合范式更加困难或者疲倦，这说明混合刺激范式和单独刺激范式具有相似的用户友好性。上述研究为 P300/SSVEP 混合 BCI 方法在提高系统通信效率方面的研究提供了理论基础。

在提高系统通信效率方面，Xu 等采用 P300 特征和单频率 SSVEP 阻断信号相结合的方法，设计了一种 3×3 的混合 BCI 拼写器[5]。虽然该混合 BCI 拼写器的 ITR 得到了显著的提升，但是该方法中仅采用了单频率的 SSVEP 特征信息。此外，本书第 6、7 章也提出了两个 6×6 的 P300/SSVEP 混合 BCI 拼写器，分别用以提高拼写准确率和速度。然而，第 6 章的融合决策机制采用了两个 P300 特征和一个 SSVEP 特征，第 7 章仅直接将 P300 和 SSVEP 特征信息作为系统输入。上述三项研究中仍存在对 P300 和 SSVEP 特征信息使用不对称和简单组合等方面的局限。这说明，目前对 P300/SSVEP 混合 BCI 的研究仍处于开始阶段，系统性能仍具有很大的提升空间。此外，P300/SSVEP 混合 BCI 的研究目前只集中于传统 36 选项的范式，或者选项数更少的 BCI 拼写器，难以满足实际应用中需要更多选项数的场景，如基于 BCI 的拼写键盘设计研究。

为了进一步提高系统性能，实现 P300 和 SSVEP 特征信息更加有效合理的运用，本章基于 P300 与 SSVEP 得分融合，提出一种 64 选项的混合 BCI 系统。该方法采用了 P300-BCI 拼写器的 RC 范式和 SSVEP 两步选择机制设计了两种混合 BCI 范式，即双 RC (double row/column, DRC)和四维(four-dimensional, 4-D) BCI 拼写器。此外，基于 P300 与 SSVEP 组成的四维时频特征，本章提出一种最大概率估计 (maximum probability estimation, MPE)融合方法。

8.2　方法与材料

8.2.1　两种混合刺激范式

为了实现对 P300 和 SSVEP 特征信息更有效的使用，本节采用传统 P300-BCI 拼写器的 RC 范式与两步 SSVEP-BCI 范式结合，设计了两个混合 BCI 范式，即 DRC 和 4-D 范式。在混合刺激范式中，DRC 和 4-D 范式采用相同的 P300-BCI 拼写器范式，然而两步 SSVEP 范式的频率排列有所不同。更多的细节如图 8.1 和下述说明所示。

(1) 在 P300 刺激方面(图 8.1(b))，两种范式中的所有同行/列的字符选项按伪随机顺序闪烁。在单个字符拼写过程中，每个行和列只闪烁一次(单刺激轮次)。因此，每个选项得到两个 P300 刺激事件。Liu 等比较了视觉 P300-BCI 拼写器的刺激类型，发现采用字符旋转、放大和变色的组合刺激方式相比于简单的字符闪烁可以达到更高的字符拼写准确率[6]。所以在该混合刺激范式中，P300 的“oddball”状态采用了字符随机旋转$-90^\circ \sim 90^\circ$，放大四倍和变成黄色的混合刺激形式。此外，为了可以让被试同时接收到 P300 和 SSVEP 刺激，将 P300 刺激叠加到 SSVEP 刺激之上。

(2) 在 SSVEP 刺激方面(图 8.1(a)和(c))，两种范式中的 SSVEP 特征均通过叠加在字符上的白色矩形按不同频率的周期闪烁实现。类似于本书第 3 章 SSVEP-

BCI 拼写器的设计，该混合 BCI 方法中 SSVEP 的刺激频率在单个字符拼写的中间时刻变化一次。其中，图 8.1(a)和(c)中白色矩形上的数字 1～8 分别表示频率 7.70Hz、8.30Hz、9.10Hz、10.00Hz、11.10Hz、12.49Hz、14.28Hz 和 16.66Hz。

在 DRC 范式中(图 8.1(a))，所有同行的字符选项在第一阶段以相同频率闪烁。接下来在第二阶段，所有同列的字符选项以相同频率闪烁。这样的设置可以提供沿着行和列坐标轴的 SSVEP 特征信息，并与 P300 所提供的特征信息同维。因此，将这种混合 BCI 模式命名为 DRC 范式。

在 4-D 范式中(图 8.1(c))，SSVEP 周期闪烁的刺激频率按对角方向错位排列，即第一阶段按对角方向频率相同的形式设置，第二阶段按反对角方向频率相同编排刺激频率。由于此时 SSVEP 特征信息与 P300 的行列特征处在不同维度，所以称为 4-D 范式。

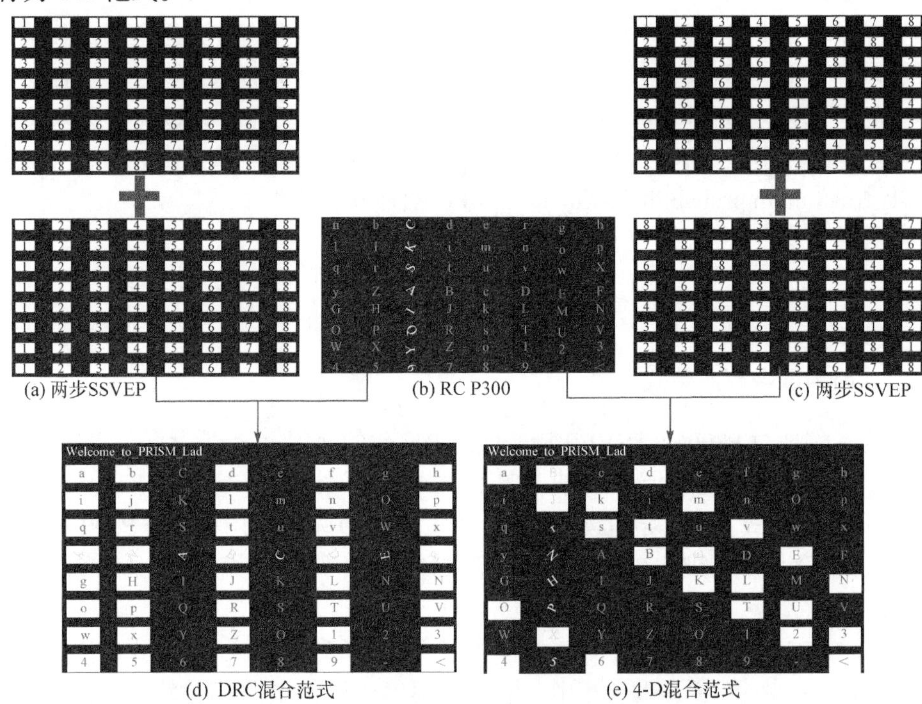

(a) 两步SSVEP　(b) RC P300　(c) 两步SSVEP

(d) DRC混合范式　(e) 4-D混合范式

图 8.1　混合刺激范式说明

(a)和(c)上的数字表示两步 SSVEP 范式周期频率的编号，在实际拼写过程中不出现；(d)和(e)为 DRC 和 4-D 两种混合 BCI 范式的截屏

8.2.2　实验范式

1. 被试

13 名健康被试参加了本实验研究，其中，3 名男性和 10 名女性，平均年龄为

23.5 岁(18～35 岁)。所有被试视力正常或矫正后正常，并且均为首次参加 BCI 实验。在每次实验开始前的 4h 之内，被试禁止摄入咖啡因和酒精。本实验研究在加拿大多伦多大学设计完成，并通过了荷兰布鲁维尤儿童康复医院的伦理道德委员会认证。在首次实验开始之前，将实验的研究目的和研究过程，以及需执行的实验任务告知每名被试。被试在理解全部实验信息后签署被试知情书。

2. 数据采集

EEG 信号通过一个 Brain Products GmbH 脑电放大器，以 250Hz 的采样频率采集得到。如图 8.2 所示，实验参照 64 通道扩展的国际 10-20 标准，采用了设置在 Fz、Cz、Pz、P3、P4、Oz、O1、O2、POz、PO7 和 PO8 通道位置的 11 个主动电极。参考电极为 TP10，接地电极为 AFz。其中，8 个通道(Fz、Cz、Pz、P3、P4、Oz、PO7 和 PO8；Krusienski 等[7])用于 P300 信号检测；9 个通道(Pz、P3、P4、Oz、O1、O2、POz、PO7 和 PO8；Bin 等[8])用于 SSVEP 信号检测。在数据采集开始之前，电极与被试头皮之间的电阻值需要保持在 5kΩ 以下。

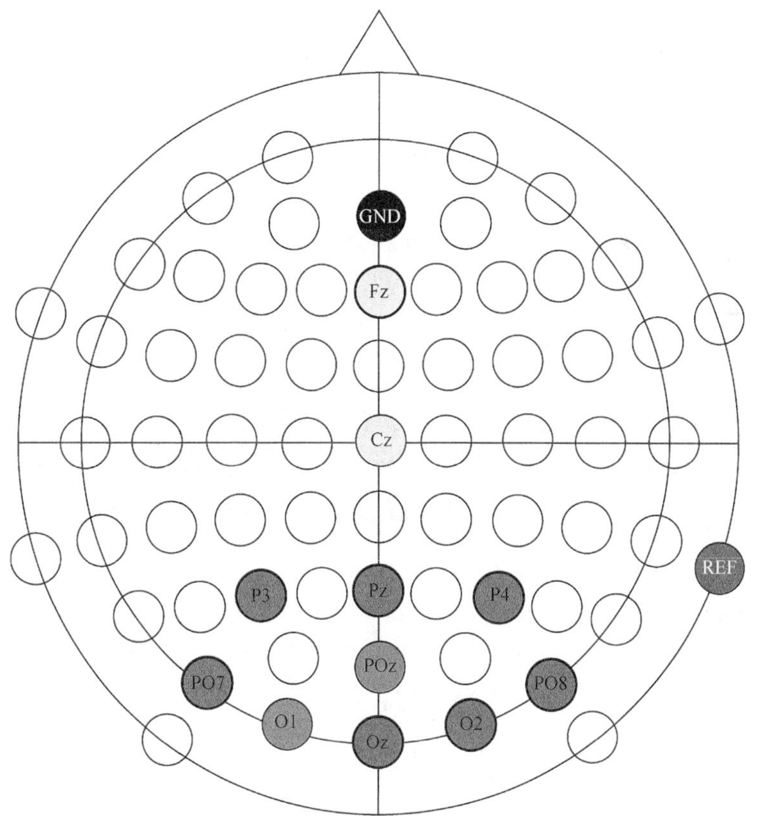

图 8.2　本实验的电极配置示意图

3. 实验过程

实验安排在一个安静的数据采集室中进行。被试戴上电极帽坐在一个 27in LED 显示器(刷新频率为 100Hz，分辨率为 1920×1080)前大约 70cm 的位置。每名被试在一周之内参加两次实验，每次实验持续 2h。为了避免次序不对等对系统性能对比结果真实性的影响，每名被试的实验顺序随机安排。其中，每次实验由 14 个组次组成，每个组次被试需要拼写 32 个字符。为了避免被试对拼写任务适应造成的性能过估计，拼写任务均为随机生成的字符序列。实验过程中，前 8 个组次没有拼写结果反馈，所采集的数据用于训练 P300 分类器和混合特征得分融合算法参数。在接下来的 6 个组次中，系统基于本章所提出的融合方法给出拼写结果反馈。在字符拼写过程中，被试注视系统提示的目标字符，并心里默数随机刺激的次数，用以同时诱发 P300 和 SSVEP 脑电电位。在每个字符的拼写过程中，字符矩阵中的每个行列只随机闪烁一次，并且周期闪烁变频一次。每个随机闪烁刺激时间为 140ms，刺激间隔时间为 140ms。连续两个字符选择之间停顿 2s，用于提供系统反馈和为被试留有足够的时间定位到下一个需要拼写的字符。此外，为了避免疲劳，被试每个组次之后休息 1～5min。

8.2.3 P300 和 SSVEP 目标识别方法

为了减轻工频干扰，EEG 信号首先经过一个 60Hz 的陷波滤波器滤波。之后，EEG 数据被分为 P300 和 SSVEP 两个通道。为了减轻信号漂移和高频噪声，P300 和 SSVEP 通道分别执行 0.1～45Hz 和 4～35Hz 的带通滤波。

在 P300 的特征提取过程中，截取随机刺激开始时刻之后 800ms 的数据片，并对其进行 250～25Hz 的降采样处理。类似于本书第 6、7 章中对 P300 的识别方法，采用 SWLDA 方法训练 P300 分类器，进而求得 P300 特征得分。在随机闪烁刺激之后，本章的混合 BCI 拼写器中每个字符选项得到了两个 P300 得分(score_i^1 和 score_i^2)，分别由一个行闪烁和一个列闪烁诱发。基于 P300 识别方法的目标可表示为

$$\hat{T}_{\text{P300}} = \underset{i\in[1,2,\cdots,64]}{\operatorname{argmax}} (\text{score}_i^1 + \text{score}_i^2) \tag{8.1}$$

其中，i 为在 8×8 矩阵中的字符编号。

在 SSVEP 特征提取过程中，采用了 CCA 方法计算刺激频率与多通道 EEG 数据之间的相关性。在该方法中，刺激频率用方波周期信号的傅里叶分解形式表示(公式(3.1))。在两步周期闪烁刺激之后，每个字符选项得到了两个 SSVEP 得分(score_i^3 和 score_i^4)，分别由每一步的周期刺激诱发。所以，基于 SSVEP 识别方法的目标可以表示为

$$\hat{T}_{\text{SSVEP}} = \underset{i\in[1,2,\cdots,64]}{\operatorname{argmax}} (\text{score}_i^3 + \text{score}_i^4) \tag{8.2}$$

8.2.4　得分融合方法

基于数据级、特征级和决策级信息融合方法的多模态系统已经在以往的研究中相比于单模态系统表现出了更加优越的性能[9,10]。由第 6 章的分析可知，由于 P300 和 SSVEP 的特征分别处于时域和频域两个不同的特征空间，数据级的信息融合相对过于复杂；相反，决策级所能提供的信息又较为有限，融合过于粗略[11]。基于上述考虑，由于特征级在信息量和计算复杂度方面可达到较好的平衡，作者决定在特征级对 P300 和 SSVEP 的得分融合进行研究。本章中的混合 BCI 目标识别方法示意图如图 8.3 所示，在 P300 和 SSVEP 分别经过信号处理之后，对所得到的四维时频特征得分进行融合处理。

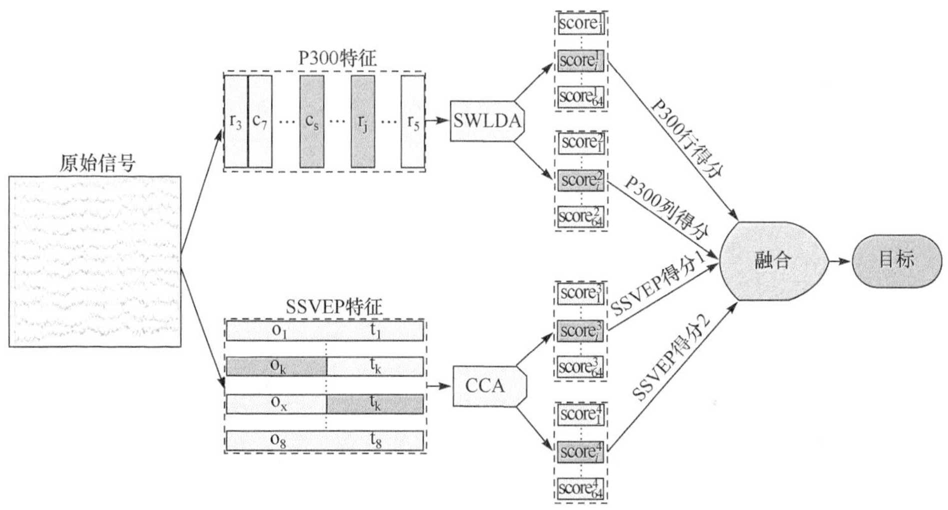

图 8.3　P300 和 SSVEP 得分融合方法示意图

1. MPE 融合方法

针对 P300 和 SSVEP 得分融合问题特点，提出了一种 MPE 融合方法。在该方法中，将本书 8.2.3 节中由 P300 和 SSVEP 信号处理计算得到四维时频特征得分直接转换成概率值，并将概率最大值所对应的字符判定为目标。

首先，假设所有特征得分均服从高斯分布(采用 Kolmogorov-Smirnov 检测方法验证)。将 t_d 和 s_d 分别定义为单个样本对应于目标与非目标的得分，$d \in \{1,2,3,4\}$ 表示得分类型，则有高斯分布：

$$\begin{cases} t_d \sim N(\mu_{t_d}, \sigma_{t_d}^2) \\ s_d \sim N(\mu_{s_d}, \sigma_{s_d}^2) \end{cases} \tag{8.3}$$

其中，μ_{t_d}、μ_{s_d}、σ_{t_d} 和 σ_{s_d} 是由训练数据得到的样本得分平均值和标准差。由此，混合特征得分的概率密度方程表示如下：

$$\begin{cases} f(\text{score}_i^d \mid t_d) = \dfrac{1}{\sigma_{t_d}\sqrt{2\pi}} \mathrm{e}^{-\frac{1}{2}\left(\frac{\text{score}_i^d - \mu_{t_d}}{\sigma_{t_d}}\right)^2} \\ f(\text{score}_i^d \mid s_d) = \dfrac{1}{\sigma_{s_d}\sqrt{2\pi}} \mathrm{e}^{-\frac{1}{2}\left(\frac{\text{score}_i^d - \mu_{s_d}}{\sigma_{s_d}}\right)^2} \end{cases} \tag{8.4}$$

其中，$i \in \{1,2,\cdots,64\}$ 表示每个字符在拼写器矩阵中的位置编号。

假设字符选项的得分(score_i^d)之间条件独立，每个选项为目标或非目标的概率可分别表示为

$$\begin{cases} p_i(\text{Score}_i \mid T) = \prod_{d=1}^{4} f(\text{score}_i^d \mid t_d) \\ p_i(\text{Score}_i \mid S) = \prod_{d=1}^{4} f(\text{score}_i^d \mid s_d) \end{cases} \tag{8.5}$$

其中，$\text{Score} = \{\text{score}^1, \text{score}^2, \text{score}^3, \text{score}^4\}$；$T = \{t_1, t_2, t_3, t_4\}$ 和 $S = \{s_1, s_2, s_3, s_4\}$。注意，如果假设某一个字符 i 是目标，则其他的 63 个字符将为非目标。故得到

$$\begin{aligned} & P_i(\text{Score}_i \mid T, \text{Score}_1, \text{Score}_2, \cdots, \text{Score}_{64}) \\ & = p_1(\text{Score}_1 \mid S) \times p_2(\text{Score}_2 \mid S) \times \cdots \times p_i(\text{Score}_i \mid T) \times p_{64}(\text{Score}_{64} \mid S) \end{aligned} \tag{8.6}$$

其中，由于假设 Score_i^d 条件独立，所以 Score_i 也是条件独立的。最终，目标被定义为概率最大值对应的字符选项：

$$\hat{T}_{\text{fusion}} = \underset{i \in [1,2,\cdots,64]}{\operatorname{argmax}} \left[P_i(\text{Score}_i \mid T, \text{Score}_1, \text{Score}_2, \cdots, \text{Score}_{64}) \right] \tag{8.7}$$

2. 其他融合方法

为了证明 MPE 融合方法的优越性，将其与其他四种常用的融合方法进行了性能对比。由于 P300 和 SSVEP 的得分是异构的，所以首先需要对其进行正规化，转化到共同空间和量级。最小-最大化正规化(min-max normalization)方法是一种简单的正规化技术，已经被广泛用于多模态系统的信息融合中[9]。在该方法中，正规化后的得分可表示为

$$\hat{\text{score}}_i^d = \frac{\text{score}_i^d - \text{score}_{\min}^d}{\text{score}_{\max}^{d_{\min}^d}} \tag{8.8}$$

经过正规化之后，得分向量转换为 $\hat{\text{Score}}_i = [\hat{\text{score}}_i^1, \hat{\text{score}}_i^2, \hat{\text{score}}_i^3, \hat{\text{score}}_i^4]$。最后，

目标字符表示为

$$\hat{T}_{\text{fusion}} = \underset{i\in[1,2,\cdots,64]}{\operatorname{argmax}} (\hat{\text{Score}}_i \times W) \tag{8.9}$$

其中，W 可以通过下列四种方法计算得到。在得分融合过程中，下列方法并不是用于分类，而是用于求得最优的 P300 和 SSVEP 得分混合最优权值。

(1) 线性判别分析 LDA：LDA 是一种可以通过最优超平面对混合特征融合的经典线性方法[12]。所述超平面通过计算最大类间平均距离和最小类内方差得到。由于其快速稳定的性能，LDA 方法已经成功应用于多模态系统信息融合的研究中，尤其是混合 BCI 研究[13]。

(2) 朴素 Bayes 分类器(naive Bayes classifier, NBC)：作为 LDA 的一种推广，NBC 方法采用了基于 Bayes 理论的对数关联矩阵，并假设变量之间条件独立[14]。近年来，NBC 方法在对 EEG 信号的处理中已得到了成功的应用[15,16]。此外，Speier 等通过 NBC 方法实现了 P300 与语言模型的融合，并极大地提高了 P300-BCI 拼写器系统性能[17]。

(3) 线性支持向量机(linear support vector machines, LSVM)和高斯支持向量机(Gaussian support vector machines, GSVM)：SVM 能够在高维或者有限维空间构建超平面，用以达到分类误差的最小化[18]。不同类型的 SVM 的超平面由不同的核函数定义。在与 MPE 方法的性能对比中，分别采用了由线性和高斯核函数定义的 LSVM 和 GSVM。近年来，这两种 SVM 方法已经被广泛应用于得分级融合研究[19]，并在 BCI 研究中得到了较好的应用效果[20]。其中，LSVM 和 GSVM 均通过 LIBSVM 软件包实现[21]。

8.3 实 验 结 果

为了提高系统性能评估的准确性，在计算准确率和 ITR 时采用了留一法(block 级)交叉检验方法。具体地说，采用 14 个组次中的 13 个用于训练，剩余的一个组次用于检验系统的拼写准确率和 ITR。此外，采用了双样本 t-检验对系统性能差异进行显著性对比。

8.3.1 BCI 范式的性能对比

为了比较本章的混合 BCI 范式与传统单模态范式(P300 和 SSVEP)的有效性，对比了 DRC 范式和 4-D 范式中单模态目标检测方法与 MPE 融合方法的分类准确率和 ITR。如表 8.1 所示，MPE 融合方法在 DRC 和 4-D 范式中的准确率和 ITR 均明显高于单模态 BCI 检测方法的结果。具体地说，在 DRC 范式中，MPE 融合方法的平均准确率分别由 P300 的 74.24%和 SSVEP 的 68.51%增长到了 91.33%($p<0.001$)，并且相应的平均 ITR 也分别增长了 38.32%和 55.22%(从 P300 的 34.08bit/min 和 SSVEP 的 30.37bit/min 增长到了 47.14bit/min，$p<0.001$)。同时，在

4-D 范式中，MPE 融合方法的平均准确率分别由 P300 的 76.65%和 SSVEP 的 65.01%增长到了 95.18%(p< 0.001)，而相应的 ITR 也分别增长了 41.72%和 78.00%(从 P300 的 35.57bit/min 和 SSVEP 的 28.32bit/min 增长到了 50.41bit/min, p< 0.001)。此外，本书第 6 章的研究表明，P300 和 SSVEP 在混合 BCI 中各自准确率没有明显下降。综上可知，混合 BCI 方法优于传统的 P300 和 SSVEP 单模态 BCI。

为了选择最好的范式用于实际应用，对比了基于 MPE 融合方法的 DRC 和 4-D 范式的性能。结果表明，基于 MPE 融合方法的 4-D 范式的准确率和 ITR 均明显高于 DRC 范式相应的系统性能(表 8.1)。具体地说，4-D 范式的平均准确率为 95.18%，明显高于 DRC 范式的准确率 91.33%(p< 0.0337)。此外，相应的平均 ITR 也从 DRC 范式的 47.14bit/min 增长到了 4-D 范式的 50.41bit/min(p< 0.0343)。进一步说，准确率和 ITR 的标准差也分别由 DRC 范式的 6.64%和 5.58bit/min 减小到了 4-D 范式的 2.87%和 2.67bit/min。上述结果表明，4-D 范式的系统性能相比于 DRC 范式更加快速、稳定。值得注意的是，虽然所有被试均为首次参加 BCI 实验，但是 13 名被试中的 12 名在使用 4-D 范式过程中拼写准确率高于 90%，并且平均准确率(95.18%)高于置信区间(95%)。因此，有理由相信 4-D 范式在 BCI 的研究中具有一定的应用价值。

表 8.1 两种混合 BCI 范式的准确率(%)和 ITR (bit/min)对比

被试	DRC 范式						4-D 范式					
	P300		SSVEP		混合 BCI		P300		SSVEP		混合 BCI	
	准确率	ITR	准确率	ITR	准确率	ITR	准确率	ITR	准确率	ITR	准确率	ITR
S1	75.67	34.68	73.88	33.43	93.08	48.37	73.66	33.28	75.45	34.52	96.21	51.30
S2	73.88	33.43	32.14	9.61	81.25	38.73	79.91	37.74	17.86	3.82	92.19	47.57
S3	84.60	41.29	82.14	39.40	97.77	52.89	83.04	40.08	80.80	38.40	97.99	53.13
S4	62.28	25.83	76.34	35.15	91.07	46.59	64.29	27.08	76.34	35.15	94.64	49.80
S5	80.13	37.90	83.04	40.08	97.77	52.89	79.46	37.41	70.09	30.85	97.1	52.20
S6	52.01	19.75	54.02	20.89	77.68	36.11	67.19	28.94	58.93	23.78	87.95	43.97
S7	87.50	43.60	62.05	25.69	94.64	49.80	83.48	40.43	53.79	20.76	94.42	49.59
S8	78.57	36.76	67.63	29.23	94.20	49.38	84.82	41.47	84.82	41.47	99.11	54.38
S9	59.38	24.05	64.06	26.94	82.81	39.91	69.64	30.55	71.65	31.90	93.97	49.18
S10	68.97	30.11	77.68	36.11	93.97	49.18	68.97	30.11	64.96	27.51	93.97	49.18
S11	89.96	45.64	65.85	28.08	95.09	50.22	88.84	44.71	55.80	21.93	96.65	51.74
S12	78.79	36.92	84.60	41.29	97.77	52.89	79.02	37.08	69.42	30.41	96.43	51.52
S13	73.44	33.12	67.19	28.94	90.18	45.83	74.11	33.59	65.18	27.65	96.65	51.74
平均值	74.24	34.08	68.51	30.37	91.33	47.14	76.65	35.57	65.01	28.32	95.18	50.41
标准差	11.15	7.63	14.24	8.77	6.64	5.58	7.60	5.42	16.93	9.59	2.87	2.67

8.3.2　融合方法的性能对比

为了说明本章所提出的 MPE 融合方法的有效性，将其与其他常用的融合方法进行了准确率对比。此时，准确率通过对被试全部数据的离线分析计算得到(包括 DRC 范式和 4-D 范式)。如图 8.4 所示，结果表明 MPE 融合方法较其他四种融合方法达到了更高的准确率。具体地说，MPE 的准确率明显高于 NBC 和 GSVM(93.25% vs. 90.02%和 87.52%, p <0.001)。虽然相比于其他两种线性方法没有表现出显著性(MPE vs. LDA，p<0.0661；MPE vs. LSVM，p <0.0582)，平均准确率还是分别从 LDA 的 92.39%和 LSVM 的 92.34%增长到了 MPE 的 93.25%。由于具有较好的性能，MPE 融合方法在混合 BCI 的多模态信息融合的研究中将具有一定的应用价值。

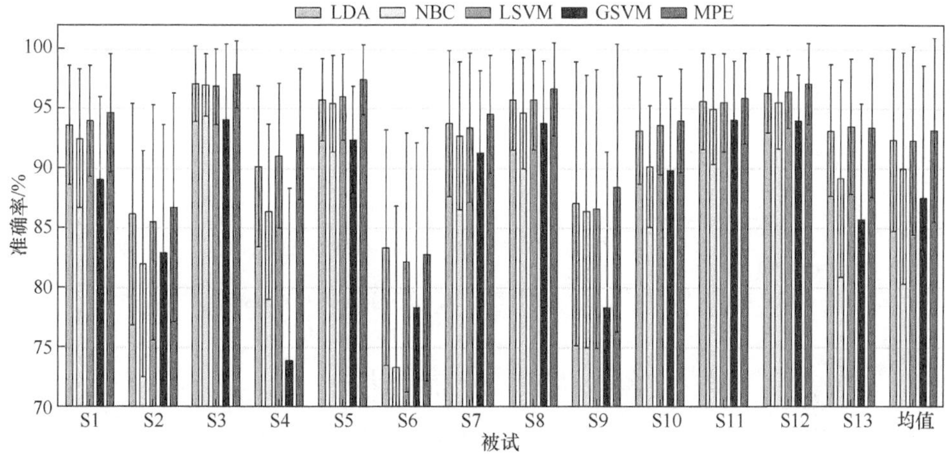

图 8.4　MPE 方法与其他得分融合方法的准确率对比

8.3.3　BCI 初学者的学习过程

为了研究 BCI 初学者在使用所提出的混合 BCI 系统的学习过程，对每名被试全部数据(2 次实验共计 28 个组次)按照时间顺序排列，并通过离线分析方法统计了准确率。如图 8.5 所示，被试可以像单模态 P300 和 SSVEP 一样，很快掌握混合 BCI 的操控方法。具体地说，在 8 个组次之后，混合 BCI 的平均准确率便可以达到 90%以上。值得注意的是，即使在最低点，混合 BCI 的平均准确率也达到了 87.50%。此外，所提出的混合 BCI 方法的标准差明显小于 P300 和 SSVEP 方法，这表明该方法更加稳定。这可能是对 BCI 初学者在 P300、SSVEP 和混合 BCI 中学习过程的首次研究和性能比较。

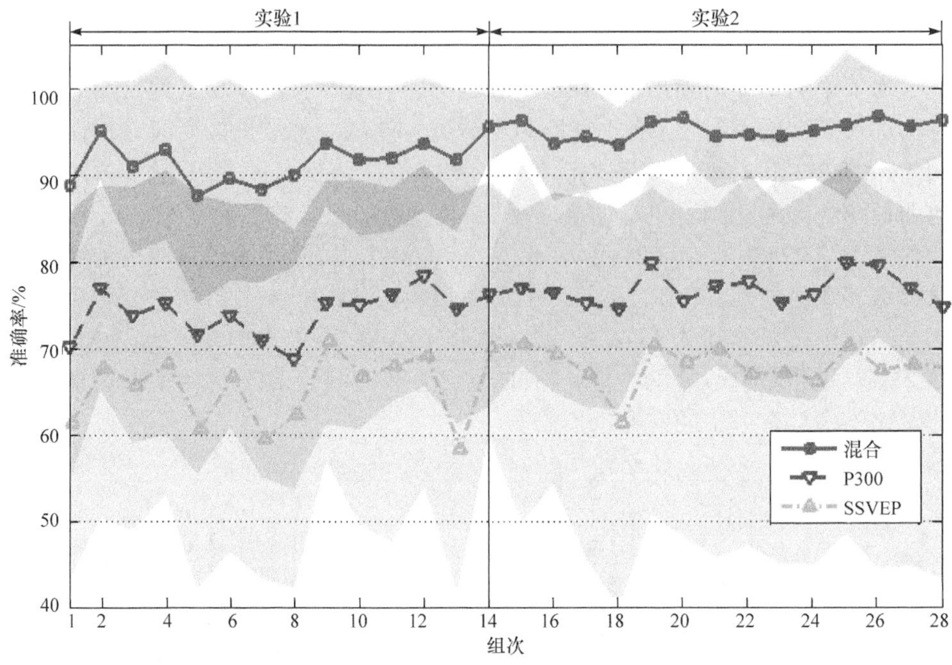

图 8.5　BCI 初学者在实验过程中准确率的变化曲线

图中的曲线表示平均准确率，相应的阴影部分表示不同被试目标识别准确率的标准差

8.4　结果分析与讨论

如果用户在使用 BCI 的过程中准确率不能超过一定阈值(绝大多数情况下定为 70%)，则将其称为 BCI 盲[22]。由于 BCI 盲的存在，基于 P300 和 SSVEP 的 BCI 系统的应用范围受到了很大的限制。目前，减少 BCI 盲在人群中的比例已经成为 BCI 研究中最重要挑战之一[23,24]。如表 8.1 所示，在 DRC 和 4-D 两种混合范式中，分别有 4 名被试 P300 的准确率低于 70%，7 名被试 SSVEP 的准确率低于 70%。然而所有被试在使用混合 BCI 检测方法时，准确率均高于这一阈值，这表明所提出的方法可以有效地扩展 BCI 的适用人群，减少 BCI 盲。更重要的是，13 名被试中的 12 名在使用 4-D 范式的过程中准确率高于 90%，平均值为 95.18%，高于置信区间值。这是单刺激轮次情况下 P300-BCI 拼写器相关研究中的最高准确率，同时是目前 SSVEP-BCI 相关研究中唯一一个选项数突破 64 的 BCI 系统。

有趣的是，虽然 P300 和 SSVEP 的准确率在 DRC 和 4-D 范式中没有显著区别(P300: 74.24% vs. 76.65%，$p< 0.5269$；SSVEP：68.51% vs. 65.01%，$p< 0.5734$)，然而 4-D 范式的准确率明显高于 DRC 范式的准确率(95.18% vs. 91.33%，$p<$

0.0337)(表 8.1)。如图 8.1 可知，在 4-D 范式中，目标字符由来自四维空间的 P300 和 SSVEP 特征信息检测得到。然而，在 DRC 范式中，这两种特征信号仅来自二维空间(P300 和 SSVEP 特征信息均用来提供目标字符的行列坐标)。由 6.4.1 节的讨论可知，来自更高维的信息可能会增大类间距离，进而产生更好的可分性。例如，假如由行随机闪烁刺激诱发的 P300 特征(score_i^1)和第一步周期闪烁刺激诱发的 SSVEP 特征(score_i^3)都提供了错误信息，在 DRC 范式中必然会导致字符拼写错误(图 8.1(a)和(b))。但是，如果 4-D 范式中的任意两个得分提供了错误信息，目标字符仍可能被正确检测到(图 8.1(b)和(c))。上述分析进一步证实了作者之前的结论，即 4-D 范式相比于 DRC 范式更有效。

本章的主要研究目的是设计一种带有 64 选项的混合 BCI 拼写器，并且可以达到较高的准确率和 ITR。相关研究仍然还有许多未完善之处和进一步的提升空间。当前方法的局限和下一步研究计划讨论如下。

(1) 目前，本章的混合 BCI 系统仍需要在每次使用之前训练 P300 分类器和融合方法的相关参数。为了减少训练时间和进一步提高系统性能，已有学者基于 ErrP 提出了无监督学习方法，并将其用于分类器的训练[25,26]。为了设计一种便于长期使用的 BCI 系统，未来的工作可采用这种简单的训练方法，在线调整目标识别方法中的参数设置。在每次使用该混合 BCI 系统之前，相关参数的初始值可以设定为基于之前训练数据求得的参数。接下来，通过当前采集的 ErrP 特征信号在线调整识别方法参数，逐步优化系统性能。这样的方法避免了在每次使用该混合 BCI 前对目标识别算法的训练，将大大提高系统的实用性。

(2) 本章的混合 BCI 系统 64 选项的设置与电脑键盘的按键数相当。由实验结果可知，被试初次使用该混合 BCI 拼写器准确率便达到了 95.18%，这证明该方法可以用于设计基于 BCI 的电脑键盘。在下一步研究中，为了实现 BCI 键盘功能的合理设置，需要重新设计当前系统的用户使用界面 (graphical user interface, GUI)，并加入实际按键功能。此外，将基于被试 P300 和 SSVEP 混合特征得分的特性分别设置阈值，用以实现系统控制状态与空闲状态的识别，进而开发出具有异步控制功能的 BCI 键盘。

(3) 本章的混合 BCI 系统是一种视线非独立 BCI。被试在操控此类 BCI 时需要被试对眼部肌肉的自主控制，这恰恰可能使其难以应用于患有严重运动功能障碍疾病、处于自锁状态的患者。由本书第 5 章的阐述可知，研究不需要视线移动的视线独立 BCI 系统是突破这类 BCI 局限的有效方法。目前，已经有分别基于 P300 和 SSVEP 的视线独立 BCI 的研究报道[27,28]，然而 ITR 的下降已经成为当前该研究方向面临的最严峻的问题。为了进一步提高 ITR，基于 P300 和 SSVEP 的混合 BCI 在视线独立 BCI 的研究将具有很大潜力。

8.5 本 章 小 结

本章提出了一种新的基于 P300 和 SSVEP 得分融合的 64 选项混合 BCI。在该方法中，将 P300-BCI 拼写器的 RC 范式和 SSVEP-BCI 的两步选择范式相结合，提出了两种混合 BCI 方法，即 DRC 和 4-D 范式。此外，本章提出了一种 MPE 融合方法，用来实现 P300 和 SSVEP 特征得分的融合。最后，为了选择最好的混合 BCI 范式和证明 MPE 融合方法的优越性，13 名被试参加了实验。实验结果表明，4-D 混合范式相比于 DRC 范式性能更加优越；MPE 融合方法相比于其他 4 种常用的融合方法(LDA、NBC、LSVM 和 GSVM)到达了更高的准确率。更重要的是，其中 12 名被试采用 4-D 范式准确率均超过 90%，而且平均准确率达到了 95.18%，这表明该混合 BCI 方法在 BCI 键盘的设计研究中具有一定的应用价值。

参 考 文 献

[1] Panicker R C, Puthusserypady S, Sun Y. An asynchronous P300 BCI with SSVEP-based control state detection [J]. IEEE Transactions on Biomedical Engineering, 2011, 58: 1781-1788.

[2] Li Y, Pan J, Wang F, et al. A hybrid BCI system combining P300 and SSVEP and its application to wheelchair control [J]. IEEE Transactions on Biomedical Engineering, 2013, 60(11): 3156-3166.

[3] Allison B Z, Jin J, Zhang Y, et al. A four-choice hybrid P300/SSVEP BCI for improved accuracy [J]. Brain-Computer Interfaces, 2014, 1(1): 17-26.

[4] Wang M, Daly I, Allison B Z, et al. A new hybrid BCI paradigm based on P300 and SSVEP [J]. Journal of Neuroscience Methods, 2015, 244: 16-25.

[5] Xu M, Qi H, Wan B, et al. A hybrid BCI speller paradigm combining P300 potential and the SSVEP blocking feature [J]. Journal of Neural Engineering, 2013, 10(2): 026001.

[6] Liu Y, Zhou Z, Hu D. Comparison of stimulus types in visual P300 speller of brain-computer interfaces [C]//THe 9th IEEE International Conference on Cognitive Informatics, Beijing, 2011.

[7] Krusienski D J, Sellers E W, Cabestaing F, et al. A comparison of classification techniques for the P300 speller [J]. Journal of Neural Engineering, 2006, 3(4): 299-305.

[8] Bin G, Gao X, Yan Z, et al. An online multi-channel SSVEP-based brain-computer interface using a canonical correlation analysis method [J]. Journal of Neural Engineering, 2009, 6(4): 046002.

[9] Nandakumar K, Chen Y, Dass S C, et al. Likelihood ratio-based biometric score fusion [J]. IEEE Transactions on Pattern Analysis and Machine Intelligence, 2008, 30(2): 342-347.

[10] Atrey P K, Hossain M A, Saddik A E, et al. Multimodal fusion for multimedia analysis: A survey [J]. Multimedia Systems, 2010, 16(6): 345-379.

[11] Hanmandlu M, Grover J, Gureja A, et al. Score level fusion of multimodal biometrics using triangular norms [J]. Pattern Recognition Letters, 2011, 32(14): 1843-1850.

[12] Jain A, Nandakumar K, Ross A. Score normalization in multimodal biometric systems [J]. Pattern Recognition, 2005, 38(12): 2270-2285.

[13] Fazli S, Mehnert J, Steinbrink J, et al. Enhanced performance by a hybrid NIRS-EEG brain computer interface [J]. NeuroImage, 2012, 59(1): 519-529.

[14] Duda R O, Hart P E, Stork D G. Pattern Classification [M]. New York: Wiley, 2001.

[15] Bigdely-Shamlo N, Vankov A, Ramirez R R, et al. Brain activity-based image classification from rapid serial visual presentation [J]. IEEE Transactions on Neural Systems and Rehabilitation Engineering, 2008, 16(5): 432-441.

[16] Hausfeld L, Martino F D, Bonte M, et al. Pattern analysis of EEG responses to speech and voice: Influence of feature grouping [J]. NeuroImage, 2012, 59(4): 3641-3651.

[17] Speier W, Arnold C, Lu J, et al. Natural language processing with dynamic classification improves P300 speller accuracy and bit rate [J]. Journal of Neural Engineering, 2012, 9(1): 016004.

[18] Rakotomamonjy A. Variable selection using SVM based criteria [J]. Journal of Machine Learning Research, 2003, 3(8): 1357-1370.

[19] He M, Shi J, Horng S J, et al. Performance evaluation of score level fusion in multimodal biometric system [J]. Pattern Recognition, 2010, 43(5): 1780-1800.

[20] Long J, Li Y, Yu T, et al. Target selection with hybrid feature for BCI-based 2-D cursor control [J]. IEEE Transactions on Biomedical Engineering, 2012, 59(1): 132-140.

[21] Chang C C, Lin C-J. LIBSVM: A library for support vector machines [J]. ACM Transactions on Intelligent Systems and Technology, 2011, 2(3): 27.

[22] Allison B, Neuper C. Brain-Computer Interfaces: Applying Our Mindss to Human-Computer Interaction [M]. London: Springer-Verlag, 2010.

[23] Allison B, Lüth T, Valbuena D, et al. BCI demographics: How many (and what kinds of) people can use an SSVEP BCI [J]. IEEE Transactions on Neural Systems and Rehabilitation Engineering, 2010, 18: 107-116.

[24] Guger C, Daban S, Sellers E, et al. How many people are able to control a P300-based brain-computer interface (BCI) [J]. Neuroscience Letters, 2009, 462: 94-98.

[25] Spüler M, Rosenstiel W, Bogdan M. Online adaptation of a c-VEP brain-computer interface (BCI) based on error-related potentials and unsupervised learning [J]. PLoS One, 2012, 7(12): e51077.

[26] Zeyl T, Chau T. A case study of linear classifiers adapted using imperfect labels derived from human event-related potentials [J]. Pattern Recognition Letters, 2014, 37: 54-62.

[27] Riccio A, Mattia D, Simione L, et al. Eye-gaze independent EEG-based brain-computer interfaces for communication [J]. Journal of Neural Engineering, 2012, 9(4): 045001.

[28] Zhang D, Maye A, Gao X, et al. An independent brain-computer interface using covert non-spatial visual selective attention [J]. Journal of Neural Engineering, 2010, 7(1): 016010.

第 9 章　基于 ErrP 的 P300-BCI 自动纠错机制

BCI 拼写器能够极大地改进严重身体残疾人士的交流方式。然而，要使拼写器在日常生活中的使用变得切实可行，它的速度和准确率还需要进一步提升。本章将错误相关电位 ErrP 引入 P300-BCI 拼写器中，并将 P300 置信度与 ErrP 特征置信度相结合以提高 BCI 拼写器的在线单试次错误检测和纠正的准确率。

9.1　引　　言

P300-BCI 拼写器在提高交互能力受限用户的生活质量上具有很大潜能[1]，但需要其保证一定的鲁棒性和可靠性才能发挥作用。近年来，得益于在信号处理[2]、刺激设计[3,4]、通道选择[5]、动态停止[6]和自然语言处理[7]等方面的研究，P300-BCI 拼写器在诸多方面得到了许多改进，但距离 BCI 拼写系统投入实际应用，其性能还需要进一步提高[8]。

基于此，研究人员开始关注错误相关电位 ErrP 在自动纠正或逐步适应 P300-BCI 拼写器中的巨大潜能。ErrP 是 BCI 交互过程中发生错误时所引发出的一种事件相关电位 ERP[9]。它被认为与大脑的错误监控系统有关，该系统不仅会在个体发生错误时被激活，当外部因素在动作监控过程中发生错误时也会同样被激活[10,11]。Schalk 等证实了在运动想象 BCI 任务中的 ErrP 表现出与 P300 任务中 ErrP 具有高度一致性[12]。Ferrez 等的研究显示，由前一天采集的数据训练得到的分类器在检测 ErrP 时仍具有较高的准确率，学者们对 ErrP 的研究热情越发高涨[13]。

目前，ErrP 已被成功引入自适应 BCI 系统中，并用于自动纠错机制的研究[11,14-17]。Seno 等将 ErrP 合并进 BCI 拼写器中，以便在检测到 ErrP 情况下(自动重复机制)重复当前字符[18]。Spüler 等也采用了自动重复机制，并且发现随着错误检测特异性的提升，健康被试和运动障碍者的 ITR 均有所提高[19]。Schmidt 等对比分析了基于 ErrP 的自动重复机制与常规未校正机制的不依赖视线的 P300-BCI 拼写器，发现前者的拼写速度更高[20]。这些研究均可表明 ErrP 在 P300-BCI 拼写器的自动纠正方面具有很大的潜力。

当错误出现时，自动纠错机制可以立即准确地选择一个合理的备选项来纠正错误，从而进一步提高拼写速度。为了进一步探究该机制的影响因素，Perrin 等采用集在线错误检测与自动校正为一体的 P300-BCI 系统，从而证明了自动纠错机制的性能高度依赖 ErrP 的识别准确率[21]。当误报率较高时(正确的响应被不恰当地识别成错误的响应)，系统整体的性能表现会下降；相反，当误报率较低时，系统整体性能表现会提升。同时，他们还发现自动纠错机制性能的提高取决于较高的纠错率，或者在准确错误检测的基础上进行适当纠错。由此可知，系统需要达到良好的 ErrP 识别率和较高的纠错率，以提高自动纠错机制的整体性能增益。

为了满足这些性能需求，本章提出一种新的思路，即将 ErrP 得分与 P300 置信度相融合，其中，P300 置信度由基于行/列概率的高斯朴素 Bayes 估计求得。首先，由于高 P300 置信度可能会减少由 ErrP 得分产生的误报，假设两个包含有关错误发生信息的脑电势组合在一起将产生更好的错误检测效果。紧接着进一步假设，在发生真实错误的情况下，行/列后验概率将对正确行/列产生强估计，这将在提高错误检测精度的同时可获得更高的自动校正精度。本章提出一种将 P300 和 ErrP 得分结合起来以完成实时后验概率值更新的方法，一旦概率超过指定的阈值，就会给出反馈，但在到达阈值后，由于刺激继续闪烁，概率也会继续更新。这种实时后验概率更新的方法不仅可以实现动态停止，而且为每个试次中的每个可选项目提供了一系列概率，作为 P300 的置信度。为了将 P300 和 ErrP 所含信息结合起来，利用基于 ErrP 检测估算值构建的决策树集合(随机森林)以及 P300 解码置信度特征，其中 P300 解码置信度特征由整个闪烁序列中每一行/列的归一化后验概率构成。这种融合技术允许 ErrP 和 P300 信息在得分级进行融合。

9.2 方法与材料

9.2.1 被试

12 名年龄在 20～33 岁(平均 25.5 岁)的健康志愿者(9 名女性)参与了本实验。被试均为视力正常或矫正视力正常，右利手，部分接受过大学教育。研究得到了加拿大的荷兰布鲁维尤研究所伦理委员会和多伦多大学的许可。在向被试解释实验内容后，所有被试均签署了书面知情同意书。由于被试 2 使用了错误的 P300 分类器，其数据不参与数据分析。

9.2.2 数据采集

如图 9.1 所示，EEG 信号由 26 个主动电极采集得到，放大器为 Brain Products GmbH。接地电极为 AFz，参考电极设置在右乳突。阻抗保持在 10kΩ 以下，采样频率为 250Hz。考虑到性能表现，本节使用 Cz、P3、Pz、P4、Oz 进行 P300 的检测[22]。所有通道均可用于 ErrP 分类器训练，但在线 ErrP 分类器最多允许 12 个通道(9.2.8 节)。

EEG 信号由 BCI2000 中编写的自定义脚本进行在线处理[23]，并使用 96 阶 FIR 滤波器对其进行 0.1～30Hz 带通滤波。刺激开始后，电极记录-160～800ms 的连续数据。刺激前的 160ms 部分用于估计平均基线振幅，该平均值从刺激结束后的 800ms 数据中减去。同时，利用抗混叠移动平均滤波器对数据片段进行处理后降采样至 25Hz。为了离线可视化并测量 ErrP 波形的峰值振幅与延迟，在 EEGLAB[24] 和 ERPLAB[25]中利用非因果零相位滤波器对原始数据进行了 1～15Hz 上的滤波处理。

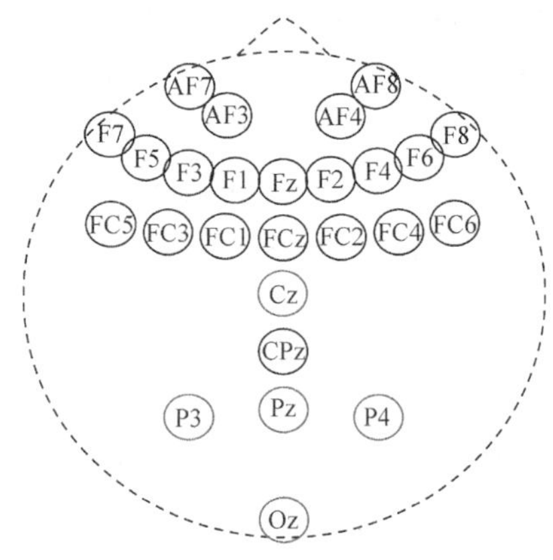

图 9.1　电极布局依据的是扩展的 64 通道国际 10-20 系统标准

突出显示的电极用于 P300 检测器训练，所有电极都可用于 ErrP 分类器的训练

9.2.3　P300-BCI 拼写器

P300-BCI 拼写器由 36 个字母及数字字符组成，排列成 6×6 行列网格矩阵。如图 9.2 所示，字符拼写过程需要进行两步选择。第一步，每行字符以伪随机顺

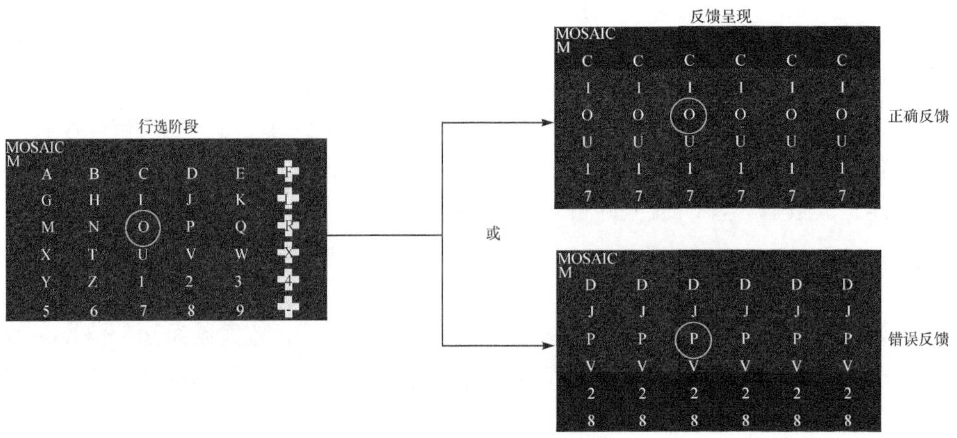

图 9.2　拼写范式示意图

为了举例说明，本书在用户将注意的字符上添加了一个圆圈，这些圆圈在实验过程中不存在

序高亮显示，突出显示行中的每个字符用十字高亮显示。每次高亮持续 80ms，刺激间隔设置为 80ms。实验过程中要求被试将注意力集中到他们想要拼写的字符，并心里默数其突出显示的次数。该步骤最后通过将所有行中的字符替换为 BCI 选择行中的字符，以类似于文献[26]的方式向被试提供反馈。值得注意的是，该范式导致了错误和正确试次之间的反馈产生差异。具体来说，为了确定是否发生了错误，被试必须持续注视需要拼写的字符，如果字符保持不变，则表示选择了正确的行；如果字符发生变化，则表示选择了错误的行。在第二步中，每一列都以伪随机顺序高亮显示。反馈过程与第一步类似，最后列中的字符由所选择列中的字符替换。在这两个步骤之后，所选的字母将从得分排名最高的行和列相交处产生，并显示在屏幕的左上角。

9.2.4　ErrP 和 P300 得分

为了得到每个数据段所对应的 P300 和 ErrP 得分，本节采用了 SWLDA 分类器[27]。经过训练后的 SWLDA 分类器会在选定的时间点和通道上生成一组权重，与滤波后的 EEG 信号相乘后，可以得到两类之间逻辑决策边界的符号距离。对于 ErrP，这个距离将作为 ErrP 得分，用 E 表示。而对于 P300，这个距离用于建立两种条件下的正态分布：H_1 为目标集合，H_0 为非目标条件下的非目标集合。然后根据每个条件下的正态分布模型，将在线操作期间与每次闪烁相关的决策边界距离 x_n 的概率记为 $P(x_n \mid H)$，这些概率被用来评估当前闪烁字符是否为目标字符。

9.2.5　Bayes 动态停止机制

BCI 拼写器持续实时跟踪每行或每列作为目标的后验概率的目的有两个：第一，确定动态停止的标准；第二，生成用于混合错误检测的 P300 置信度(9.2.8 节)。为了获得行/列的后验概率，使用了文献[6]中提出的 Bayes 方法，但一个重要的区别是：在本书的 P300 系统中，拼写是一个两步选择过程，所以行和列的后验概率都是独立的。行或列的后验概率初始化为

$$P\left(G_j|x_1\right)=\frac{P(x_1 \mid G_j,S_1)P(G_j)}{\sum_j P(x_1 \mid G_j,S_1)P(G_j)} \tag{9.1}$$

其中，G_j 为第 j 行或列，$j\in[1,6]$，称为第 j 组刺激；每组的先验概率 $P(G_j)=1/6$；$P(x_1 \mid G_j,S_1)$ 为在给定被评估组 G_j 和第一次闪烁后的组 S_1 后观察到 x_1 的概率。

每组刺激的后验概率在第 n 次闪烁后更新如下：

$$P\left(G_j|x_n\right)=\frac{P(G_j \mid X_{n-1})P(x_n \mid G_j,S_n)}{\sum_j P(G_j \mid X_{n-1})P(x_n \mid G_j,S_n)} \tag{9.2}$$

其中，X_n 包括当前闪烁之前所有的 x，并将每组刺激概率的分母归一化，概率由以下公式给出：

$$P(x_n \mid G_j, S_n) = \begin{cases} P(x_n|H_1), & G_j = S_n \\ P(x_n|H_0), & \text{其他} \end{cases} \tag{9.3}$$

其中，H_1 和 H_0 分别为目标条件和非目标条件。公式(9.1)中 G_j 指由行组成的一组刺激，公式(9.2)中 G_j 指由列组成的一组刺激。将最大后验概率与预先设定的阈值进行比较，当达到阈值时，刺激停止。由于后验概率在每次刺激后仍会更新，所以序列在每组刺激后都有可能停止。

9.2.6 辅助刺激

在 P300-BCI 拼写器中，一旦超过最大后验概率的动态停止阈值，刺激便会停止。当然，允许当前闪烁和后续刺激之间有一定的时间间隔，以便被试在刺激呈现结束和反馈之间有一段休息时间。值得注意的是，如图 9.3 所示，从刺激开始到目标识别结束，这之间存在一个必要的延迟(800ms)和一个因果带通滤波器的延迟(190ms)。因此，在更新每行或每列闪烁所对应的后验概率之前，系统共存在 990ms 的时间延迟。在这个延迟期间同样会出现几次闪烁(刺激开始时间和结束时间都是 80ms)。严格来说，在最初确定 P300 分类器时，没有考虑到在到达阈值之前发生的额外闪烁。这些闪烁称为辅助刺激，因为它们提供了额外的信息，这使得一旦相应处理时段的时间足够，这些信息就可以纳入错误检测和纠正机制。

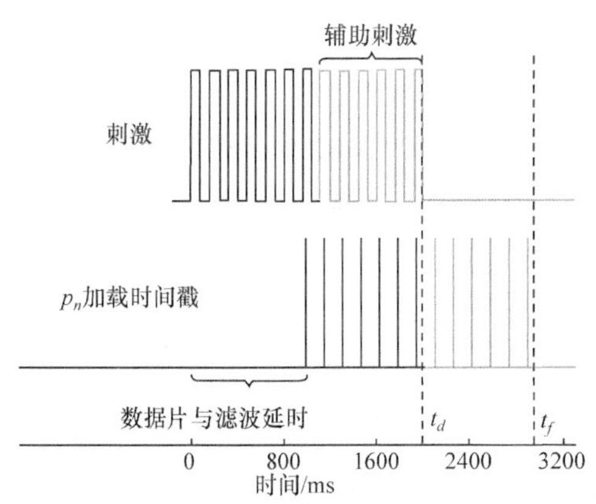

图 9.3　实时更新后验概率 p_n 的示意图

垂直虚线代表超过阈值的时间和所有刺激的时间；实线表示 P300 分类决策中的刺激和相应的后验概率；浅灰色线表示满足决策和反馈阶段开始后计算的刺激和相应的后验概率

注意到，所有在线动态停止框架必须处理好与每个刺激相关的时间点和滤波延迟的问题，以避免遗漏某些刺激信息，这一问题在本章中没有进行具体阐述。

一些动态停止方案选择在每个子试次后计算停止标准(在每组刺激精确闪烁一次后)，其中包括所有刺激信息[28]，同时要求暂停刺激以计算这些延迟。在这些方案中，当刺激跨越多个子试次时，每个试次都会增加一个非常长的时间，在此期间刺激暂停且不收集新的信息。而本章方法选择计算每次闪烁后的停止准则，而不是每个子试次，因此不需要在刺激序列中暂停。相反，本章方法允许在“停止”的决定做出之后，将尚未考虑的刺激信息整合到最终的决定之中。目前，尚未有研究人员在动态停止框架中以这种方式计算辅助刺激。

9.2.7 实验方案

被试共参加了 3 个实验，每天一个，共计三天。每次实验持续 2h，其中包括 EEG 设备的设置时间。实验采用 27in 、刷新率为 100Hz 的显示器，被试距显示器 70cm 左右。每次实验中，根据语言的多维空间类比频率[29]和来自英语词汇项目[30]的信息，被试从英语语言最常用的 500 个单词列表中随机抽取 6 个字母的单词进行拼写，其中不包括以撇号或大写字母开头的单词。所有的拼写任务均在同步模式下，即被试按照提示拼写目标字母，以便直接评估真实错误。

每次实验过程框图如图 9.4 所示，实验 1 的数据用于训练 P300-BCI 拼写器和错误检测器。每次实验分为 1A 和 1B 两个阶段，具体说明如下。

1A 阶段。被试需拼写 5 个单词来训练 P300-BCI 拼写器。在这个阶段中，P300-BCI 拼写器只显示闪烁的刺激，但不检测 P300 电位。每个步骤的子试次数分布在 1～6，以模拟在随后进行的在线动态停止实验中所有可能发生的情况。反馈的随机错误率为 20%，以使被试熟悉反馈流程。

1B 阶段。为了训练错误检测器，P300-BCI 拼写器随后在线使用动态停止功能，调整停止阈值使其适用于大约 25%的错误率。这样做是为了确保在相对较短的时间内产生足够数量的错误试次，以便进行 ErrP 检测器训练。随着停止阈值的调整，错误会受到 P300 响应的影响，而不是完全随机发生。本阶段中被试拼写 25 个单词，用于进行错误检测器训练。

在实验 2 中，被试采用动态停止的方法拼写 35 个单词。根据实验 1B 数据的事后分析，本节选择了可产生 80%准确率的动态停止阈值，这个阈值可确保足够的在线错误试次数，用于 P300 和 ErrP 混合错误检测。同时，在实验 2 中进行了在线纠错，以便在给定步骤上检测到错误时，将选择下一个最高级别的行或列。直到第二步，最终结果显示在屏幕左上角之前，被试才会知道该错误是否会被纠正。利用这种做法，即使行选过程发生错误，也可以确保列选过程期间的任务正常完成。在实验 1 的训练过程中，无论行选过程的结果如何，都要求被试完成列选步骤。由于反馈是逐步给出的，作者认为被试仍能正确完成列选过程。

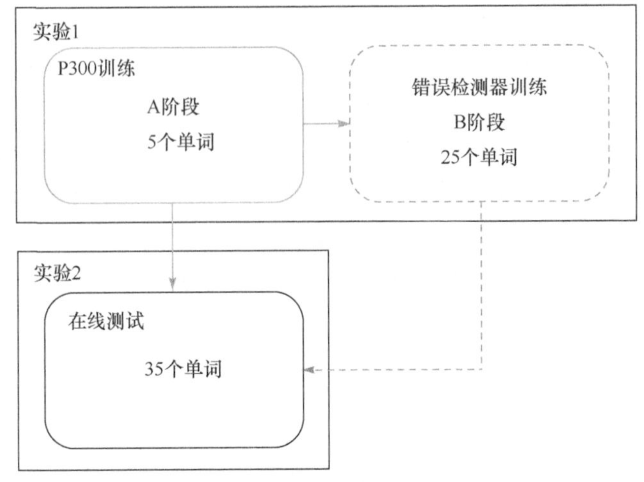

图 9.4　实验过程框图

9.2.8　基于 ErrP 和 P300 融合的在线纠错机制

为了构建一个将 ErrP 得分 E 与实时 P300 后验概率 $P(G_j \mid X)$ 相结合的错误检测器，首先需要得到 ErrP 训练样本集中每个试次的 ErrP 得分 E(实验 1B 阶段)。这个过程是通过十折交叉验证实现的。在交叉验证中，为每一折训练集建立了一个 SWLDA 回归模型，并使用 SWLDA 模型为相应折的测试集中的每个样本分配一个 ErrP 得分。在获得了实验 1B 中每个试次的 ErrP 得分后，将其与 P300 的后验概率结合起来以训练错误检测器。

错误检测器使用训练集构建的具有 100 个决策树的随机森林训练得到。由于目前还没有关于 ErrP 和 P300 特征空间组合的研究，考虑其非线性建模能力和灵活的非参数特性，将随机森林作为首选分类器。1s 的反馈时间使系统可以计算由原始决策中未考虑的辅助闪烁产生的更新后验概率。为了做到这一点，首先在每次闪烁更新后创建一个后验向量：

$$p_n = [P(G_1|X_n), P(G_2|X_n), \cdots, P(G_6|X_n)]^{\mathrm{T}} \tag{9.4}$$

并对向量进行降序排序，表示为 $\widetilde{p_n}$ 。随后在整个实验过程中对向量进行两次评估。首先，在 t_d 时刻，对应后验概率更新为 n_d ，此时，阈值被超过，停止闪烁的决定已经做出($d = \widetilde{p_{n_d}}$)。其次，在 t_f 时刻，对应后验概率更新为 n_f ，对 $\widetilde{p_n}$ 进行二次评估，此时最后的后验更新($f = \widetilde{p_{nf}}$)已经完成。根据如下向量构建特征集 v ，作为决策树集合的输入：

$$v = [E, \tilde{f}_1, \tilde{f}_2, d_1, d_2, f_1, f_2, \sum_{i=3}^{6} f_i] \tag{9.5}$$

其中，E 为如前所述的 ErrP 得分；$\tilde{f}$ 为向量 f 根据 d 阶数排序得到；元素 f_i 表示向量 f 的第 i 个元素，$i\in[1,6]$；$\tilde{f}$ 和 d 的索引类似。其中，$\tilde{f}$ 允许决策树跟踪 $t_d\sim t_f$ 中可能发生的改变。分离这些向量的第一、二个元素可以使分类器确定两个潜在目标是否为疑似最高后验概率值，这可能指示错误迹象的产生。在实验 1B 阶段中的每个反馈阶段，这些特征值将用于构建随机森林。

最后的 ErrP-SWLDA 模型基于实验 1B 阶段的完整数据集训练得到，以便在实验 2 中进行在线使用。在这里，限制了通道的数量以最小化在线计算量。为此，将十折交叉验证中选择的每个通道的特征数量添加到 SWLDA 模型中，然后根据其特征被作为预测变量的总次数对通道进行排序。本节保留了不少于 10 个通道，最多可达到能保留所有选定功能 70%所需的通道数量，使用此方法的最大通道数为 12。P300 和错误检测器的摘要见表 9.1。

表 9.1　P300 检测器和错误检测器摘要

	P300 检测器	错误检测器
可用脑电通道	Cz、P3、Pz、P4、Oz	All
特征全集	每个降采样后通道上的时间点的信号数值	
特征选择	双向 SWLDA(得到信号每个时间点上的权重)	
脑电通道数量约束	无	10～12
基于 SWLDA 的判别值	得到 $P(x_n\|H_0)$, $P(x_n\|H_1)$	ErrP 得分 E
分类器	Bayes(公式(9.2))	随机森林
分类器输入	$X_n=x_1,x_2,\cdots,x_n$	v (公式(9.5))
分类器输出	最大 $P(G_j\|X_n)$ 所对应的行和列	二进制输出

9.2.9　进一步分析

除准确率外，本节还计算了 Seno 等提出的效用增益[31]。当对 P300-BCI 拼写器进行错误纠正时，它被建议作为代替 ITR 的评价指标[32]。将每分钟正确字符的数量作为另一个评价指标，因为作者发现错误修正可以被纳入到这个度量中，并且它的解释十分直观。本书中的拼写器为两步拼写器，因此用户只能在第二步发生后进行错误纠正。在这种情况下，选择正确字母所需的平均时间可推导为

$$T_L'=\frac{2C}{2p^2r_c^2+4r_cr_e\theta p(1-p)+2r_e^2\theta^2\left(1+p^2\right)-4pr_e^2\theta^2-1} \tag{9.6}$$

其中，C 为每个选择步骤的平均时间；p 为每一步的准确率；r_c 为正确选择的撤

销(特异性)；r_e为错误选择的撤销(灵敏度)；θ为 Perrin 等提出的假设良好校正率，即发生错误时进行适当修正的概率[21]。选择正确的字母而不进行错误纠正所需的时间为

$$T_L = \frac{2C}{2p^2 - 1} \tag{9.7}$$

利用误差修正得到的效用增益 gU 为公式(9.6)与公式(9.7)之比。为了计算效用增益，使用每个被试在测试集中发现的每个变量的平均值。第一步(1s)之后的反馈时间从公式(9.7)的分子中删除，原因在于如果拼写器不包括错误纠正，则不需要此时间。每分钟正确字符的数目被设定为

$$\text{SPM}=\frac{1}{T_L}60 \tag{9.8}$$

需要注意的是，尽管被试没有返回纠正在线实验中的错误，但T_L依旧按照用户纠正全部错误的情况进行计算。

在结果的统计分析部分，使用了非参数推断方法，因为 Kolmogorov-Smirnov 检验[33]在每种情况下都显示出非正态性。对于多重比较，采用了 Friedman 秩和检验进行处理，然后采用两两配对的 Wilcoxon 符号秩检验进行比较[34]。每一次比较中得到的p值均采用 Holm 方法进行调整[35]，并使用R计算软件进行统计计算[36]。

9.3 实验结果

9.3.1 在线性能

通过混合错误检测实现的在线自动校正结果如表 9.2 所示。每一行/列选过程的校正前和校正后的准确率分别显示在标有 Pre-Acc 和 Post-Acc 的列中。校正前平均准确率为 78.97%±5.53%，校正后平均准确率为 92.64%±6.19%。由此可见，使用自动校正后的准确率得到了显著提高($p<0.001$)。对于所有被试，校正后的准确率至少提高了 7%，值得注意的是，被试 04 校正后的准确率提高超过了 20%。

表 9.2 在线性能

被试	Pre-Acc/%	Post-Acc/%	Pre-SPM	Post-SPM	gU	θ/%	GC	BC	Sens/%	Spec/%	Ne	Nc
01	87.50	94.61	2.33	3.30	1.42	98.04	49	0	96.08	94.40	51	357
03	71.61	86.72	0.11	2.08	19.76	81.65	68	16	77.06	96.36	109	275
04	75.95	96.19	0.66	3.65	5.49	96.04	87	4	90.10	99.37	101	319
05	82.14	99.05	1.53	4.10	2.68	100	74	0	98.67	99.13	75	345
06	80.48	94.76	1.28	3.36	2.63	93.90	69	4	89.02	97.34	82	338

续表

被试	Pre-Acc/%	Post-Acc/%	Pre-SPM	Post-SPM	gU	θ/%	GC	BC	Sens/%	Spec/%	Ne	Nc
07	81.90	94.05	1.48	3.03	2.04	85.83	59	3	81.58	97.67	76	344
08	82.86	95.48	1.60	3.42	2.14	94.44	59	3	86.11	98.28	72	348
09	77.38	88.57	0.82	2.24	2.72	82.11	62	10	75.79	95.38	95	325
10	68.38	77.45	NaN	0.68	NaN	66.67	75	31	82.17	86.38	129	279
11	83.10	97.62	1.67	3.82	1.30	95.77	63	2	91.55	99.43	71	349
12	77.38	94.52	0.84	3.13	3.73	88.42	76	5	85.26	98.77	95	325
平均值	78.97	92.64	1.23	2.98	4.49	89.32	67	7	86.67	96.59	87	328
标准差	5.53	6.19	0.63	0.98	5.48	9.82	10	9	7.30	3.77	22	28

注：Pre-Acc=校正前准确率；Post-Acc=校正后准确率；Pre-SPM=校正前每分钟字符数；Post-SPM=校正后每分钟字符数；gU =效用增益；θ =假设良好校正率[21]；GC=正确纠正数；BC=错误纠正数；Sens=灵敏度；Spec=特异性；Ne=测试集中错误试次次数；Nc=测试集中正确试次次数

通过自动校正，系统平均 SPM 由 1.23±0.63 提高至 2.98±0.98。考虑两步拼写器的特性，这个结果已经十分不错。为了进行比较，Kindermans 等通过模拟动态停止发现了三个 P300 数据集的最佳 SPM 分别为 4.5、2.2 和 3.3[37]。其中，被试 10 校正前的 SPM 为负，可以认为其 SPM 为 0，但自动纠错后 SPM 变为正值。同时，平均效用增益提高为 4.48±5.48，显著大于 1($p < 0.01$)。这些结果表明，当 P300 置信度信息包含在错误检测中时，自动纠错则具有十分明显的优势。

自动纠正拼写器性能的提高在很大程度上归结于两个因素：错误检测准确率和错误选择组检测到错误时的更正准确率。本节采用文献[21]中提到的良好校正率θ作为衡量真实错误发生时，排名第二的组校正的概率。表 9.2 中显示了大多数被试的高θ值，这可能是使行选过程与列选过程分离的一个因素。除此之外，表 9.2 还列出了准确检测到错误时所做的正确纠正(good correction, GC)和错误纠正(bad correction, BC)的数目。

在线错误检测效果通过灵敏度(Sens)和特异性(Spec)两个指标进行量化，并与测试集中发生的错误试次(Ne)和正确试次(Nc)的数量一同显示在表 9.2 中。从表 9.2 中可以看出，错误检测过程中的平均灵敏度为(86.67±7.30)%，平均特异性为(96±3.77)%。值得说明的是，检测器接收了前一天数据的训练(实验 1B 阶段)。该训练集平均包括 74±3 次错误试次和 231±10 次正确试次，并通过少量刺激闪烁获得了在线选择的准确度。图 9.5 显示每个被试超出阈值所需闪烁次数的箱线图，该图表明了 DS 策略的有效性。

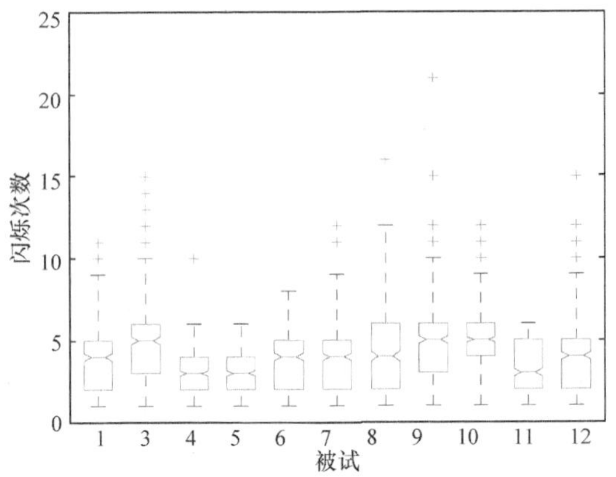

图 9.5　实验 2 中超过阈值所需的闪烁数的箱线图

每个被试的闪烁中位数由方框相交的水平线表示；盒子边缘代表 25%和 75%；延长线的长度可达盒子长度的 1.5 倍(约±2.7 标准差)，超过该值的数据点被视为异常值(如十字)，由于被试 2 使用了错误的 P300 分类器，其数据不参与数据分析

9.3.2　P300 和 ErrP 对错误检测的贡献

为了确定 ErrP 和 P300 置信度信息对错误检测的相对影响，使用相同的训练集进行了错误检测器的离线重建。分别绘制了各个影响因素下 ROC 曲线，其结果如图 9.6 所示，ROC 曲线的推导过程如文献[38]所示。同时，使用决策树投票的比例作为混合型检测器和仅基于 P300 的错误检测器二者的得分。为了分离 P300 置信度信息，利用公式(9.5)中的向量 v 构建了一个决策树集合，但去除了向量 v 中的第一个元素来消除 ErrP 的影响。而对于 ErrP 检测器，使用重建的混合错误检测器中获得的 ErrP 得分构造了 ROC 曲线。

表 9.3 展示了每各被试的 ROC 曲线下对应的面积(area under the curve, AUC)。单因素重复测量的 Friedman 秩和检验解释了错误检测器类型对 AUC($\chi^2(2)=18.73, p<0.001$)的显著影响。事后配对符号秩检验表明，与仅基于 ErrP 的错误检测器相比，仅基于 P300 的错误检测器和混合错误检测器的 AUC 明显更大(两种情况下均存在 $p<0.01$)。而当将仅基于 P300 的错误检测器和混合错误检测器进行比较时，发现混合型检测器的平均 AUC 只比仅基于 P300 的检测器增加了 0.013。尽管基于事后分析，可以看出检测器性能的提高是显著的，但与仅基于 P300 的错误检测器(p<0.001)相比，较小的提升值使人们质疑结合 ErrP 检测器是否存在优势。

表 9.3　图 9.6 中每个 ROC 曲线下对应的面积

被试	ErrP	P300	混合
01	0.964	0.975	0.989
03	0.738	0.938	0.947
04	0.870	0.988	0.997

续表

被试	ErrP	P300	混合
05	0.951	0.998	0.999
06	0.880	0.970	0.986
07	0.829	0.961	0.970
08	0.902	0.967	0.978
09	0.768	0.933	0.953
10	0.529	0.917	0.914
11	0.784	0.998	0.997
12	0.771	0.977	0.983
平均值	0.817	0.966	0.974
标准差	0.122	0.027	0.026

9.3.3　辅助刺激的影响

与 ErrP 检测器相比，基于 P300 的错误检测器具有较高性能的原因之一是后者得益于图 9.3 所示的辅助刺激。与决策时的后验概率相比，这些辅助刺激为每一个可选择项提供了更新后验概率。为每个被试单独设置动态停止阈值的方法可以令训练集的准确率达到 80%左右。在图 9.6 中，将原始在线准确率(标记为 Pre-Acc)与由三种待验证的错误检测方法获得的自动校正准确率进行比较，来说明辅助刺激的作用。三种错误检测方法的对比结果如图 9.6 所示：第一，在线混合错误检测法(方法 A)；第二，基于最大后验概率在 $t_d \sim t_f$ 中是否发生改变的错误检测法(方法 B)；第三，完备的错误检测法(方法 C)。虽然重复测量 Fridman-秩和检验展示了检测器方法的显著效果($\chi^2(2)=16.88, p<0.001$)，但事后两两配对 Wilcoxon 符号秩检验表明，检测方法 A 和方法 B 之间并没有显著差异。这样的

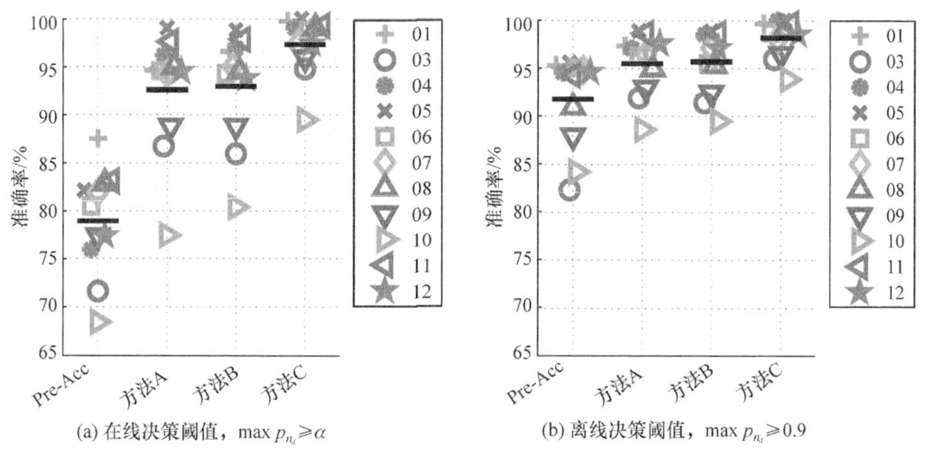

(a) 在线决策阈值，max $p_{n_d} \geqslant \alpha$　　(b) 离线决策阈值，max $p_{n_d} \geqslant 0.9$

图 9.6　三种错误检测方法(A、B、C)的选择准确率与各被试校正前准确率(Pre-Acc)相比

结果进一步降低了对 ErrP 检测器的预期，同时检验结果表明，只需在 t_f 时刻将选择切换到修订的项目等级就可以提高准确率。同样地，BCI 拼写器可以简单地等到 t_f 时刻后再做出决定，而不必进行错误纠正。然而注意到，完备的错误检测法(方法 C)的性能显著优于方法 A 和方法 B(两种情况下均存在 $p<0.01$)。其原因在于前者提高了单试次错误检测的准确率，而这可能是通过改进 ErrP 检测做到的。

对决策时间的最大后验概率超过阈值 0.9 的试次集进行重复分析，可以证明辅助刺激在决策阈值较高的情况下也同样适用(图 9.6(b))。正如预期，平均准确率越高，相应的从错误校正中获得的增益就越小。尽管如此，在图 9.6 中所提出的三种错误检测方法的校正准确率均明显高于无错误校正情况($p<0.01$)，这意味着使用辅助刺激进行错误校正的方法在高阈值情况下也同样有效。

最大后验概率在 t_d~ t_f 的不时变化会极大地影响仅基于 P300 置信度信息的错误检测器的准确性。为确定当后验概率不变时，该置信度信息是否依然有效，重新计算了各 ROC 曲线下的面积，但将最大后验概率在 t_d~ t_f 变化的样本排除在外。如表 9.4 所示，在没有最大后验概率变化的情况下，发现三种错误检测方法存在显著性差异(所有配对比较均存在 $p<0.01$)，其中混合检测法的最高平均 AUC 为 0.912。这表明，在没有最大后验概率变化的情况下，P300 置信度信息与 ErrP 相结合存在一定优势。

表 9.4　各 ROC 的 AUC

被试	ErrP	P300	混合
01	0.947	0.840	0.963
03	0.821	0.834	0.882
04	0.887	0.843	0.938
05	0.994	0.996	0.997
06	0.951	0.867	0.953
07	0.695	0.744	0.743
08	0.922	0.863	0.932
09	0.804	0.822	0.857
10	0.657	0.833	0.840
11	0.902	0.900	0.983
12	0.801	0.928	0.940
平均值	0.853	0.861	0.912
标准差	0.108	0.065	0.075

注：不包括辅助刺激期间最大后验变化的样本

9.3.4 ErrP 波形特征

由于所采取的反馈刺激不同于传统简单的在屏幕中央显示备选字符的常规方法，本节试图探究这种刺激方式将对 ErrP 波形产生何种影响。图 9.7(a)和图 9.7(b)分别展示了 FCz 和 Pz 两个电极位置上对于正确试次反馈和错误试次反馈的总平均 ErrP。图 9.7(c)和图 9.7(d)展示了二者之间的差异波形，并在次纵坐标轴中绘制了正确试次和错误试次二者之间的可分离性度量 sign-γ^2 [39]。由此发现，二者整体波形十分相似，负向峰值出现在 200ms 左右，正向峰值出现在 300ms 左右。在 Pz 电极处，正确试次中未出现 400ms 左右的负向峰以及 600ms 左右的正向峰。这些波形差异也同样出现在 sign-γ^2 值曲线中。

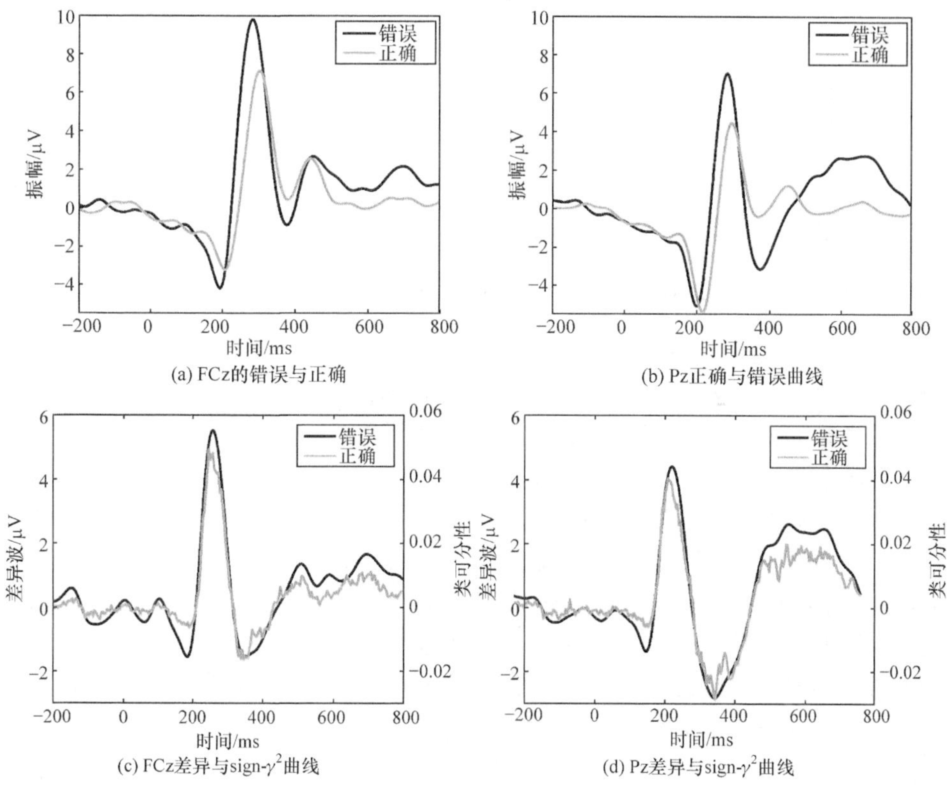

(a) FCz的错误与正确

(b) Pz正确与错误曲线

(c) FCz差异与sign-γ^2曲线

(d) Pz差异与sign-γ^2曲线

图 9.7　响应反馈呈现的平均 ERP

值得一提的是，200ms 左右出现的负向峰意味着二者具有相对较差的类可分性，这是一个与错误监控相关的成分。实验结果中，sign-γ^2 遵循差分波形中的正性，并在 260ms 左右达到峰值。这种延迟的高度可分性可能是由错误试次和正确试次之间的相位差造成的。在 FCz 电极上产生的错误试次的平均正向峰值延迟为(285.5±15.1)ms，明显早于正确试次(306.5±13.9)ms 的平均延迟($p<0.01$)。这种正性出现在原始 ERPs 的各正向峰值之前，而相位超前使这种正性变得更加显著(FCz 处的平均延迟为(259.3±15.9)ms)。

9.4 结果分析与讨论

9.4.1 在线纠错

实验结果表明，将自动纠错与采用 DS 策略的 BCI 拼写器相结合，可以大大提高选择准确率。DS 策略在错误纠正方面十分适用，其原因在于除了达到停止标准并选择好要拼写的字符之外，还可以在选择后获得额外的 P300 信息。而这种情况的出现则是因为要采集的各时间点需要一定延迟，并且每个可选字符后验概率的任何变化都会影响错误检测和纠正。基于此，在采用动态停止的 P300-BCI 拼写器提供反馈之前，可以利用此信息来纠正错误或优化原始选择。在线自动纠错可获得更高的准确率增益[21]，这与自动纠错性能依赖单试次错误精确检测的观点一致，通过结合 P300 置信度信息可以显著增强其性能。

9.4.2 基于 ErrP 和 P300 融合进行在线错误检测

在线错误检测器首次将 ErrP 信息与初始分类置信度信息结合起来，而该检测器是在单独一天中接收各步骤数据的训练而得到的。这种结合方法在 BCI 中产生了在线最高单试次错误检测准确率。正如作者所假设，与仅基于 ErrP 的检测器相比，在融合 P300 置信度信息后可以显著提高错误检测性能。然而，混合型错误检测器和仅基于 P300 置信度的错误检测器产生的选择准确率之间没有显著性差异。得益于图 9.3 中所述的辅助刺激，基于 P300 置信度的错误检测器拥有主导优势。它能够检测到更长的刺激序列中所产生的错误，这一发现与 Mainsah 等的最新观察结果一致[40]。同时，考虑 ErrP 检测器必须进行校准数据方面的训练，利用 ErrP 进行错误检测的实际价值并不突出。尽管如此，离线分析结果表明，在完全检测到错误后进行自动校正的效果最好。这是未来进一步提高 ErrP 的单试次错误分类性能的一大研究方向。此外，在辅助刺激期间最大后验概率不变的情况下，混合型错误检测器的性能明显优于仅基于 P300 或仅基于 ErrP 的错误检测器。

9.4.3 新型 ErrP 波形差异

错误试次和正确试次的 ErrP 波形不仅呈现出幅值差异，同时在刺激后的 300ms 内的正向峰中发现了之前未曾报道过的相位差异。这一发现解释了 P300 电位刺激范式中 ErrP 的波形差异。波形差异可能是由 P300 成分对单一的、不频繁的刺激(在错误和正确的试次中提供反馈)的响应幅度和延迟差异所引起的。Polich 指出，对于需要注意力高度集中的任务，P300 的振幅更小，且峰值延迟更长，这与本书对 ERPs 响应的观察结果一致[41]。一般情况下，被试的注意力最初集中在他们想要拼写的字符上，但由于该字符在反馈过程中不会发生改变，被试用户需将注意力分散至周围字符上，来推断其选择是否正确，这更加需要被试注意力高度集中。同时，P300 电位的延迟可以用来检测和评估刺激持续时间[41,42]。在进行错误反馈的情况下，被试更多地关注于被纠正后的字符，而不需要将注意力分散到周围字符来推断选择是否正确。

当然，这种解释可能仅限于本章所提出的特定刺激范式，即被试的定向注意力在错误和正确的试次之间存在差异。但它依旧具有一些实用意义，例如，这种相位差异提示可以通过相位特征来改进 ErrP 检测。除此以外，单试次的 ErrP 检测还可能受到反馈呈现方式的影响，这是未来值得进一步研究的领域。

9.4.4　限制

本书的主要目标是评估一种具有动态停止机制的新型混合错误检测及纠正策略。为此，将 ErrP 和 P300 特征引入错误检测器中，设计了两步式行列拼写器，其中包括 36 个(字母、数字等)可选项。行和列的选择步骤分开进行，以采集更多的错误反馈用于检测器评估。这种分开进行的方式虽然限制了拼写器的整体速度，但可以直接应用于不依赖注视的 BCI 拼写器上，不仅能够适应有限的感知领域[43]，还能扩大 BCI 范式的应用范围。因此，该方法造成的拼写速度下降问题不会影响动态停止和错误检测的整体性能。

为了确保采集到足够的错误反馈以评估检测效果，设置了动态停止阈值，使训练集上的准确率可达到 80%左右。然而，这导致了决策时的准确率降低，也意味着这些错误很可能在辅助刺激期间得到解决。与高动态停止阈值时产生的增益相比，自动校正产生的增益可能会降低。这一问题需要花费较长时间通过获得足够的错误反馈才有希望被证实。在实际 BCI 系统中，动态停止阈值应设置得更高，从而减少错误的发生，但辅助刺激和 P300 置信度在错误识别和纠正方面的用处也是可以期待的。

9.5　本 章 小 结

本章将 ErrP 引入 P300-BCI 拼写器中，设计了自动纠错方法。该方法首先提出了一种使用实时 Bayes 动态停止框架获得 P300 置信度的机制；其次提出了一组决策树算法将 ErrP 和 P300 置信度特征融合并将其用于目标字符识别；最后发现了拼写器中错误反馈与正确反馈之间存在注意力层次上的独特差异，并讨论了这些差异是如何对 ErrP 生理机能产生影响的。使用提前训练好的 BCI 系统对 11 名被试进行了在线错误检测实验，得到的平均灵敏度为 86.67%，平均特异性为 96.59%。自动纠错方法使系统选择精确度提高了 13.67%，SPM 由原来的 1.23±0.63 提高到了 2.98±0.98。

参 考 文 献

[1] Mccane L M, Sellers E W, Mcfarland D J, et al. Brain-computer interface (BCI) evaluation in people with amyotrophic lateral sclerosis [J]. Amyotrophic Lateral Sclerosis and Frontotemporal Degeneration, 2014, 15: 207-215.

[2] Rivet B, Souloumiac A, Attina V, et al. xDAWN algorithm to enhance evoked potentials: Application to brain-computer interface [J]. IEEE Transactions on Biomedical Engineering, 2009, 56(8): 2035-2043.

[3] Townsend G, LaPallo B K, Boulay C B, et al. A novel P300-based brain-computer interface stimulus presentation paradigm: Moving beyond rows and columns [J]. Clinical Neurophysiology, 2010, 121(7): 1109-1120.

[4] Kaufmann T, Schulz S M, Köblitz A, et al. Face stimuli effectively prevent brain-computer interface inefficiency in patients with neurodegenerative disease [J]. Clinical Neurophysiology, 2013, 124(5): 893-900.

[5] Cecotti H, Rivet B, Congedo M, et al. A robust sensor-selection method for P300 braincomputer interfaces [J]. Journal of Neural Engineering, 2011, 8(1): 016001.

[6] Throckmorton C, Colwell K, Ryan D, et al. Bayesian approach to dynamically controlling data collection in P300 spellers [J]. IEEE Transactions on Neural Systems and Rehabilitation Engineering, 2013, 21(3): 508-517.

[7] Speier W, Fried I, Pouratian N. Improved P300 speller performance using electrocorticography, spectral features, natural language processing [J]. Clinical Neurophysiology, 2013, 124(7): 1321-1328.

[8] Vuckovic A, Pineda J A, LaMarca K, et al. Interaction of BCI with the underlying neurological conditions in patients: Pros and cons [J]. Frontiers in Neuroengineering, 2014, 7: 42.

[9] Chavarriaga R, Sobolewski A, Millán J D R. Errare machinale est: The use of error-related potentials in brain-machine interfaces [J]. Frontiers in Neuroscience, 2014, 8: 208.

[10] Bekkering H, van Schie H T, Mars R B, et al. Modulation of activity in medial frontal and motor cortices during error observation [J]. Nature Neuroscience, 2004, 7(5): 549-554.

[11] Chavarriaga R, Millan J D R. Learning from EEG error-related potentials in noninvasive brain-computer interfaces [J]. IEEE Transactions on Neural Systems and Rehabilitation Engineering, 2010, 18(4): 381-388.

[12] Schalk G, Wolpaw J R, McFarland D J, et al. EEG-based communication: Presence of an error potential [J]. Clinical Neurophysiology, 2000, 111(12): 2138-2144.

[13] Ferrez P W, Millán J R. Error-related EEG potentials generated during simulated brain-computer

interaction [J]. IEEE Transactions on Biomedical Engineering, 2008, 55(3): 923-929.

[14] Artusi X, Niazi I, Lucas M F, et al. Performance of a simulated adaptive BCI based on experimental classification of movement-related and error potentials [J]. IEEE Journal on Emerging and Selected Topics in Circuits and Systems, 2011, 1(4): 480-488.

[15] Llera A, van Gerven M A J, Gómez V, et al. On the use of interaction error potentials for adaptive brain computer interfaces [J]. Neural Networks, 2011, 24(10):1120-1127.

[16] Spüler M, Rosenstiel W, Bogdan M. Online adaptation of a c-VEP brain-computer interface (BCI) based on error-related potentials and unsupervised learning [J]. PLoS One, 2012, 7(12): e51077.

[17] Zeyl T, Chau T. A case study of linear classifiers adapted usingi mperfect labels derived from human event-related potentials [J]. Pattern Recognition Letters, 2014, 37: 54-62.

[18] Seno B D, Matteucci M, Mainardi L. Online detection of P300 and error potentials in a BCI speller [J]. Computational Intelligence and Neuroscience, 2010, 2010: 307254.

[19] Spüler M, Bensch M, Kleih S, et al. Online use of error-related potentials in healthy users and people with severe motor impairment increases performance of a P300-BCI [J]. Clinical Neurophysiology, 2012, 123(7): 1328-1337.

[20] Schmidt N M, Blankertz B, Treder M S. Online detection of error-related potentials boosts the performance of mental typewriters [J]. BMC Neuroscience, 2012, 13: 19.

[21] Perrin M, Maby E, Daligault S, et al. Objective and subjective evaluation of online error correction during P300-based spelling [J]. Advances in Human-Computer Interaction, 2012, 2012: 578295.

[22] Yin E, Zhou Z, Jiang J, et al. A speedy hybrid BCI spelling approach combining P300 and SSVEP [J]. IEEE Transactions on Biomedical Engineering, 2014, 61(2): 473-483.

[23] Schalk G, McFarland D J, Hinterberger T, et al. BCI2000: A general-purpose brain-computer interface (BCI) system [J]. IEEE Transactions on Biomedical Engineering, 2004, 51(6): 1034-1043.

[24] Delorme A, Makeig S. EEGLAB: An open source toolbox for analysis of single-trial EEG dynamics including independent component analysis [J]. Journal of Neuroscience Methods, 2004, 134(1): 9-21.

[25] Javier L C, Luck S J. ERPLAB: An open-source toolbox for the analysis of event-related potentials [J]. Frontiers in Human Neuroscience, 2014, 8: 213.

[26] Takahashi H, Yoshikawa T. Furuhashi T. Reliability-Based Automatic Repeat Request with Error Potential-Based Error Correction for Improving P300 Speller Performance [M]. Berlin: Springer, 2010.

[27] Krusienski D J, Sellers E W, McFarland D J, et al. Toward enhanced P300 speller performance [J]. Journal of Neuroscience Journal of Neuroscience Methods, 2008, 167(1): 15-21.

[28] Lenhardt A, Kaper M, Ritter H J. An adaptive p300-based online brain-computer interface [J]. IEEE Transactions on Neural Systems and Rehabilitation Engineering, 2008, 16(2): 121-130.

[29] Lund K, Burgess C. Producing high-dimensional semantic spaces from lexical co-occurrence [J]. Behavior Research Methods Instruments & Computers, 1996, 28(2): 203-208.

[30] Balota D A, Yap M J, Cortese M J, et al. The English lexicon project [J]. Behavior Research

Methods, 2007, 39(3): 445-459.

[31] Seno B D, Matteucci M, Mainardi L. The utility metric: A novel method to assess the overall performance of discrete brain-computer interfaces [J]. IEEE Transactions on Neural Systems and Rehabilitation Engineering, 2010, 18(1): 20-28.

[32] Yuan P, Gao X, Allison B, et al. A study of the existing problems of estimating the information transfer rate in online brain-computer interfaces [J]. Journal of Neural Engineering, 2013, 10(2): 026014.

[33] Marsaglia G, Tsang W W, Wang J. Evaluating Kolmogorov's distribution [J]. Journal of Statistical Sofware, 2003, 8(18): 1-4.

[34] Hollander M, Wolfe D A, Wang J. Nonparametric Statistical Methods [M]. New York: Wiley, 2013.

[35] Holm S. A simple sequentially rejective multiple test procedure [J]. Scandinavian Journal of Statistics, 1979, 6(2): 65-70.

[36] Rteam R, Team R D C, Team R, et al. R: A language and environment for statistical computing [J]. Computing, 2014, 14: 12-21.

[37] Kindermans P J, Verschore H, Schrauwen B. A unified probabilistic approach to improve spelling in an event-related potentialbased brain-computer interface [J]. IEEE Transactions on Biomedical Engineering, 2013, 60(10): 2696-2705.

[38] Fawcett T. An introduction to ROC analysis [J]. Pattern Recognition Letters, 2006, 27(8): 861-874.

[39] Blankertz B, Lemm S, Treder M, et al. Single-trial analysis and classification of ERP components: A tutorial [J]. NeuroImage, 2011, 56(2): 814-825.

[40] Mainsah B, Morton K, Collins L, et al. Moving away from error-related potentials to achieve spelling correction in P300 spellers [J]. IEEE Transactions on Neural Systems and Rehabilitation Engineering, 2014, 23(5): 737-743.

[41] Polich J. Updating P300: An integrative theory of P3a and P3b [J]. Clinical Neurophysiology, 2007, 118(10): 2128-2148.

[42] Magliero A, Bashore T R, Coles M G H, et al. On the dependence of P300 latency on stimulus evaluation processes [J]. Psychophysiology, 1984, 21(2): 171-186.

[43] Riccio A, Mattia D, Simione L, et al. Eyegaze independent EEG-based brain-computer interfaces for communication [J]. Journal of Neural Engineering, 2012, 9(4): 045001.

第 10 章 基于 ErrP 得分的半监督自适应 P300-BCI

本书在第 9 章中将 ErrP 引入 P300-BCI 拼写器，并研究了自动纠错机制对拼写器性能的影响，但其所得到的分类器仍然是静态的，无法对其进行在线优化。由于大脑的状态时刻发生着变化，使用静态分类器会导致 BCI 性能十分不稳定，无法将其直接应用于临床。基于此，本章提出自适应分类法来解决此类由非平稳性引起的性能差异。这种方法可以随着时间变化自适应地改变分类器的参数。本章将通过提供非完整标签来进行 Errp-BCI 拼写器中分类器的自适应设计，对非平稳性能和系统参数进行在线优化。

10.1 引　　言

除通信效率以外，目前 BCI 的性能表现还不够稳定，这严重阻碍了 BCI 的临床应用[1-3]。BCI 性能的不稳定性主要受到被试意志力、注意力、情绪状态以及传感器的物理属性等因素[4,5]影响。自适应分类法可以解决由非平稳性引起的 BCI 性能差异，该方法能够随着时间变化自适应地调整分类器参数。调整如刺激呈现速度等 BCI 系统参数，使其随着时间变化达到最优配置，同时要求分类器适应新的系统参数。

第 9 章介绍了 ErrP 是在被试进行交互或者观察情况下 BCI 产生错误结果时所观测到的一种事件相关电位。这表明，ErrP 可以为 BCI 分类器自适应提供所需的非完整标签，尤其对于运动想象范式[6,7]。Llera 等和 Zeyl 等通过模拟发现，如果分类器使用来自 ErrP 的标签进行调整，二分类运动想象的准确率可以随着时间得到提升[8,9]。然而，大多数运动想象范式是连续的，且无法给用户提供离散的反馈。因此，ErrP 对于已经提供离散反馈的系统更为有效，如 BCI 拼写器。

10.1.1 分类器自适应——P300-BCI 拼写器

目前，已经证明自适应分类法对于主动式 BCI(如运动想象)是有效的[2,3]，但是对于被动式 BCI(如 P300-BCI 拼写器)，自适应分类的有效性仍不清楚。目前，一些研究已经成功地在 P300-BCI 实验中利用自适应训练的方法，使训练出的分类器能够提供即时反馈[10-13]。然而，自适应方法在跨越多天情况下的优势仍未经证实。McFarland 等在视觉 P300-BCI 拼写器实验的离线分析中发现，使用同一天和前些天的数据分别训练自适应分类器并进行分类，得到的准确率并没有显著性差异[14]。相比之下，Dähne 等采用模拟无监督自适应学习方式实现了 BCI 性能的提升[15]。但此方法中，对大多数被试来说，3 个听觉“oddball”任务数据库的正确类标签是无法获得的。近期，Schettini 等在同一天 5 个连续但不同的实验中，发现采用 DS 方法与非控制态相结合的拼写器的持续适应性能显著优于静态算法[16]。实验中，目标的置信度用来筛选样本，其中包括用分类器再训练后超过阈值的样本。原始标签(如与分类器输出一致的标签)被用于进行分类器再训练。在利用非完整标签进行再训练的基础上再结合目标置信度的方式可以视为一种半监督学习。半监督学习方法的准确率介于非自适应方法和具有完整标签的监督学习方法之间。这些发现引出一个新的问题，即将 ErrP 和目标置信度结合后能否提升 BCI 拼写器中半监督自适应方法的性能。

10.1.2　基于 ErrP 的自动校正

ErrP 在 BCI 拼写器中主要用于自动校正或者撤销判定为错误的字符，但关于使用 ErrP 自动校正是否具有优势目前仍不能确定。Spüler 等和 Schmidt 等使用 ErrP 来自动标记重复字符，实现了 ITR 和 SPM 的显著提升[17,18]。Seno 等提出了一个自动重复请求算法，发现其中一名被试的表现稍有提升，而另一名被试的表现稍有降低[19]。同样，Perrin 等发现在基于 ErrP 的自动校正算法实验中，部分被试的表现得到提升，其他被试的表现反而降低[20]。

自动校正的价值在很大程度上依赖错误检测的准确率以及未校正的 BCI 拼写器的性能，具体参见文献[21]。在第 9 章中，已经探究过通过结合目标置信度指标和 ErrP 来提升 BCI 拼写器的错误检测率，以提高自动校正性能[22]。其中，目标置信度是通过对比每组刺激 P300 得分对应的 Bayes 后验概率来度量的。使用这种融合检测方法的确可以提升错误检测率，但是检测准确率的提高主要是因为目标置信度这一特征，而非 ErrP。目前研究中，错误校正是通过将错误的刺激目标替换成概率值排名第二的刺激目标来实现的。另一种校正错误的方法是使用字典来预测最有可能拼写的单词。Mainsah 等最近的研究发现，使用 P300 置信度的分类器与使用完整 ErrP 检测的基于字典的自动校正算法具有相同的性能[23]。这些结果表明，在自动校正的 BCI 拼写器中 ErrP 的存在可能并不是必需的。

10.1.3　目标：基于 ErrP 的自适应

与自动纠错方法不同，利用 ErrP 进行自适应分类或者对 BCI 拼写器的分类器进行再训练的研究目前仍处于初步阶段。在一个基于编码调制的视觉诱发电位拼写器中，Spüler 等利用 ErrP 来逐步调整分类器，发现相比于非自适应分类器有更好的性能，但没有与其他半监督的方法进行比较[24]。这一发现以及上述基于 ErrP

的自适应分类在运动想象范式中的优势，使作者完成了第一个目标，即肯定了在BCI 拼写器的自适应设计中将 ErrP 与目标置信度相结合的优势。具体来说，通过对拼写器的在线分块，将混合误差检测器标记过的试次进行再训练，得到结果并开展模拟在线分析来确定 ErrP 和目标置信度指标的相对贡献。

除了分类器自适应设计，还可以对用户界面进行调整以适应用户注意力水平的变化，这也可能提高 BCI 拼写器的性能。可以通过调整刺激呈现间隔(stimulus-onset asynchrony, SOA)来实现这一目标，即刺激持续时间和刺激之间的时间间隔(inter-stimulus interval，ISI)①，以便基于被试的情况以及在跨时间的条件下优化 SOA。文献[25]和[26]的工作表明，最优的 SOA 时间确实会在被试之间及整个使用过程之间发生变化，这可能受到疲劳和任务参与度等因素的影响。Sellers 等建议通过测试多个 ISI 来为每个被试找到最佳的设置，但这样的做法需要耗费大量的时间成本，且每个 SOA 相应的分类器都需要接受训练和测试[27]。因此，通过校准实验的方式来优化 SOA 或 ISI，实际上是站不住脚的。此外，目前尚不清楚根据 BCI 性能和用户偏好所选择的最佳 SOA 是否随着时间的推移而保持恒定。本书建议 SOA 可以在用户拼写单词过程中不断进行优化。为了在线评估 SOA 的优化效果，在初始分类器完成训练后引入了一种新的 SOA，以评估基于前几天数据训练出的分类器对新 SOA 的自适应能力，并与多种自适应方法进行对比。

10.2　方法与材料

10.2.1　被试

12 名身体健康、年龄在 20～33 岁(平均 25.5 岁)的被试(9 名女性)参加了本项目的实验研究。由于被试 2 使用了错误的分类器，其结果不参与数据分析。实验时间跨度为 4～22 天，被试共参加 3 次实验，单次实验持续 2h，其中包括实验准备时间。实验 1 和实验 2 的数据先前已经展示在第 9 章中，在其中评估了基于 ErrP 的自动校正性能[22]。本研究涉及基于 ErrP 的渐进分类器自适应和半监督分类器再训练。所有被试均视力正常，或矫正视力正常，无神经系统疾病病史，在听取了实验的详细讲解后均签署了书面知情同意书。本研究得到了荷兰布鲁维尤儿童康复医院伦理委员会和多伦多大学的许可。

10.2.2　EEG 采集

EEG 数据采用 BP 公司的 Brain Products GmbH 脑电放大器、共 26 个主动电

① SOA=ISI+刺激持续时间。

极采集得到。阻抗保持在 10kΩ 以下，采样率为 250Hz。使用电极 Cz、Pz、P3、P4 和 Oz 检测 P300 信号，接地电极为 AFz，参考电极位于右乳突。除了这些电极，AF3、AF4、AF7、AF8、F1-F8、FC1-FC6 和 CPz 电极也可用于 ErrP 检测训练，但只有在交叉验证训练过程中选用频率最高的通道才会被用于在线实验[22]。

10.2.3 拼写流程

被试按照第 9 章中所述在线操作两步式 P300 行/列拼写器，共有 6 列 6 行即 36 个可选字符。字符选择分为两步，首先是目标的行选过程，然后是列选过程。选择过程中，用户需要将视线和注意力集中在系统提示应选字符上，并默记数字符高亮显示的次数。在行选过程中，每行字符以随机顺序突出显示。为了突出显示给定的行，该行中每个字符后面会出现十字。列选过程类似于行选过程。最终所选字符位于所选行和列的交叉点，显示在屏幕左上角，以便用户可以看到他们正在拼写的单词。

在每个试次结束时，通过在屏幕上复制选定的行或列向用户提供反馈。一个试次定义为一个选择步骤(行或列的选择)。如第 9 章中所述，拼写器在每个选择步骤中采用 DS 策略，即当一组闪烁成为目标的概率超过预定义的阈值时，闪烁停止。因此，试次由不同数量的目标和非目标刺激所组成。在每个试次中，目标与非目标刺激数量的比例大约是 1∶5。

10.2.4 P300 和 ErrP 的评分

在线拼写、离线分析和模拟在线自适应部分分别在 10.2.6～10.2.8 节中进行详细描述。在这之前，需要先获得 P300 得分来表示闪烁刺激包含目标字符的概率。计算 P300 得分的过程是使用训练集数据完成的，这些数据将在接下来的部分中进行定义。同样需要获得与反馈呈现相关的 ErrP 得分。P300 和 ErrP 在本书第 9 章中有详细描述，在这里只进行简要说明。首先对数据进行 0.1～30Hz 的带通滤波，然后截取拼写器刺激前或反馈刺激呈现之后-160～800ms 的数据片段，令数据片段中的各时间点减去该片段刺激呈现前数据段的平均值。利用抗混叠移动平均滤波器对数据片段进行处理后降采样至 25Hz。这里使用文献[29]中的 SWLDA 方法，从刺激之后的数据点片段中提取幅值特征。这些特征和 SWLDA 权重的内积用来表示每名被试数据片段的 P300 和 ErrP 得分。

随后，在训练集上利用每次刺激呈现所产生的 P300 得分来建立目标和非目标条件下的正态似然模型。在线及模拟在线拼写过程中，利用每名被试闪烁刺激后的 P300 得分来计算对于第 j 个刺激组 G_j 的 Bayes 后验概率 $P(G_j \mid X_n)$，其中，X_n 表示截至第 n 次闪烁时的所有 P300 得分。一次闪烁更新即对第 n 次闪烁之后

后验概率 $P(G_j | X_n)$ 的更新。目标得分(BCI 系统正确选择的概率估计值)和第 n 次更新后的选定刺激组分别由下面公式给出：

$$T_n = \max P(G_j | X_n) \tag{10.1}$$

$$\hat{G}_n = \underset{j}{\operatorname{argmax}} P(G_j | X_n) \tag{10.2}$$

因此，当前选择的目标 $\hat{G}_n$ 在每次闪烁更新之后都有可能发生更改。将每组刺激的后验概率归一化，使所有后验概率之和为 1。目标得分接近于 1 则表明其余刺激组的后验概率接近于为 0。

在线和模拟在线实验中，拼写器采用的是基于智能闪烁的 DS 方法，即对于给定的试次，当 T_n 大于某个停止阈值 θ_s 时，闪烁停止。考虑到滤波器延迟以及等待时间增加，后验概率在闪烁之后 990ms 时才会更新。因此，将在超过阈值后与目标预测决策有关的，尚未考虑的闪烁称为辅助刺激。

10.2.5　在线错误检测

对于在线错误检测，将 SWLDA 产生的 ErrP 得分和 P300 后验概率的特征相融合来构建混合错误检测器。在整个闪烁序列中，基于 $P(G_j | X_n)$ 的特征包括两个闪烁更新：首先是在 n_d，即在闪烁停止时做出目标选择决策，其次是在 n_f，即在最后的闪烁更新之后。通过这种方式，可以确定拼写器的选择置信度并考虑闪烁更新在 $n_d \sim n_f$ 中的任何变化。通过训练一个由 100 个决策树组成的随机森林，将这些特征和 ErrP 得分同时合并进错误检测器中。如果超过 1/2 的决策树将某一在线试次识别为错误，那么该试次就会被确认为错误。

每当检测到错误时，所选目标就会在最后的闪烁更新(n_f)开始之后替换为后验概率 $P(G_j | X_n)$ 排名第二高的刺激组。虽然采用了这种在线自动纠错方法，但本研究关注重点在于利用 ErrP 得到用于分类器的自适应标签而不是错误修正。对于本书使用的自动错误修正算法，读者可以参考本书第 9 章。

10.2.6　在线实验

在线实验探究了新的 SOA 再训练分类器的潜在好处，其中对标签进行半监督学习(标签来自 ErrP 和拼写器置信度)。实验的实施流程如图 10.1 所示，在每一个实验阶段中系统都会提示被试逐字母拼写含六个字母的单词，需要拼写的单词会出现在屏幕的左上角。被试需要在序列闪烁开始之前将注意力集中到所需挑选的字符上。在时间足够的情况下(有 3 名被试错过了 1～3 个单词)，被试在每一实验阶段中需要拼写的单词数目如图 10.1 所示。实验阶段的划分如下。

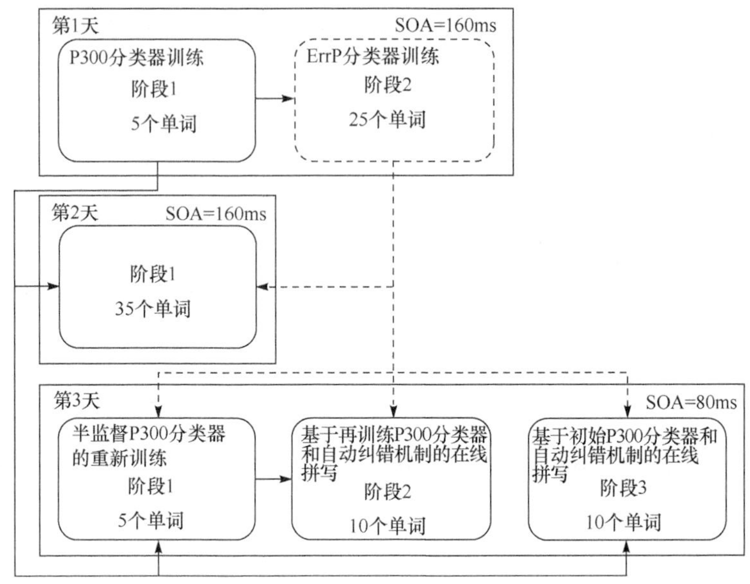

图 10.1　实验实施流程示意图

第 1 天-实验阶段 1：该实验中，P300 拼写任务采用离线实验以采集可用于训练 P300-BCI 拼写器的数据。平均获取了 220±3 个目标数据片段和 1104±4 个非目标数据片段以用于训练 P300 拼写器。在这个阶段中，拼写器并不工作，但是会以 20%的随机错误率呈现反馈，从而使被试熟悉反馈形式。且整个过程中，被试了解错误是随机的，SOA 设置为 160ms。

第 1 天-实验阶段 2：使用来自第 1 天-实验阶段 1 的数据训练好的拼写器进行在线使用并提供反馈，以便收集数据进行 ErrP 检测器训练。通过调整动态停止阈值，使随机错误率达到 25%，SOA 设置为 160ms。

第 2 天：被试利用自动纠错功能完成在线拼写实验。拼写器利用第 1 天-实验阶段 1 的数据进行训练，ErrP 检测器利用第 1 天-实验阶段 2 的数据进行训练。在此期间固定动态停止阈值，使第 1 天-训练数据的错误率达到 20%。这样做的目的是在第 2 天获得大致相同的错误率，以便产生足够的错误来评估错误检测器性能，SOA 设置为 160ms。

第 3 天-实验阶段 1：在本阶段中，SOA 设置为 80ms，用来评估在半监督条件下，P300 分类器重新适应 SOA 的能力。在此期间，在线拼写过程与第 2 天一样。值得注意的是，这里使用的 P300 分类器是通过不同 SOA(160ms)数据进行的训练。从该实验阶段中获得的数据用于以半监督的方式重新校准 P300 分类器，标签使用符合置信度得分的原始标签。因此，当使用新的 SOA 设置对测试数据进行测试时，可以评估使用基于 ErrP 的标签对 P300 分类器进行再训练后的性能优劣。其中，标签直接从在线拼写的输出中提取得到，只有随机森林错误检测器中 80%以上的决策树认为该试次是正确的，才会被用于 P300 分类器的再训练中。因此，用于再训练的试次仅限于有着较高置信度标签的试次。在这个置信度阈值下，平均保留了 81.14±8.37%的训练数据用于再训练，其中包括 138±15 个目标数据片段和 680±74 非目标数据片段。

第 3 天-实验阶段 2：该阶段完成了具有自动校正功能的在线拼写任务。SOA 设置为 80ms。使用第 3 天-实验阶段 1 中获得的带半监督 ErrP 标签的数据，对 P300 分类器进行再训练，以得到适用于新 SOA 的分类器。

第 3 天-实验阶段 3：该实验阶段中，使用第 1 天得到的原始 P300 分类器测试了具有自动校正功能的在线拼写任务，并与第 3 天-实验阶段 2 中得到的再训练分类器进行比较。为了避免顺序影响，将 1/2 被试的第 3 天-实验阶段 2 与第 3 天-实验阶段 3 的顺序颠倒。SOA 设置为 80ms。

10.2.7　离线分析

为了评估跨天以及分类器对不同 SOA 的自适应性，首先使用不同的训练集对 P300 分类器的性能进行有监督的离线分析。具体来说，对每天的数据片段进行了十折交叉验证分析。对比实验过程如图 10.2 所示，将同一天内的交叉验证分析结果(图 10.2 中实线箭头)与利用第 1 天的数据(图 10.2 中虚线箭头)训练出的分类器的离线分析结果进行了比较。前者建立一个经验基准，用于评估利用当天数据进行再训练时可实现的性能增长。在同一天再训练中得到的所有性能提升都表明 P300 分类器的自适应至少在有监督标签学习中是有效的。将每天的数据分为交叉验证训练集和测试集，但仅评估了第 2 天和第 3 天的测试集。每个测试集中相应的 SWLDA 分类器(如 10.2.4 节所述)是根据同一天或前一天(如第 1 天)的训练集构建得到的。由于每天完成的试次不同，所以在这两个训练集相对较大的一个

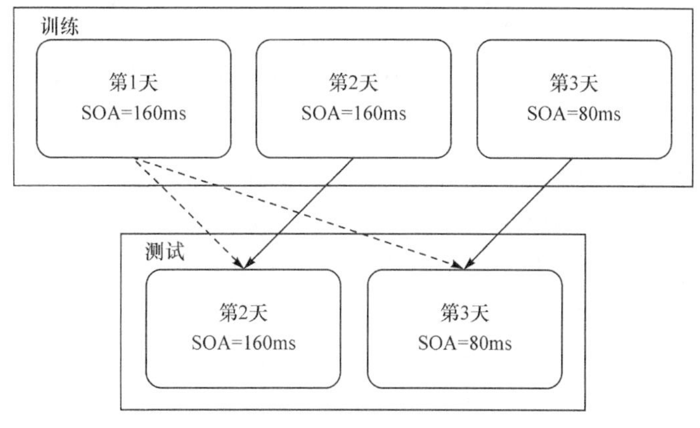

图 10.2　离线分析示意图

中进行了抽样，以保证比较结果的公平性。根据计算得出的被试工作特性 AUC，对分类器性能进行量化，同时对交叉验证的结果进行平均。每一天的数据由各实验阶段的结果合并得到。

10.2.8　模拟在线分析

除了离线交叉验证分析外，还进行了模拟事后在线分析，来比较 P300 分类器的各种半监督方法表现。对三种自适应方法的性能进行了对比，从而量化基于 ErrP、目标得分以及二者混合所得出的分类置信度的自适应效果。

在线调整分类器的方法有许多，这里，选用的分类器是 Schettini 等所提出的利用在线获取不断更新的实验数据集进行再训练得到的分类器[16]，这些数据集的标签取自分类器对这些试次的预测。这种自适应方法属于半监督学习的一种，只有当分类置信度超过预先定义的阈值时，实验数据才会被添加到队列中进行分类器再训练。下面详细介绍此过程。

1. 模拟设置

为了设置模拟在线分析，如图 10.3 所示，首先初始化了分类置信度。第 1 天-实验阶段 1 的数据被用来训练 P300 分类器，该分类器被用来生成第 1 天-实验阶段 2 的目标得分。由于在该实验阶段中采用了在线动态停止机制，在每个试次中获得了以下两个目标得分：达到动态停止阈值时的目标得分 T_{n_d} ；在进行最后一次闪烁更新后的最终目标得分 T_{n_f} (在考虑辅助刺激之后)。每个目标得分都有相对应的二维标签 L_{n_d} 和 L_{n_f} 。

$$L=\begin{cases}1, & \text{如果所选目标正确}\\ 0, & \text{其他}\end{cases} \tag{10.3}$$

在第 1 天-实验阶段 2 的在线应用期间，根据 L_{n_d} 向被试提供的反馈，标签将在达到动态停止阈值时获得。此时训练样本仍在收集中，因此在线实验中没有进行 ErrP 的 SWLDA 权重训练。为了生成与在线观察到的反馈相对应的 ErrP 得分，对第 1 天-实验阶段 2 的反馈样本进行了十折交叉验证，并按照 10.2.4 节的描述使用交叉验证后训练数据对 ErrP 的 SWLDA 模型权重进行训练。最后将这些 ErrP 分类器应用到相应的交叉验证测试样本集中，计算每个试次的 ErrP 得分。因此，每个试次都有各自的目标得分和 ErrP 得分，以及相应的反馈类别标签。

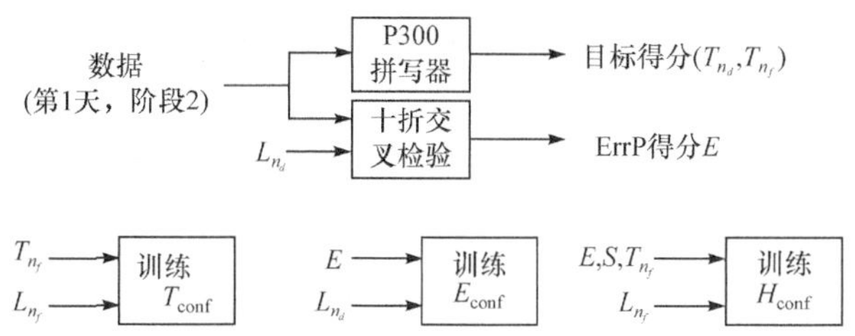

图 10.3　模拟在线分析中的训练过程示意图

第 1 天-实验阶段 2 的目标得分(L_{n_d} , L_{n_f})由第 1 天-实验阶段 1 的初始 P300 获得；通过交叉验证，得到第 1 天-实验阶段 2 的 ErrP 得分 E，其中对每个子数据集进行了 SWLDA 分类器训练，并将其应用于测试集中；这些得分以及相应的标签(L_{n_d} , L_{n_f})被用来训练 T_{conf} 、 E_{conf} 、 H_{conf} 、 H_{conf} 还包括一个用于指示所选目标何时从决策时间变为闪烁终止的标志 S

2. 置信度

利用该数据集，建立了三个分类置信度，一个仅基于目标得分 T_{conf} ，一个仅基于 ErrP 得分 E_{conf} ，另一个结合了目标得分和 ErrP 得分 H_{conf} 。每个分类置信度均可作为一个逻辑回归分类器，该分类器使用第 1 天-实验阶段 2 数据的相应得分进行训练，如图 10.3 所示。逻辑回归以每一类后验概率的形式提供置信度度量，这样可以很容易地对不同方法进行比较。各置信度阈值 θ_c 的设置标准为分类器在训练集上产生不超过 5%的误报率(将错误试次标记为正确)。下面将进一步描述各置信度度量。

T_{conf} ：将最终目标得分转化为 $-\log(1-T_{n_f})$ 并与标签 L_{n_f} 一同作为输入，以建立产生置信度的一维逻辑回归分类器；

E_{conf} ：将 ErrP 得分与标签 L_{n_d} 一同作为输入，以建立产生置信度的一维逻辑回归分类器；

H_{conf} ：为了将 ErrP 得分与目标得分结合起来，构建了一个三维逻辑回归分类器，输入数据为 $[-\log(1-T_{n_f}), E, S]$ 和标签 L_{n_f} ，其中 E 为 ErrP 得分，$S=I[\hat{G}_{n_f} \neq \hat{G}_{n_d}]$[①]标志着所选目标是否从决策时间更改为最终后验更新。如果不包含标志 S，ErrP 得分可能与标签 L_{n_f} 不一致。在线提供的反馈在闪烁更新 n_d 时计算，因此 ErrP 得分对应于 n_d 处的选定目标，而非 n_f 处。

3. 模拟的半监督自适应方法

计算了分类器置信度后，将模拟的在线自适应过程(图 10.4)分别对第 2 天和

① I 为指示器函数，其中 I[TRUE]=1，I[FALSE]=0。

第 3 天的测试数据进行半监督方法的测试。这使得能够比较当 SOA 保持不变(第 2 天)和发生变化(第 3 天)时，半监督自适应方法的效果。使用第 1 天所获得的数据对 P300-BCI 拼写器进行训练，并将该拼写器应用于测试集(第 2 天或第 3 天)数据分析。当置信度指标超过阈值 θ_s 时记录目标得分 T_{n_d} 、预测类别 $\hat{G}_{n_d}$ 和标签 L_{n_d} 。参照文献[30]，将 θ_s 设置为 0.9。在线使用期间，分别有 7 次(第 2 天)和 11 次(第 3 天)辅助刺激在做出决策时未被计算在内。因此，模拟在线使用中，T_{n_f} 、$\hat{G}_{n_d}$ 和 L_{n_f} 是在超过决策时间点后 7 次或者 11 次闪烁时计算得到的，直至达到在线刺激序列的最大长度。标志 S 通过比较 $\hat{G}_{n_d}$ 与 $\hat{G}_{n_f}$ 来确定。依据这些 P300-BCI 拼写器输出的结果计算三个置信度，并将其与之前定义的置信度阈值 θ_c 进行比较，如图 10.4 所示(对于整个测试数据序列，单个置信度的类型保持不变)。若置信度结果超过了阈值，则该试次中的所有 P300 数据段都会被添加到带有原始标签的数据队列中，用于对 P300 分类器进行再训练。

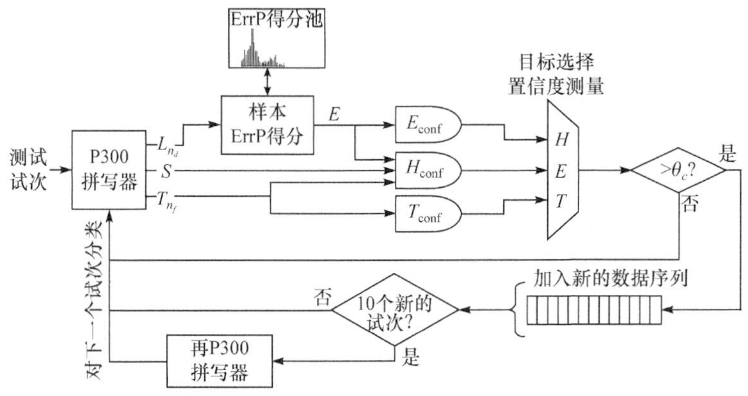

图 10.4　模拟在线分析的自适应方案示意图

P300-BCI 拼写器在整个模拟过程中时刻进行调整，所以在线反馈不一定与模拟过程中的反馈相同，这使得依赖 ErrP 得分的 E_{conf} 和 E_{conf} 计算过程出现了问题。为了解决这个问题，根据决策时($T_n > \theta_s$)模拟试验的正确性来判断是否对在线过程中出现的 ErrP 得分进行替换抽样。由于从 ErrP 中进行抽样是个随机过程，将每一个 ErrP 和混合决策机制重复仿真模拟了 25 次，以确保从给定的 ErrP 得分池中抽样时，两个置信度得到的 ErrP 得分序列相同，以避免在比较中出现不必要的差异。这个过程通过计算每个置信度时重置随机数生成器来实现。

除了测量分类置信度的半监督自适应方法外，本节还模拟了静态、非自适应场景以及监督自适应场景。值得注意的是，监督自适应场景只是作为从自适应方法获得性能提升的参考条件，而不是一种临床上实际可行的方法，因为真正的标签在真实 BCI 实验中是无法获得的。静态条件下允许对半监督的、基于 ErrP 的自适应与无自适应之间的性能差异进行比较。

为了比较自适应方法，绘制了分类准确率随闪烁次数变化的曲线，以显示在特定闪烁次数上的平均分类准确率。此外，在用户必须通过退格字符来纠正错误的假设上，我们还评估了每分钟正确拼写字符数。选择该指标的原因在于它具有直观的解释能力及错误纠正能力。对于两步式拼写器[22]，拼写一个正确字符的时间 t_1 由式(10.4)给出：

$$t_1 = \frac{2C}{2p^2 - 1} \tag{10.4}$$

(10.5)

其中，p 为选择步骤的平均准确率；$C=N(\mathrm{SOA})+t_s$，N 为每个试次(包括辅助刺激)的平均闪烁次数，SOA 为刺激呈现间隔，$t_s=5.4\mathrm{s}$ 为试次之间的静态时间，包括反馈呈现时间。对于静态、有监督和 T_{conf} 自适应方法，t_1 中应减去 1s，因为这些方法在行步骤和列步骤之间不需要呈现反馈。另外，负值 SPM 被设置为 0。

10.3 实验结果

10.3.1 在线分析

表 10.1 中显示实际在线期间每名被试达到动态停止阈值所需的平均闪烁次数、相应的平均准确率和每分钟拼写的字符数。通过配对样本 Wilcoxon 符号秩检验，发现使用再训练 P300 分类器的分类准确率($p < 0.05$)和 SPM($p < 0.05$)得到显著提高，且刺激闪烁次数并无显著性差异。为了进一步探究 SOA 保持不变时的性能，接下来将展示离线分析的结果。

表 10.1　再训练 P300 分类器的在线性能

被试	平均闪烁次数		准确率/%		SPM	
	初始 P300 (实验 3)	再训练 P300 (实验 2)	初始 P300 (实验 3)	再训练 P300 (实验 2)	初始 P300 (实验 3)	再训练 P300 (实验 2)
01	5.21	5.39	76.67	89.17	0.79	2.64
03	7.67	5.72	70.00	83.33	0.00	1.73
04	4.98	5.85	92.50	90.83	3.20	2.89
05	4.27	4.39	83.33	95.00	1.76	3.64
06	4.47	4.07	90.00	90.00	2.80	2.82
07	5.26	4.89	90.00	89.17	2.78	2.65

续表

被试	平均闪烁次数		准确率/%		SPM	
	初始 P300 (实验 3)	再训练 P300 (实验 2)	初始 P300 (实验 3)	再训练 P300 (实验 2)	初始 P300 (实验 3)	再训练 P300 (实验 2)
08	5.83	4.75	82.50	89.17	1.61	2.66
09	6.96	5.08	81.67	87.50	1.47	2.38
10	6.30	6.01	74.17	73.33	0.44	0.33
11	3.81	3.74	90.83	99.17	2.96	4.41
12	6.97	4.95	83.33	90.00	1.71	2.79
平均值	5.61	4.99	83.18	88.79	1.77	2.63
标准差	1.24	0.73	7.34	6.51	1.07	1.02

10.3.2 离线分析

图 10.5 表示 P300 单个目标数据片段与单个非目标数据片段检测的平均 AUC。发现在第 3 天引入新的 SOA 后，使用当天数据训练出的分类器性能存在更大的提升。当天交叉验证的平均 AUC 为 96.31%，比跨天交叉验证的平均值(94.42%)高出 1.89%($p < 0.05$ ；配对样本 Wilcoxon 符号秩检验)。除被试 10 外，所有被试使用当天数据的交叉验证得到的 AUC 都得到了提升，具体原因将在 10.4.3 节中展开讨论。第 2 天当天交叉验证得到的平均 AUC 为 97.40%，仅比跨天交叉验证得到的平均 AUC(96.55%)高出 0.85%。尽管如此，通过配对样本 Wilcoxon 符号秩检验结果，可以认为这一差异在统计学意义上是显著的($p < 0.01$)。

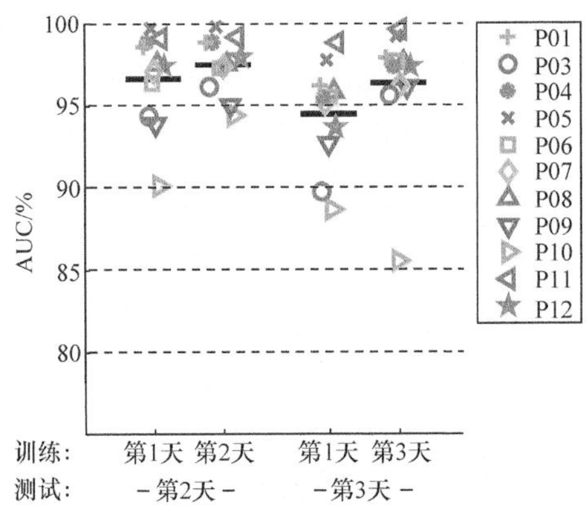

图 10.5 P300-BCI 分类器的 ROC 曲线的 AUC

10.3.3 模拟在线分析

图 10.6 展示第 2 天和第 3 天数据中各种自适应方法的平均准确率随闪烁

次数变化的曲线。显然，当闪烁次数为 6 时，平均准确率迅速提高，此时刺激组的所有刺激都已闪过一次。在图 10.6 中将该闪烁刺激的周围区域放大，可以看出在刺激序列的早期提高准确性的同时也会使拼写速度提高。图 10.6(a)表明，在第 2 天，所有半监督自适应方法的性能表现均类似，并且介于静态方法与监督方法之间。图 10.6(b)说明第 3 天 T_{conf} 和 H_{conf} 方法的准确率非常接近监督自适应方法。尽管 H_{conf} 方法的表现稍差，但所有的自适应方法的性能均远远高于使用前一天数据和不同 SOA 的静态方法。为了量化这些差异，采用配对样本 Friedman 秩和检验方法(考虑到这些数据是来自个体被试重复抽样的结果)来评估每名被试在各适应方法的闪烁次数为 6 时所产生的准确率差异的显著性。对于第 2 天数据，两种方法之间并无显著性差异，但第 3 天的差异较为显著($\chi^2(2)=22.15, p<0.001$)。采用 Holm 方法进行 p 值调整的事后 Wilcoxon 符号秩检验结果表明，H_{conf} 和 H_{conf} 方法明显优于静态情况($p<0.05$)。半监督自适应方法中，H_{conf} 和 H_{conf} 方法明显优于 E_{conf} 方法($p<0.01$)，但与对照组相比并无显著性差异。

各自适应方法的预期 SPM 如表 10.2 所示。注意到，这些值取决于所选的动态停止阈值(本研究中设定为 0.9)。第 2 天的数据中，采用 Friedman 秩和检验方法确定了不同方法下($\chi^2(4)=37.7, p<0.001$)的 SPM 存在显著差异，使用 Holm 方法进行 p 值调整后的配对比较发现 E_{conf} 和 H_{conf} 方法的SPM显著低于其他三种方法($p<0.01$)。然而，回想一下，E_{conf} 和 H_{conf} 方法都需要多计算 1s 的时间，因为它们需要在行步骤和列步骤之间提供反馈，其他的方法则不需要。在这里，T_{conf} 方法和静态方法之间没有显著性差异。

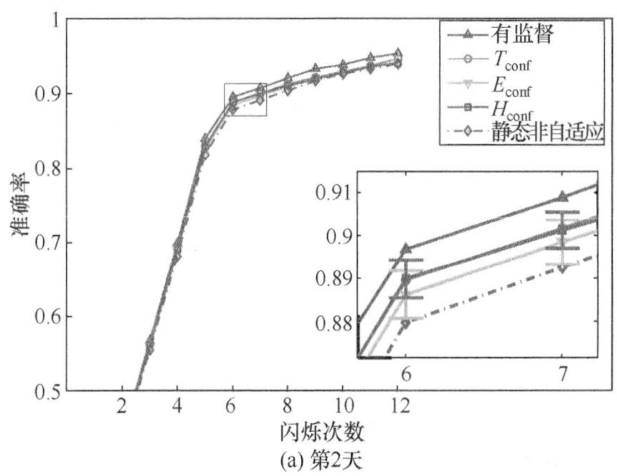

(a) 第2天

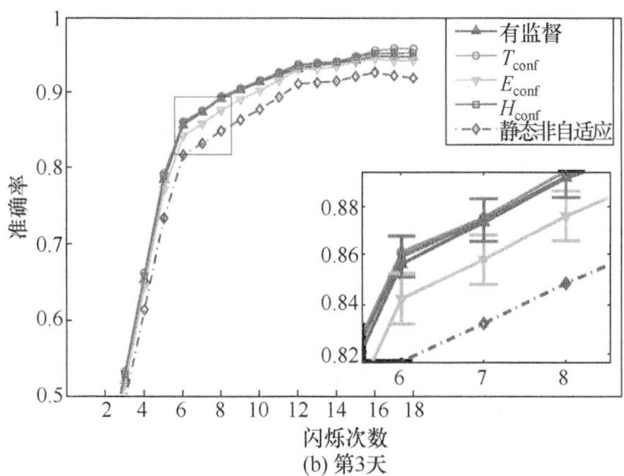

(b) 第3天

图 10.6 模拟在线分析中给定的闪烁次数(水平轴)情况下终止实验得到的平均准确率(垂直轴)

将 4 种自适应方法(有监督、T_{conf}、E_{conf}、H_{conf})与静态非自适应进行比较。闪烁次数为 6 之后的性能表现在图中被放大部分。误差棒表明，平均所有被试的结果后，自适应方法(E_{conf}、H_{conf})有±1 的标准差。图中包含的最大闪烁次数是所有被试都至少进行了该数据长度下 25 个试次的实验，由于第 3 天的 SOA 较短，第 3 天的最大闪烁次数更多

表 10.2 模拟在线分析所得到的 SPM

被试	第 2 天					第 3 天				
	有监督	T_{conf}	E_{conf}	H_{conf}	静态	有监督	T_{conf}	E_{conf}	H_{conf}	静态
01	3.83	3.35	3.11	3.02	3.51	3.59	3.54	2.81	2.95	3.40
03	3.35	3.06	2.60	2.71	3.11	2.88	2.64	1.71	2.05	2.36
04	3.68	3.51	3.03	3.04	3.53	3.42	3.29	2.61	2.81	3.28
05	4.56	4.56	3.91	3.92	4.55	4.20	4.15	3.50	3.55	4.15
06	3.55	3.52	3.10	2.97	3.45	4.19	4.32	3.50	3.56	4.18
07	3.72	3.43	3.01	2.99	3.47	3.40	3.41	2.66	2.48	3.05
08	3.23	3.12	2.74	2.74	3.19	3.53	3.47	2.95	2.93	3.42
09	3.02	2.87	2.47	2.47	2.85	3.96	3.83	3.14	3.34	3.90
10	1.81	1.70	1.39	1.37	1.57	0.58	1.07	0.77	0.82	0.94
11	3.89	3.80	3.41	3.37	3.92	4.24	4.31	3.48	3.65	4.28
12	2.95	2.80	2.60	2.50	2.89	3.45	3.33	2.53	2.64	3.04
平均值	3.42	3.25	2.85	2.83	3.28	3.40	3.40	2.70	2.80	3.27
标准差	0.70	0.71	0.64	0.63	0.74	1.03	0.92	0.83	0.82	0.97

在第3天通过不同方法获得的SPM仍存在显著性差异($\chi^2(4)=32.95,\ p<0.001$)。采用 Holm 方法与 p 值调整法进行配对比较后发现，T_{conf} 方法与有监督方法相比不存在显著性差异，但明显优于其他方法($p<0.01$)。随后使用置信度来检查使用标签的合理性，图 10.7 中显示每个被试的置信度。只有被标记为正确的试次才会

被添加到自适应队列中，否则会被忽略。因此，定性来讲，假阳性的惩罚要大于假阴性的惩罚。就平均水平而言，T_{conf} 和 H_{conf} 方法在混淆矩阵的每个类别中所应用的标签数量是相近的，而 E_{conf} 方法则更为保守。也就是说，当通过 E_{conf} 方法来预测标签的类别时，被判定为正确试次的数目更少，与 T_{conf} 和 H_{conf} 方法相比其将导致更多的假阴性试次数。

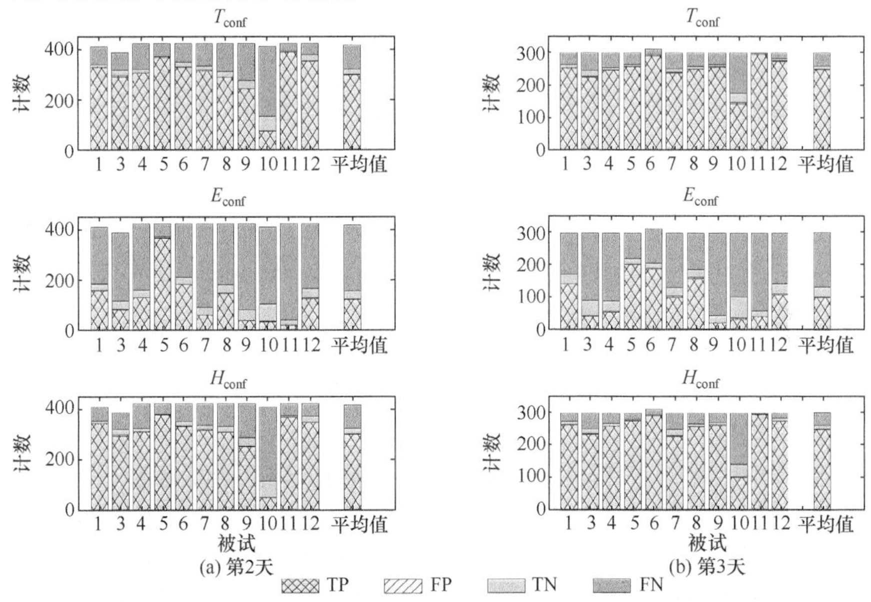

图 10.7　T_{conf}、E_{conf} 和 H_{conf} 方法得到的平均混淆矩阵的堆积条形图

真阳性(TP)是对目标预测为目标的正确试次；假阳性(FP)是对目标预测为非目标的错误试次；真阴性(TN)是对非目标预测为目标的错误试次；假阴性(FN)对非目标预测为非目标的正确试次

10.4　结果分析与讨论

10.4.1　在线 SOA 优化

在线和模拟在线结果表明，利用置信度得到原始标签的半监督再训练及自适应方法可以自动适应新的 SOA。特别地，在半监督方法中使用目标置信度的性能与在模拟有监督方法中的性能相当。这一新发现为证明在线优化 SOA 的可行性迈出了必要的一步，有望消除烦琐的校准过程。另外，还需要进一步对单个 SOA 准确率进行在线评估，这一问题在目标置信度的使用中可能看到其他解决方案。

10.4.2　是否采用自适应

离线交叉验证结果表明，即使刺激时间参数保持不变，使用同一天的监督数据也能改进单个数据段的P300目标检测效果。这一结果表明了自适应方法对P300

分类器是有效的，这与 Dähne 等和 Schettini 等的研究结果相一致[15,16]。然而，对于某些被试(特别是准确率高的被试)，使用当天数据对单个数据段的 P300 目标检测并没有造成显著影响。自适应方法的优势似乎因被试的个体差异性而有所不同，这对自适应方案的制订是一种挑战。

此外，在模拟在线分析期间，自适应产生的提升远不如离线实验来的明显。这主要包括两个原因：首先，准确率计算的是整个数据集的平均值，包括实验开始时没有或者几乎没有自适应的试次；其次，给定闪烁次数的准确率结合了来自前一个目标闪烁时间内产生的信息，造成了特定目标信息的累积。这种信息累积包含了不精确的单个数据段检测得分，有效地抑制了各分类方法对单个数据段检测的差异。也就是说，尽管自适应方法改进了单个数据段的检测，但在 SOA 保持不变的模拟在线分析中，它们并没有显著提高静态条件下目标的选择准确率。这一发现与 McFarland 等的研究结果相符[14]，即当试次的刺激重复次数为 15 次时，自适应 P300-BCI 拼写器的性能并没有提高。然而，如果在多天内进行更长时间的测试，本书的范式将会得到有显著性优势的结果。

10.4.3 半监督的优势

当 SOA 发生改变时，适应新数据的能力变得尤为重要。本章的模拟在线结果表明，半监督方法(T_{conf} 或 H_{conf})可以有效地实现这一点，而不需要有监督标签。事实上，除了在临床应用上可行外，半监督方法比有监督方法更具优势。例如，在图 10.5 中，注意到了一个反常结果，即当分类器使用同一天的数据进行训练时，被试 10 的 AUC 不增反降。但仔细观察图 10.8 中该被试的在线模拟结果可以发现，

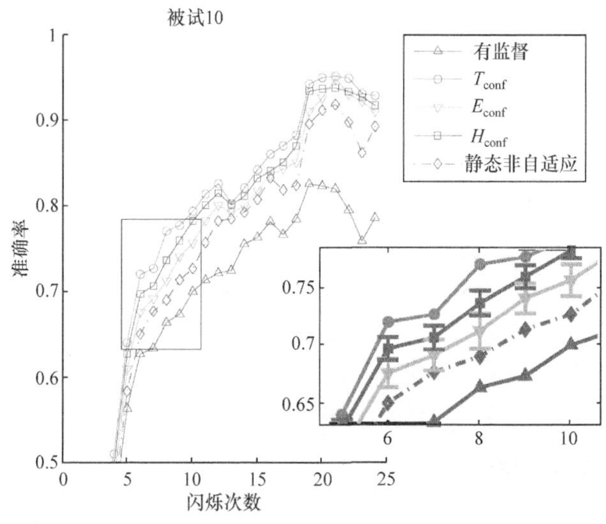

图 10.8　被试 10 的平均分类准确率随闪烁次数变化的曲线

误差棒表示自适应方法(E_{conf}和H_{conf})的标准差

半监督自适应方法明显优于监督方法。由置信度得到的原始标签的好处在于可以忽略被试可能一直专注于部分错误字符的试次；而在有监督的情况下，一般会直接假设被试认真遵守实验说明。这便解释了该被试偶尔会看错字母这一反常结果。

10.4.4　ErrP 的贡献

本章比较了采用置信度再训练分类器的三种方法，并首次评估了基于 ErrP 标签的方法与其他半监督自适应方法的贡献。尽管这三种方法的假阳性率相对较低，但 T_{conf} 或 H_{conf} 的观测值对正确的试次更为敏感。相比于 T_{conf} 方法，H_{conf} 方法在准确率方面没有显著性提高。由于 ErrP 得分提供了额外的信息，T_{conf} 方法产生了显著性更高的 SPM。同时注意到，统计学意义上的显著结果并不意味着实际应用时性能的显著提升。但是，考虑到将 ErrP 纳入置信度的计算中所带来的额外风险(如图 10.6 中的标准差所示)，本书建议仅使用 T_{conf} 进行自适应设计。这一建议与文献[23]中的研究结果一致，后者发现基于目标置信度的方法在基于词典的拼写错误纠正方面显著优于 ErrP 方法。目前的研究在这一早期发现的基础上进行了扩展，表明在半监督的 BCI 自适应设计中，基于目标置信度的方法更加可取。此外，本书发现的目标置信度偏好可以应用到动态显示非字符的被动式 BCI 设计中，在这种 BCI 中，字符或概念可以按层次进行导航[31]。

10.5　本 章 小 结

本章发现在 P300-BCI 拼写器的背景下，基于分类置信度测量的自适应分类器通常会提高目标预测的准确性，至少不会降低目标预测的准确性。此外，本章进一步证明了单独使用目标置信度比 ErrP 得分更适合作为再训练试次的目标分类置信度指标。基于目标概率的分类器自适应功能也为最终的 SOA 优化提供了保证。

通过使用拼写器输出的原始标签，在包含置信度的在线试次子集上重新训练了一个两步式 P300-BCI 拼写器来进行对比，其中置信度分别通过 ErrP 得分、P300 的后验目标得分或者两种得分混合来确定。除此以外，还进一步评估了半监督自适应和再训练方法适应新 SOA 的能力，这为进行在线 SOA 优化奠定了必要基础。11 名健康被试参加了 3 次带反馈的跨天在线拼写实验，实验中 SOA 设置为 160ms(第 1 、2 天)和 80ms(第 3 天)。对第 2、3 天实验数据进行了事后离线分析和模拟在线分析，以比较多种自适应方法。AUC 和 SPM 作为主要的衡量指标。与使用前一天数据相比，基于监督标签的再训练方法使用当天数据的 AUC 上实现了 0.85%(第 2 天，$p<0.01$)和 1.89%(第 3 天，$p<0.05$)的提升，证实了分类器自适应设计的有效性。在所有半监督方法中，仅使用后验目标得分作为置信度的方

法得到的 SPM 值最大。这表明，ErrP 在提升半监督自适应方法的分类表现上并不是必需的。在新的 SOA 上，半监督自适应方法显著提升了 SPM，可见其有希望用于最终的在线 SOA 优化。

参 考 文 献

[1] Shenoy P, Krauledat M, Blankertz B, et al. Towards adaptive classification for BCI [J]. Journal of Neural Engineering, 2006, 3: 13-23.

[2] Vidaurre C, Kawanabe M, von B P, et al. Toward unsupervised adaptation of LDA for brain-computer interfaces [J]. IEEE Transactions on Biomedical Engineering, 2011, 58(3): 587-597.

[3] Thomas K P, Guan C, Lau C T, et al. Adaptive tracking of discriminative frequency components in electroencephalograms for a robust brain-computer interface [J]. Journal of Neural Engineering, 2011, 8(3): 036007.

[4] Krauledat J M. Analysis of non-stationarities in EEG signals for improving brain-computer interface performance [D]. Berlin: Technischen Universität, 2008.

[5] Samek W, Vidaurre C, Müller K R, et al. Stationary common spatial patterns for brain-computer interfacing [J]. Journal of Neural Engineering, 2012, 9(2): 026013.

[6] Chavarriaga R, Sobolewski A, Millán J R. Errare machinale est: The use of error-related potentials in brain- machine interfaces [J]. Frontiers in Neuroscience, 2014, 8: 208.

[7] Ferrez P W, Millán J R. Error-related EEG potentials generated during simulated brain-computer interaction [J]. IEEE Transactions on Biomedical Engineering, 2008, 55(3): 923-929.

[8] Llera A, van Gerven M A J, Gómez V, et al. On the use of interaction error potentials for adaptive brain computer interfaces [J]. Neural Networks, 2011, 24(10): 1120-1127.

[9] Zeyl T, Chau T. A case study of linear classifiers adapted using imperfect labels derived from human event- related potentials [J]. Pattern Recognition Letters, 2014, 37: 54-62.

[10] Lu S, Guan C, Zhang H. Unsupervised brain computer interface based on intersubject information and online adaptation [J]. IEEE Transactions on Neural Systems and Rehabilitation Engineering, 2009, 17(2): 135-145.

[11] Panicker R C, Puthusserypady S, Sun Y. Adaptation in P300 brain-computer interfaces: A two-classifier cotraining approach [J]. IEEE Transactions on Biomedical Engineering, 2010, 57(12): 2927-2935.

[12] Kindermans P J, Verstraeten D, Schrauwen B. A Bayesian model for exploiting application constraints to enable unsupervised training of a P300-based BCI [J]. PLoS One, 2014, 7(4): e33758.

[13] Kindermans P J, Schreuder M, Schrauwen B, et al. True zero-training brain-computer interfacing: An online study [J]. PLoS One, 2014, 9(7): e102504.

[14] McFarland D J, Sarnacki W A, Wolpaw J R. Should the parameters of a BCI translation algorithm be continually adapted [J]. Journal of Neuroscience Methods, 2011, 199(1): 103-107.

[15] Dähne S, Höhne J, Tangermann M. Adaptive classification improves control performance in ERP-based BCIs [C]// Proceeding of 5th International Brain-Computer Interface Conference, Graz, 2011.

[16] Schettini F, Aloise F, Aricò P, et al. Self-calibration algorithm in an asynchronous P300-based brain-computer interface [J]. Journal of Neural Engineering, 2014, 11(3): 035004.
[17] Spüler M, Bensch M, Kleih S, et al. Online use of error-related potentials in healthy users and people with severe motor impairment increases performance of a P300-BCI [J]. Clinical Neurophysiology, 2012, 123(7): 1328-1337.
[18] Schmidt N M, Blankertz B, Treder M S. Online detection of error-related potentials boosts the performance of mental typewriters [J]. BMC Neuroscience, 2012, 13(1): 19.
[19] Seno B D, Matteucci M, Mainardi L. Online detection of P300 and error potentials in a BCI speller [J]. Computational Intelligence and Neuroscience, 2010, 2010: 307254.
[20] Perrin M, Maby E, Daligault S, et al. Objective and subjective evaluation of online error correction during P300-based spelling [J]. Advances in Human-Computer Interaction, 2012, (6): 578295.
[21] Seno B D, Matteucci M, Mainardi L T. The utility metric: A novel method to assess the overall performance of discrete brain-computer interfaces [J]. IEEE Transactions on Neural Systems and Rehabilitation Engineering, 2010, 18(1): 20-28.
[22] Zeyl T, Yin E, Keightley M, et al. Adding real-time Bayesian ranks to error-related potential scores improves error detection and auto-correction in a P300 speller [J]. IEEE Transactions on Neural Systems and Rehabilitation Engineering, 2016, 24(1): 46-56.
[23] Mainsah B, Morton K, Collins L, et al. Moving away from error-related potentials to achieve spelling correction in P300 spellers [J]. IEEE Transactions on Neural Systems and Rehabilitation Engineering, 2014, 23(5): 737-743.
[24] Spüler M, Rosenstiel W, Bogdan M. Online adaptation of a c-VEP brain-computer interface (BCI) based on error-related potentials and unsupervised learning [J]. PLoS One, 2012, 7(12): e51077.
[25] Hohne J, Tangermann M. How stimulation speed affects event-related potentials and BCI performance [C]//2012 Annual International Conference of the IEEE Engineer in Medicine and Biology Society, San Diego, 2012.
[26] Lu J, Speier W, Hu X. The effects of stimulus timing features on P300 speller performance [J]. Clinical Neurophysiology, 2013, 124(2): 306-314.
[27] Sellers E W, Krusienski D J, McFarland D J. A P300 event-related potential brain-computer interface (BCI): The effects of matrix size and inter stimulus interval on performance [J]. Biological Psychology, 2006, 73(3): 242-252.
[28] Yin E, Zhou Z, Jiang J, et al. A speedy hybrid BCI spelling approach combining P300 and SSVEP [J]. IEEE Transactions on Biomedical Engineering, 2014, 61(2): 473-483.
[29] Krusienski D J, Sellers E W, McFarland D J, et al. Toward enhanced P300 speller performance [J]. Journal of Neuroscience Methods, 2008, 167(1): 15-21.
[30] Throckmorton C S, Colwell K A, Ryan D B, et al. Bayesian approach to dynamically controlling data collection in P300 spellers [J]. IEEE Transactions on Neural Systems and Rehabilitation Engineering, 2013, 21(3): 508-517.
[31] Light J, Drager K, McCarthy J, et al. Performance of typically developing four- and five-year-old children with AAC systems using different language organization techniques [J]. Augmentative and Alternative Communication, 2004, 20: 63-88.

第 11 章　基于 P300 和 ErrP 的听觉混合 BCI

本书第 5 章中提出了基于听触觉双模态刺激的非视觉 P300-BCI，然而，从该章的原理分析中不难发现，听觉 BCI 的系统性能仍存在很大的提升空间。为了进一步提高听觉 BCI 的信息传输率，同时解决 BCI 准确度相对较低的问题，本章提出一种将 ErrP 引入听觉 BCI 的错误校正方法。

11.1 引　　言

视觉 BCI 有望为重度残疾人士提供一种新的通信方式，它们往往依赖用户对计算机屏幕的视觉注意[1-9]。这一限制要求用户能够自主控制视线，但这一前提条件对患有严重运动功能障碍的人群来说却无法实现。因此，部分视觉 BCI 为了降低对眼部视线控制的要求，通常选择在屏幕上的固定位置[10-12]而不是在不同空间区域呈现刺激。许多不依赖注视的 BCI 虽然不需要进行视线转移，但仍要求用户能够保持对刺激的视觉注视。这使得与视线无关的视觉 BCI 依然不适合眼睛无法保持凝视或丧失视觉功能的用户。这样来说，听觉 BCI 便成为此类用户的一种潜在通信替代方式[13-19]。

在听觉 P300-BCI 中，声音刺激通过扬声器或耳机依次呈现给用户，用户仅需将注意力集中在一种刺激上，而忽略其他刺激。依次出现的刺激类似于听觉“oddball”范式中呈现的异常刺激或目标，从而诱发出 P300 事件相关电位 ERP[20]。目标通常由分类器在多次序列重复后进行识别，实现目标选择。这种听觉 BCI 可以通过将声音映射到行和列[14]，或将声音映射到可能代表用户希望与护理人员沟通的项目内容上[13]，完成拼写程序的操作。由于听觉 BCI 操作过程不需要进行运动控制，它的适用范围更加广泛。然而，与依赖视线的 BCI 相比，听觉 BCI 的速度和准确率均有所下降[14]。

提高听觉 BCI 速度和准确率的一种方法是结合错误相关电位 ErrP 来完成 BCI 错误识别及自动纠正或撤销。ErrP 是在操作 BCI 时发生错误产生的一种 ERP[21]。它被认为与大脑中的错误监控系统有关，该系统通常由一种错误相关的负电位[22]或反馈相关的负电位来表示[23]。研究表明，ErrP 同样存在于视觉反馈的 BCI 中，并且在错误识别中具有一定的应用价值。目前，对于 ErrP 在听觉 BCI 中的应用研究还不够成熟，还无法确定将 ErrP 引入视觉 P300-BCI 拼写器的具体优势所在[12,24-29]。

Zander 等发现训练有素的音乐家在听到旋律和弦以错误或意料之外的方式结束时，会产生一种特殊的 ERP[30]。按照逻辑，下一步应该确定使用听觉 BCI 交互时是否可以观察到 ErrP，这样则可以进一步确定 ErrP 是否可以用于提高 BCI 性能。众所周知，随着初始 BCI 准确率的提高，BCI 系统中引入 ErrP 的优势也逐渐减弱[31]。因此，ErrP 可能更适合应用于速度和准确率均低于视觉 BCI 的听觉 BCI。

本章旨在确认听觉 BCI 中 ErrP 的存在，并评估听觉区域中 ErrP 检测的单试次准确率，以及确定听觉 ErrP 在跨天检测时的一致性。当刺激在包括听觉区域在内的多个感官区域中传递时，可以观察到一种与错误相关或与反馈相关的负电位[23,32]。因此，假设听觉 ErrP 不仅可以被检测到，且检测准确率与视觉诱发的 ErrP 准确率相当。同时，将检测到的错误的自动纠正整合到听觉 BCI 中，来评估在信息传输率方面存在哪些提高(如果有)。同时，如果能够以视觉 BCI 近似的速度检测到 ErrP，那么 ErrP 引导的自动校正将会令 ITR 得到大幅提升。

11.2　方法与材料

11.2.1　被试

这项研究从荷兰布鲁维尤研究所和多伦多大学中招募了 9 名健康成人(3 名男性)，年龄在 20～30 岁(平均 25 岁)，其中，只有被试 1 曾参与过 BCI 实验。所有被试自述听力正常，但未进行听力测试。被试共参加两次实验，每次约 90min，时间跨度为 1～16 天(平均 5.3 天)。这项研究得到了荷兰布鲁维尤研究所伦理委员会和多伦多大学的许可。

11.2.2　数据采集

依据扩展 10-20 系统记录了 32 个通道(Fp1、Fp2、F7、F3、Fz、F4、F8、FC5、FC1、FC2、FC6、T7、C3、Cz、C4、T8、CP5、CP1、CP2、CP6、TP9、P7、P3、Pz、P4、P8、TP10、PO9、O1、Oz、O2、PO10)的 EEG 信号。在记录过程中，所有电极均为主动电极(BP 公司的 actiCAP)，参考电极为 FCz，在软件中进行数据处理时变参考至 TP9 和 TP10，并保留 31 个通道信号。信号采样率为 250Hz，电极阻抗保持在 15kΩ 以下，由于 BrainAmp 直流放大器的输入阻抗较高(10GΩ)，该电极阻抗可以接受。

11.2.3　任务流程

与 Schreuder 等使用的方法类似，被试坐在 4 个扬声器围绕的中心位置，每个扬声器距离被试 75cm，相邻两个扬声器之间相隔 60°[15]。如图 11.1 所示，第一个和最后一个扬声器与被试头部冠状面保持在同一水平线上，同时为了避免位于后半面和前半面的扬声器之间引起近似的耳间时间差异，没有将扬声器放置在冠状面水平线以后。每个扬声器使用合成的女性声音播放一个字母(“A”、“B”、“K”、“L”)。这些字母是任意选择的，少数被试认为这些字母在感知上是可区分的。合成的语音长度为 200ms，这在听觉 BCI 中已有良好的表现[33]。实验开始前，告知被试每个扬声器所对应的字母，这一对应关系在整个实验期间都是固定不变的。在实验开始后，被试必须将注意力集中在特定的目标字母上以及相应的方向上，并在心里默数该字母播放的次数，同时忽略其他字母。通过这种方法，被试可以利用声音来源方向及其独特的频谱和时间特性来识别目标声音。

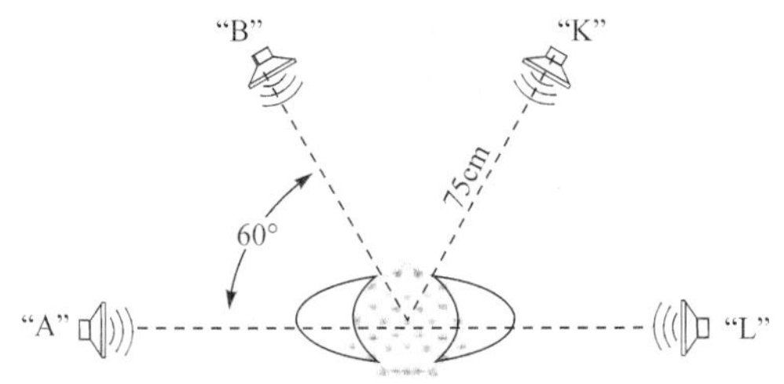

图 11.1　扬声器设置示意图

字母到扬声器的方向映射是固定的，如始终在被试的左侧播放“A”

图 11.2 是一个示例性试次的刺激时序图。为了提示被试正确的方向和目标字母，该试次以“focus on”字样作为开始标志，由计算机从目标字母的对应方向进行显示。在整个实验过程中，目标字母同时出现在原本空白的电脑屏幕中间，被试的视线必须集中在该字母上，避免目光向声音刺激的方向移动，否则可能会导致目标和反馈解码的准确率偏高。随后，刺激序列以伪随机顺序向用户呈现各语音字母。每 4 个连续的刺激组包含全部 4 个字母，但禁止任何特定字母连续的出现。刺激呈现间隔 SOA，即连续刺激呈现之间的时间间隔的设置与本书第 5 章的一样，为 400ms[33]。刺激呈现的总次数随机确定在 8～24，平均 14 次，以保持试次时间相对较短。在包含反馈的实验中，反馈从目标方向播放“you selected”的提示音开始，随后相关扬声器播放所选字母的读音。当发生错误时，被试的注意力将从目标方向转移到反馈方向。在目标选择正确的情况下，目标和反馈方向是相同的。

如图 11.2 所示，每 8 个试次形成 1 个组次，每两个组次之间有 30s 的休息时间。每 4 个组次组成一个实验阶段，每两个实验阶段之间有 4min 的休息时间。Luck 的研究表明，适量的休息时间可以降低被试的疲劳程度[34]。在第一阶段，被试首先进行了 4 个组次(32 个试次)的无反馈字母选择。随后，被试在有反馈的情况下完成了 5 个阶段(160 个试次)任务。在第二阶段，被试进行了 6 个阶段(192 个试次)有反馈的字母选择。

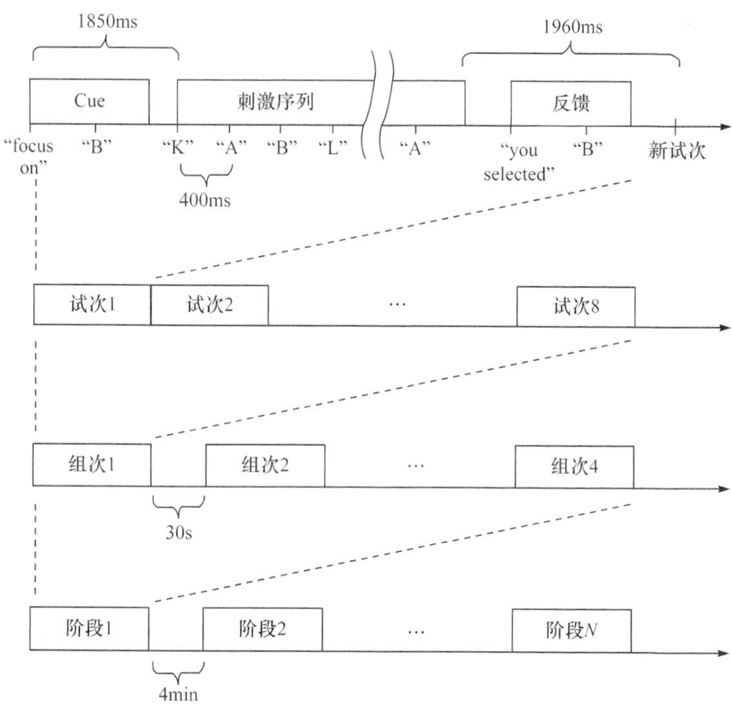

图 11.2　刺激时序图

如图所示的试次中，目标字母为“B”，所得反馈为正确的

虽然被试被告知为在线反馈，但反馈是人为产生的，而不是来自被试的实际目标选择结果。这种技术常常用于 ErrP 研究中[24,25]，以确保获得一致数量的错误试次。被试没有怀疑反馈是随机产生的。使用泊松过程来生成错误试次，使其到达率为 4，相当于平均 75%的选择准确率。被试需注意反馈是否正确，旨在获取尽可能多的正确试次。

11.2.4　信号预处理

为了比较不同错误检测方法的性能，本书对数据进行了离线处理。首先采用 4 阶巴特沃思滤波器对脑电信号进行 0.3～20Hz 的带通滤波；滤波后的信号记为矩阵 $X \in \mathbb{R}^{C \times T}$ ，其中，C=31 为通道数，T 为时间样本总数；然后使用文献[36]提供的 infomax 算法[36]对实验第一阶段的前 4 个无反馈组次数据进行独立成分分析，得出权重 $W \in \mathbb{R}^{c \times c}$ 。接着通过 ADJUST 算法识别出每个被试与眨眼和其他眼球运动相对应的成分源[37]；最后，将 ICA 权重 W 应用于各被试的其余数据(实验第一、二阶段中的有反馈组次)，用以获得源激活数据 $S \in \mathbb{R}^{C \times T}$ ，如下所示：

$$S = WX \tag{11.1}$$

去伪迹源激活数据 $S^{-} \in \mathbb{R}^{C^{-} \times T}$ ，按下列公式计算：

$$S^{-} = \Gamma(S) \tag{11.2}$$

其中，Γ 移除了噪声成分(此例中为矩阵中的行)；$C^{-} \leqslant C$ 为无噪声成分的剩余成分数量。接着将无伪迹 EEG 构建为 $X^{-} = \Gamma(W^{-})S^{-}$ ，Γ 从 W^{-1} 中删除伪迹列。虽然该伪迹去除方法在本研究中仅用于离线分析，但 ICA 的权重是固定的，并在第一阶段实验的前 4 个无反馈组次中确定，因此该方法还可用于在线使用。在每个刺激呈现后，将 EEG 和源激活数据划分成时长 1.5s 的数据片段，分别表示为 $\tilde{X}_m \in \mathbb{R}^{C \times \tilde{\tilde{T}}}$ 和 $\tilde{S}_m \in \mathbb{R}^{C^{-} \times \tilde{T}}$ ，$\tilde{T}$ 为各数据片段长度；$m \in [1, M]$表示各片段的索引。最后从各通道数据段的各时间点上减去刺激开始前 1s 数据的平均幅值。序列选择期间与刺激呈现相关的数据片段(用于 P300 检测)，分别从反馈过程与刺激呈现相关的数据片段中获得(用于 ErrP 检测)。

11.2.5 P300 和 ErrP 评分

通过交叉验证方法，将第一、二阶段带反馈组次的预处理数据划分成训练集和测试集。交叉验证中包含的数据集在分析中有所不同，具体内容将在 11.2.6 节和 11.2.7 节进行详细描述。使用相同的基础程序获得 ErrP 和 P300 得分，这两个得分是由 SWLDA 函数导出的线性决策边界的符号距离。下面将对 P300 的情况进行描述：

首先，根据文献[38]利用训练数据集构造了一个空间滤波矩阵 $V \in \mathbb{R}^{C^{-} \times C^{-}}$ ，它最大化了偏差和标准源激活片段 $\tilde{S}$ 之间的 Fisher 准则。V 的列向量对应于求解广义特征值问题的特征向量：

$$\sum\nolimits_b V = \sum\nolimits_w V\Lambda \tag{11.3}$$

其中，$\sum_b$ 为类间样本协方差矩阵；$\sum_w$ 为类内样本协方差矩阵；Λ 为特征值的对角矩阵。

其次，为了减少特征值数量，选择特征值最高的 5 个列向量构成特征向量 $V_{1:5}$ ，对源激活数据进行如下滤波，如下列公式所示：

$$Y_m = V_{1:5}^{\mathrm{T}} \tilde{S}_m \tag{11.4}$$

最后，将滤波后的数据片段 Y_m 降采样至 50Hz，并将其作为 SWLDA 分类器的输入值(参见文献[39])。当训练数据时，SWLDA 选择时间点作为特征值，并提供权重来定义线性决策边界。然后用 $V_{1:5}$ 对测试数据中的源激活数据进行滤波，再乘以 SWLDA 权重以获得 P300 得分，该得分是到线性决策边界的符号距离。

同样的过程也适用于反馈阶段中每个正确和错误刺激下的 EEG 数据，以得到 ErrP 得分。二者唯一的区别在于反馈阶段使用前两个特征值构成向量 $V_{1:2}$，而不是前 5 个，这是因为反馈训练样本的可用数量比 P300 情况下的更少。

11.2.6　单次实验期间 ErrP 的一致性

本节在单试次的基础上评估了各实验阶段间 ErrP 可检测的一致性，以评估它们在实际 BCI 应用中的实用性。具体来说，试图使用跨天数据训练的分类器来验证 ErrP 的可行性，因此，使用了五折交叉验证方式将每天的数据分成独立的训练数据和测试集。然后根据 11.2.5 节的描述计算各测试集的 ErrP 得分，其中训练集均来自当天或跨天。为了保证每天训练 ErrP 检测器的样本数量相同，对某部分训练集进行了降采样，否则接收更多样本数量训练的 ErrP 检测器将拥有明显优势。根据所计算出的 ErrP 得分，得到了五折交叉验证结果平均之后的 ROC 曲线，并计算出了 AUC，以此衡量 ErrP 检测的有效性。

11.2.7　基于错误检测的模拟自动校正

由于错误校正并不是在线进行的，所以通过模拟来验证其潜在的效果。首先，为了增加可用的训练样本数量，综合了两天的所有数据。然后，使用十折交叉验证设置计算了每个数据片段的 P300 得分。同时如 11.2.5 节所述，为每个训练集均建立了检测器，并获取测试集得分。接着，根据平均值和标准差数据，分别对每个被试获得的 P300 得分(对每个测试样本集)进行正态拟合。这样，分别得到了正确 ErrP 得分和错误 ErrP 得分的正态模型。为了检验每个正态模型的拟合优度，用1000个点的蒙特卡罗模拟进行了基于Kolmogorov-Smirnov检验[40]的参数引导。除两种情况外，其余每个模型正态性拒绝域均在 2%左右($p \geqslant 0.23$)。在这些模型里，两个正态分布的混合通过期望最大化方法进行拟合，并按如上所述确定拟合优度。值得注意的是，两次实验中包括平均 4238±28 个非目标片段、1411±11 个目标片段、268±2 个正确片段和 85±2 个错误片段。

对于每个模拟试次，随机选取 4 个字母中的一个作为目标，即 $t \in \{A,B,K,L\}$，生成长度为 40 的伪随机刺激呈现序列。每连续的 4 组刺激以随机的顺序涵盖所有可选字母。刺激 $S_n \in \{A,B,K,L\}$ (其中 $n \in [1，40]$表示刺激呈现数的索引)从目标或非目标正态模型中获取 P300 得分，如图 11.3 所示。字母 $l_i \in \{A,B,K,L\}$ 是目标的后验概率，表示为 $p_i(n)$ 并按照文献[39]所述进行计算，其中 $i \in [1,4]$，表示每个字母的索引。在每次刺激呈现后，BCI 对目标字母 y_n 的预测如下：

$$y_n = l_j \tag{11.5}$$

其中，

$$j = \underset{i}{\operatorname{argmax}}\ p_i(n) \tag{11.6}$$

最大后验概率 $P_{\max}(n)$ 可以解释为所选目标是正确的置信度(称为 P300 置信度)。然后，根据每次刺激呈现后目标预测的准确率，从正态模型中得出 ErrP 得分。也就是说，如果 $y_n = t$ ，则 ErrP 得分是从正确的 ErrP 正态模型中得出的；而如果 $y_n \neq t$ ，则 ErrP 得分是从错误的 ErrP 正态模型中得出的。因此，在实验中提出了新的刺激方案，获得了 P300 置信度、$P_{\max}(n)$ 和 ErrP 评分的估计值。这使得能够在每个刺激呈现后，评估该试次结束时 BCI 的表现。本节为每个被试设计了 500 个这样的试次。

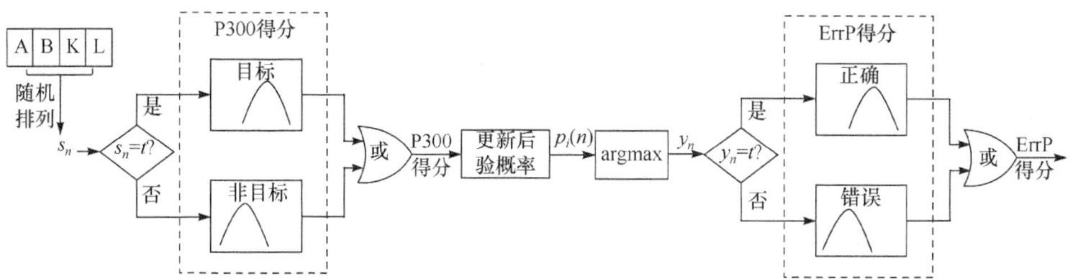

图 11.3　自动校正模式中刺激 S_n 后计算 P300 和 ErrP 得分示意图

将模拟的后验数据集和 ErrP 得分数据集划分为一个十折交叉验证集，然后使用训练集构建了三种类型的错误检测器，其中每种检测器类型均为逻辑回归分类器。如图 11.4 所示，分类器输入为 ErrP 得分、P300 置信度或者两者混合。逻辑回归的输出被视为错误发生的决策值。从以上步骤中可以得到一个决策值阈值 θ ，该阈值在训练集上产生不超过 1%的误报率。之所以选择该阈值，是因为在使用 ErrP 进行自动校正时，错误检测的高特异性十分重要[29]。这个阈值是作为刺激呈现数的函数单独确定的，因为 P300 置信度通常随着刺激数的增加而增加。

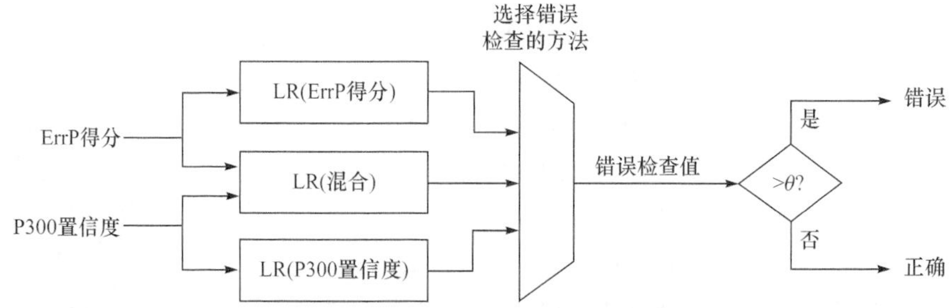

图 11.4　自动校正模型中检测错误的示意图

只要三个逻辑回归模型中(与 ErrP 得分、P300 置信度或混合模型相对应)的一个模型有输出，就会得出错误决策值。如果错误决策值超过阈值 θ，则 BCI 就会做出已经发生错误的决策

交叉验证中的测试集仅用于评估错误检测器是否集成到系统中，而不用于设置错误检测器的参数。将每个错误检测器应用到测试集的试次中，当决策值超过上述阈值时，即视为错误。当检测到错误时，模拟 BCI 最初选择的字母将被替换为排名第二的字母。紧接着，根据文献[41]计算出准确率和 ITR，包括两次实验之间的时间(但不包括两个组次或实验阶段之间的间隔时间)，最后构建刺激呈现数的函数。在计算 ITR 时，假设即使没有使用 ErrP 方法，反馈依旧会返回给被试，以便提示他们的下一个选择。使用文献[42]中垂直平均法获得被试在不同的刺激呈现数下错误决策值的平均 ROC 曲线。

虽然自动校正分析使用的误报率不超过 1%，但依旧评估了不同误报率对结果的影响，以确定错误检测器应当如何进行设置。为了做到这一点，计算了所有被试的不同刺激呈现数在 20 个期望误报率范围内(其对数间隔在 0.1%～20%)的最大 ITR。

11.3　实 验 结 果

11.3.1　ErrP 检测

如图 11.5 所示，ErrP 检测器能够有效地识别跨天获得的未知数据的错误。图 11.5 中显示了对每个被试训练集和测试集数据的不同组合进行跨交叉验证折叠后，所得到的 ErrP 检测器的平均 AUC。可见，ErrP 检测器跨天使用(用第 1 天的数据进行训练并用第 2 天的数据进行测试，或者用第 2 天的数据进行训练并用第 1 天的数据进行测试)的平均 AUC 为 0.855。而 ErrP 当天使用(训练和测试均用同一天的数据)的平均 AUC 为 0.875。根据配对样本 Wilcoxon 符号秩检验结果，二者与各实验阶段间的 AUC 值没有显著性差异。

为了说明错误检测准确率会随着训练数据量的增加而提升，而与数据获取时间无关，图 11.5 还展示了所有数据组合时跨交叉验证折叠的平均 AUC。利用未配对的 Wilcoxon 秩和检验并通过 Holm 方法多次比较校正之后得到的平均 AUC 为 0.946，显著高于当天($p<0.05$)和跨天($p<0.01$)的平均 AUC。在数据合并后，每个 ErrP 交叉验证训练集平均包含 282 个样本(错误试次 68 个，正确试次 214 个)，而单独考虑当天或跨天的条件下，每个 ErrP 训练集平均仅包含 128 个训练样本(错误试次 31 个，正确试次 97 个)。

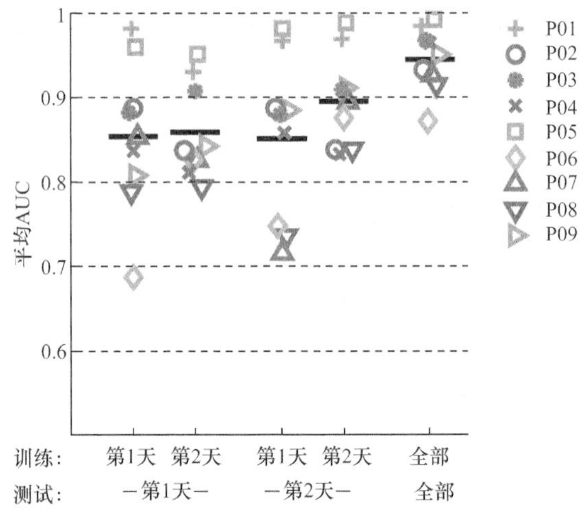

图 11.5　每个被试训练集和测试集数据不同组合的 ErrP 检测器的平均 AUC

训练集包括第 1 天(实验 1)、第 2 天(实验 2)或所有天的数据，相应的测试集同时被标记。每个训练/测试集的水平线表示所有被试的平均值

11.3.2　模拟自动校正

图 11.6 展示模拟选择试次中准确率和 ITR 随所呈现的刺激数量变化的曲线。结果表明，与原始未校正的 BCI 相比，使用基于 ErrP 方法(ErrP 得分法或混合式方法)进行自动校正 BCI 具有更高的准确率和 ITR。特别是这些基于 ErrP 的方法在较低的刺激呈现数下实现了最高的性能增益，并且当所呈现的刺激多于 25 个时(垂直虚线)，其性能与原始 BCI 以及使用 P300 置信度校正的 BCI 性能相当。在低刺激呈现数时，使用 ErrP 得分和混合式自动校正方法不仅可以使准确率相对提升，同时获得了较高的 ITR。为了量化自动校正方法之间的差异，在表 11.1 中给出各被试在不同刺激呈现数下获得的最大 ITR 和平均 ITR。根据 Fridman 秩和检验结果，不同自动校正方法之间的最大 ITR 存在显著性差异($\chi^2(3)=25.11$，$p<0.01$)，与配对 Wilcoxon 符号秩检验进行比较后表明，所有自动校正方法两两之间均存在显著差异($p<0.05$)。在对平均 ITR 进行的类似测试中表明，所有的自动校正方法两两之间同样存在显著差异($p<0.05$，配对 Wilcoxon 符号秩检验)，而在这之中混合式自动校正方法得到的 ITR 最高。这些分析表明，当采用混合式自动校正方法或 ErrP 方法进行错误检测时，ITR 可以从自动校正方法中得到显著提高。

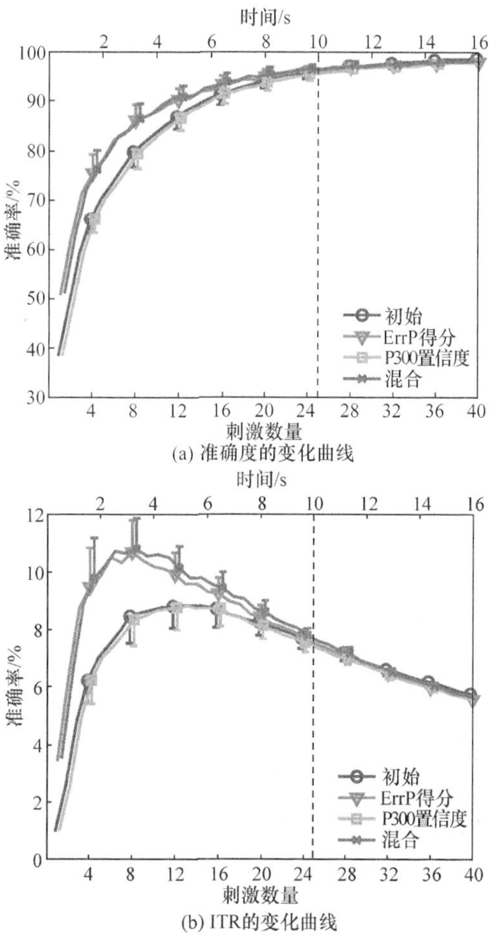

(a) 准确度的变化曲线

(b) ITR的变化曲线

图 11.6 模拟条件下的准确度和 ITR 变化曲线

原始未修正的 BCI 与通过 ErrP 得分、P300 置信度或两者混合的信息检测到错误时自动修正到第二最佳预测的方法，进行了对比。误差棒代表每个刺激数条件下的标准误差估计。为了方便每条曲线的视觉辨别，误差棒只绘制在平均值的上方或下方，并且沿 X 轴方向进行了轻微移动

表 11.1 每个被试在不同刺激呈现数下得到的最大 ITR 和平均 ITR

被试	最大 ITR | 所需平均刺激数				平均 ITR			
	初始	ErrP 得分	P300 置信度	混合	初始	ErrP 得分	P300 置信度	混合
01	10.50 | 14	14.61 | 6	10.20 | 14	**14.88 | 5**	7.90	9.44	7.81	**9.44**
02	7.12 | 23	8.24 | 16	7.08 | 18	**8.41 | 16**	5.91	6.62	5.87	**6.77**
03	8.41 | 16	10.59 | 9	8.18 | 16	**10.88 | 9**	6.68	7.85	6.65	**7.97**
04	11.15 | 12	13.50 | 5	10.96 | 13	**13.73 | 6**	8.42	9.13	8.20	**9.27**

续表

被试	最大 ITR | 所需平均刺激数				平均 ITR			
	初始	ErrP 得分	P300 置信度	混合	初始	ErrP 得分	P300 置信度	混合
05	13.51 | 8	16.13 | 6	13.21 | 10	**16.37 | 6**	9.15	9.98	8.92	**10.02**
06	5.99 | 14	6.80 | 12	6.19 | 15	**7.04 | 14**	4.89	5.42	4.86	**5.61**
07	10.60 | 11	11.99 | 9	10.60 | 11	**12.51 | 9**	8.19	8.64	8.02	**8.86**
08	7.07 | 20	7.51 | 11	6.92 | 20	**7.95 | 10**	5.88	6.23	5.80	**6.47**
09	8.83 | 13	10.99 | 7	9.14 | 16	**11.95 | 7**	7.35	8.11	7.26	**8.37**
平均值	9.22 | 15	11.15 | 9	9.16 | 15	**11.52 | 9**	7.15	7.94	7.03	**8.09**
标准差	2.35 | 5	3.24 | 4	2.29 | 3	3.24 | 4	1.40	1.55	1.34	1.51

注：粗体条目表示通过错误检测方法获得。此外，还显示了达到最大 ITR 所需的平均刺激呈现数

图 11.7 说明三种错误检测方法对于刺激数量的依赖性。图 11.7(a)和图 11.7(b)显示每个试次中刺激数量分别为 4 次和 12 次刺激时，各错误检测方法的 ROC 曲线。可以看出，与 4 次刺激相比，12 次刺激得到的 P300 置信度有显著提升，混合方法略有提升。图 11.7(c)描述被试的平均错误检测 AUC 随模拟刺激数的变化曲线，以说明这些改进存在的渐进性。随着刺激数目的增加，P300 置信度方法变得更加有效，同时有助于混合方法性能的不断提升。同预期一样，ErrP 方法的 AUC 随所呈现刺激数变化的函数基本保持水平不变。

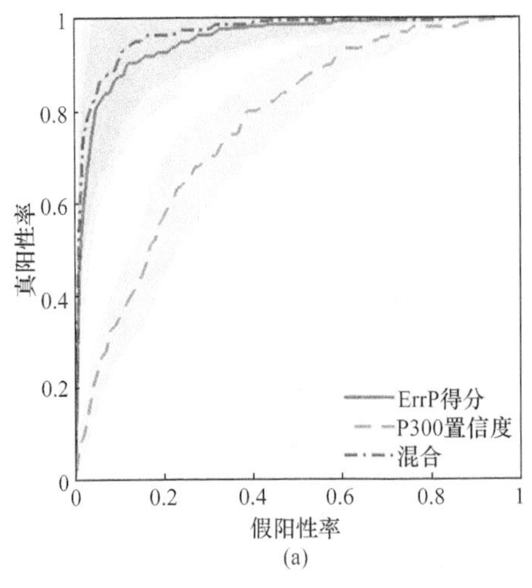

(a)

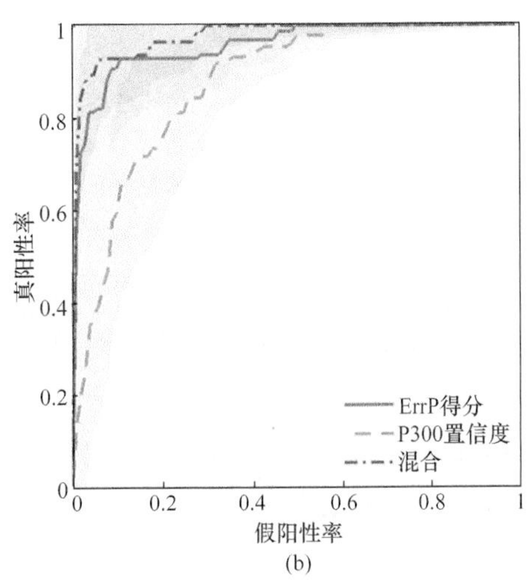

(b)

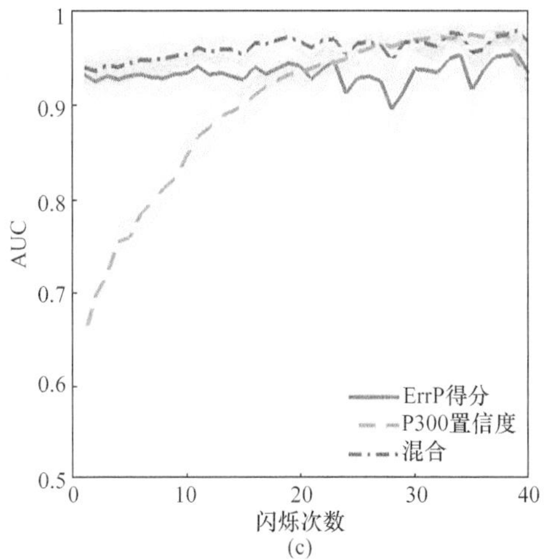

图 11.7　ROC 依赖于刺激呈现次数的曲线图

如图所示为试次中呈现(a)4 和(b)12 个刺激后，模拟错误检测器的 ROC 曲线，并显示了每种错误检测器的类型。ROC 曲线是所有被试的平均值(如文献[42]中介绍的垂直平均值)，阴影区域表示标准误差估计。图(c)为每种错误检测器的 AUC 随刺激数变化的曲线

11.3.3　改变期望的误报率

在上述提出的自动校正模拟中，为错误检测器设置了一个固定阈值，该阈值可在训练集上产生 0.01 的误报率。但作者发现 BCI 性能会随阈值的变化而变化。本节评估了几个期望误报率的影响，设置其对数间隔为 0.001～0.2，并在图 11.8

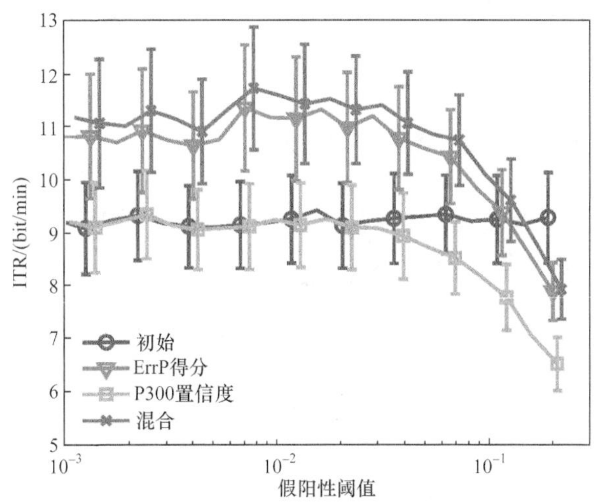

图 11.8　最大 ITR 随期望的假阳性率变化曲线

原始未校正的 BCI 与使用 ErrP 得分、P300 置信度或混合方法自动校正到第二最佳预测的 BCI 进行了对比。误差棒表示在每个假阳性阈值下被试的标准误差估计

中绘制所有被试平均之后的最大 ITR(表 11.1)随假阳性率变化的曲线。发现，当误报率阈值较低时，基于 ErrP 和混合式自动校正方法可提高最大 ITR，但随着误报率阈值的增加，BCI 性能开始下降。当误报率高于 0.1 左右时，性能反而会低于未经校正的 BCI。

11.3.4 听觉 ErrP 的时空特征

由各电极位置反馈呈现得到的 ErrP 波形响应平均值如图 11.9 所示。可以看出，ErrP 对错误试次的幅值响应明显强于正确试次。错误试次和正确试次的 ErrP 响应如图 11.9 上半部分所示，错误试次减去正确试次之后的平均差异波形如图 11.9

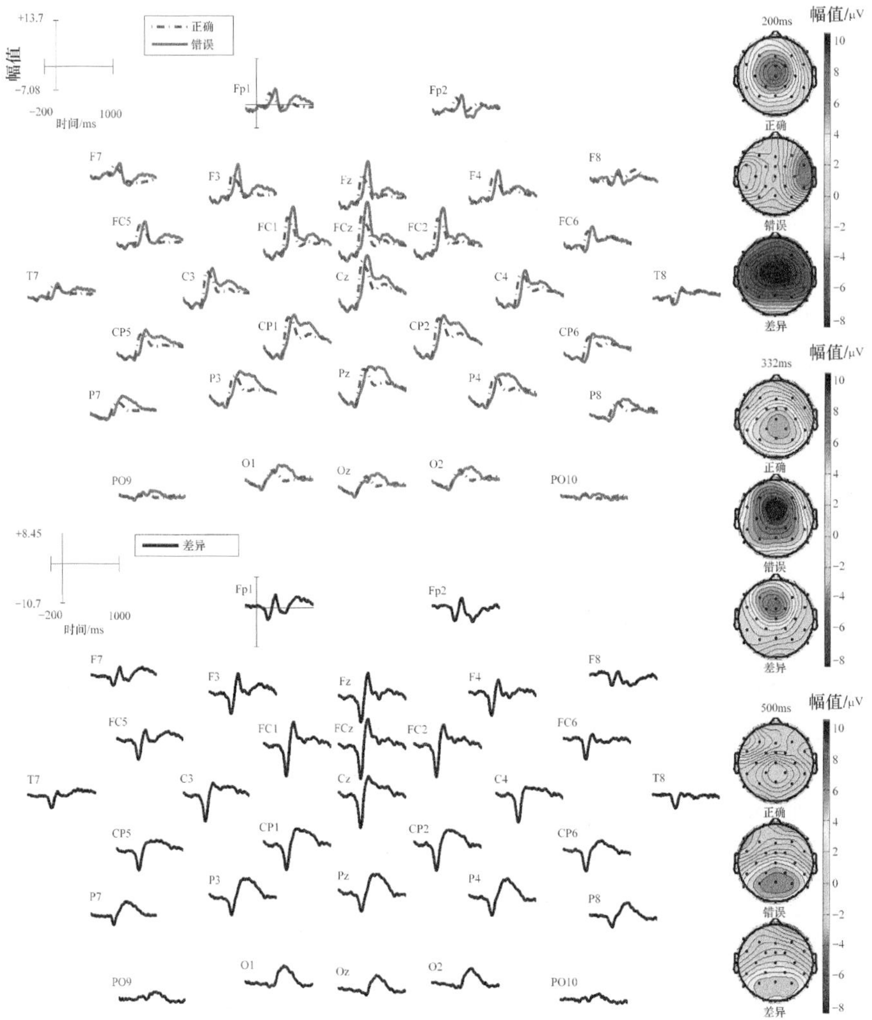

图 11.9 各个电极在反馈呈现时总的平均 ErrP 响应波形图

错误和正确试次的波形显示在顶部，而它们的差异波形显示在底部。右侧为在不同时刻头皮拓扑结构的热图

下半部分所示。随后使用 EEGLAB[36]对头部电位进行插值，得到了错误试次和正确试次头皮拓扑图，该拓扑图可显示特定时间点。在正确试次中，ErrP 表现出主阳性，Cz 电极在 224ms 处达到峰值。而 ErrP 对错误试次的响应在 184ms 时表现出较小的负电位，在右侧中心位置的负电位最大。在负向峰值后，错误试次 ErrP 响应随后转为正向，FCz 电极在 312ms 时达到正向峰值，该峰值对应于正确试次达到峰值后的 88ms 处。继额中央正电位之后，存在一个较长时间的顶叶正向波形，并具有更广泛的空间分布，这可以在头皮拓扑结构中 500ms 左右处观察到。对于错误试次减去正确试次后的差异波形，Cz 电极的负向峰值出现在 200ms 左右，FCz 电极的正向峰值出现在 332ms 左右，头皮拓扑结构显示了这些峰值所在的时间点。

为了说明 ErrP 波形具有一致性，图 11.10 显示电极 FCz 在第 1、2 实验阶段中得到的差异波形。被试之间波形的变化由每条曲线周围的阴影区域，即每个时间点的标准误差估计来表示。

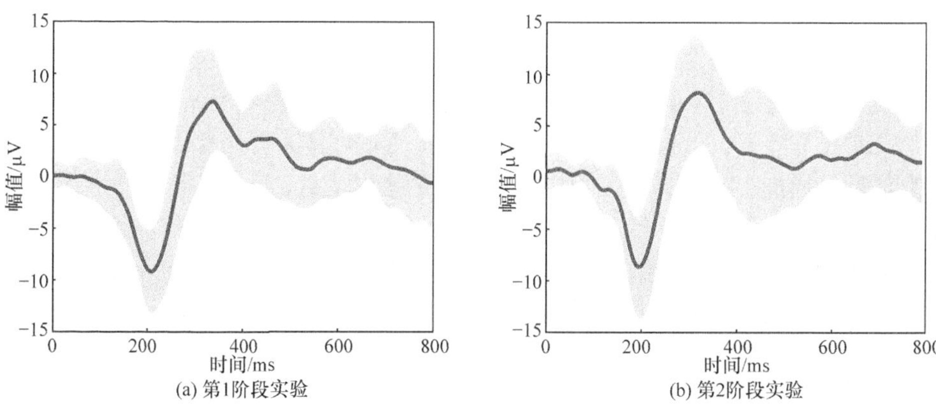

图 11.10　电极 FCz 处的 ErrP 平均差异波形图

阴影区域表示所有被试的标准误差估计

11.4　结果分析与讨论

11.4.1　ErrP 检测

首次实验表明，听觉 BCI 的错误反馈过程中产生了 ErrP，且可在单试次的基础上实现准确检测。在此之前，Schmidt 等对不依赖视线转移的视觉 BCI 进行拼写错误检测时得到的平均 AUC 为 0.9[12]。Iturrate 等利用十折交叉验证得到的平均 AUC 为 0.85～0.87[43]。本书前面已经在视觉拼写器中实现了 0.817 的平均 AUC[39]。在本章中，结合了两组实验数据并进行五折交叉验证后，得到错误检测的平均

AUC 为 0.946，与视觉诱发的 ErrP 检测相比具有显著优势。考虑到视觉 P300 比听觉 P300 更容易被检测到[14]，可以证明通过听觉刺激获得更高的错误检测率的方法是可行的。这种性能提升可能与反馈的呈现形式有关，它将被试的注意力从预期目标引向所选字母。

同时还发现，在利用跨天数据进行训练时，听觉 ErrP 依旧可以被准确地检测出来，这对于将错误检测 BCI 最终投入到临床应用中十分重要。跨天训练的 ErrP 检测器的平均 AUC 为 0.855。Ferrez 等同样使用了跨天训练的视觉 ErrP 检测器，虽然没有报道 AUC，但他们得到的平均特异性为 83.5%，平均灵敏度为 79.3%[24]。相比之下，本书在 ROC 曲线(代表了跨天训练的 ErrP 检测器的平均性能)上定位到 83%的特异性时，所对应获得的平均灵敏度为 78%。当训练样本数量增加时，其性能表现有可能随之改善，这也反映了本书将两天数据合并后所观察到的 AUC 有所提高的现象。

11.4.2 混合错误检测

本节将有关 BCI 的选择置信度(称为 P300 置信度)信息与 ErrP 结合，构造了一个混合错误检测器。由此发现在低刺激数下，ErrP 检测器和混合检测器的 ROC 曲线几乎没有差异，这可能是因为此时 P300 置信度还未开始提供信息。随着实验刺激数的增加，P300 置信度可以提供更多的错误信息，这有助于提升混合情况下的错误检测效果。在图 11.7 中，可以看到混合检测器的 AUC 稳步增长，而 ErrP 检测器的 AUC 随着刺激数的增加几乎保持不变。结果表明，混合错误检测方法通常实现了一定的性能提升，至少是无下降的。

11.4.3 模拟自动校正

实验结果表明，使用基于 ErrP 的方法(ErrP 得分或混合方法)进行自动校正，可以在较低的刺激数下获得较高的准确率和 ITR。但随着实验刺激数的增加，基于 ErrP 的自动校正方法无论是在准确率还是 ITR 上，性能与未校正的 BCI 基本一致。因此，基于 ErrP 的自动校正的优势在于在低刺激数的情况下可以实现最高的准确率增益。在实际应用中使用自动校正功能时，用户可以在 3s 内达到大约 85%的选择准确率。而在没有自动校正功能的情况下，达到同样的选择准确率需要 4s 以上。通过降低时间成本的方式可以大大提高 ITR。

同时发现，使用混合错误检测器可以达到最高的 ITR，并建议用它来代替单独的 ErrP 检测器。这与最近一项研究结论相吻合，该研究表明混合 BCI(通过组合多个输入信号)的性能表现更为优越[44,45]。相反，基于 P300 置信度的错误检测器在自动校正方面并没有取得任何性能上的提高。这是因为与原来排名第一的选择相比，排名第二的选择成为目标的后验概率更低。在没有关于错误发生的额外信息的情况下，具有最大后验概率的选择仍然是 BCI 对目标的最佳预测。当 P300 置信度与 ErrP 结合构成混合检测器时，P300 置信度的优势在于能提高错误检测准确率。

使用基于 ErrP 的自动校正方法得到的 ITR 提升效果与所选择的误报率阈值有较强的关联性。如果系统出现过多的误报，则所有自动校正方法的 ITR 都有所下降。因此，错误检测器必须选择适当的误报率，这和以前的研究结果相一致[12,29]。

11.4.4　与自动校正视觉 BCI 的比较

在视觉 BCI 的背景下，已经考虑到 BCI 性能提升主要归因于 DS 策略(在做出停止决定时闪烁依旧存在，但尚未将其纳入 BCI 的目标识别中)中发生的辅助刺激。但包含 ErrP 的自动校正效果并不理想[39]，因此并未考虑辅助刺激，以便对基于 ErrP 的自动校正提供一个更直观的评价。同时，由于 SOA 在听觉领域中通常更长(本研究中为 400ms)，每个选择过程中仅存在一个或两个辅助刺激。本书目前的研究结果表明，基于 ErrP 的自动校正在听觉 BCI 中可能比视觉 BCI 更有优势。首先，听觉领域中的 SOA 越长，错误被纠正的可能性越高，对应刺激数越低，ITR 提升的可能性也就越大；另外，在视觉领域，SOA 已经很小，以至于在实验持续时间方面，产生较高的刺激数并不会带来巨大的成本负担。其次，听觉 BCI 中较低的准确率意味着即使使用不完善的错误检测器，也拥有较大的上升空间。最后，在听觉领域中基于 ErrP 的错误检测比在视觉领域中更准确。

11.4.5　生理学

ErrP 差异波形由 200ms 左右的主负波和 330ms 左右的主正波组成。在额中线上出现的显著负波继以正波的现象，与视觉 BCI 研究中观察到的多种 ErrP 波形现象一致[12,24,27,29,46,47]。此处观察到的负波比大多数视觉 ErrP 研究中所指出的负波出现得更早，后者约为 250ms。但众所周知，ErrP 延迟随反馈呈现模式的不同而不同[43,48]。

注意到，尽管在错误试次中出现延迟，但差异波形中较大的主负性主要是由于在正确和错误试次中都表现出较大的主正性。因此，仅看差异波形，人们可能会将这种负性解释为前扣带皮层[49]产生的类似于内源性错误后引起的错误相关负性[22]，其头皮拓扑图也与本书观察到的差异波形相似[50]。然而，在使用差异波形解释生理学现象时必须谨慎。当单独观察错误试次的 ErrP 响应时，发现与右半球占主导地位的横向差异波形相比，存在一个更小、更早的负偏转。对这一现象的一种可能性解释为，由于反馈呈现的性质，它反映了被试将注意力分散至意外的听觉刺激上的一种倾向。错误反馈与目标方向不同，而正确反馈与目标方向一致。事实上，有几项研究表明，未被注意的听觉干扰因素可以引起失配性负波[51,52]，随后出现 P3a 信号，这可能反映了注意力的转移[53]。失配性负波在初级听觉皮层周围产生[53]，另外一个子成分显示右半球优势[54]。因此，在错误试次中观察到的负波可能与失配性负波有关，这也解释了在 200ms 时发现的负性偏侧化和右侧占优。此外 ErrP 对错误的响应似乎表现出与 P3a 相关的主阳性，且在顶叶区域的阳性延长。这与文献[52]中在对新的听觉刺激反应中观察到的 ErrP 一致。因此，所观察到的 ErrP 可能具有与错误相关负性不同的神经发生器。然而，无论生理起源或解释如何，在听觉 BCI 的错误响应中都能观察到一个清晰可识别的差异信号。

11.4.6 局限性与未来工作

在本研究中，模拟了将ErrP引入听觉BCI中的情况，但并没有进行在线实验。这主要是出于方便比较几种错误检测方法的考虑。未来的工作应考虑完成在线实验来确定其优势。目前本书证明了 ErrP 在跨天数据中是稳定的，但进一步的研究应该确认它在更多阶段的稳定性，并评估心理状态对 ErrP 检测的影响。

观察到，将跨天训练数据结合起来后，单试次 ErrP 的检测能力有所提高。众所周知，机器学习算法的性能会随着训练数据的增加而提高[55,56]。然而，在线 BCI 中用于 ErrP 检测的最小训练样本数量仍然是一个有待解决的问题。

本章使用的 BCI 可以看作听觉 ErrP 检测的概念验证，因为在 4 个字母之间进行选择的范式对于实际通信应用是有限的。本书所提出的反馈和错误检测应集成到一个与临床更加相关的范式中，可以是两步拼写器(参见文献[18])，也可以像动态显示一样，用户可在由听觉对象表示的嵌套概念之间进行多步选择[57]。如果将其合并到听觉 BCI 拼写器中，自动纠错机制可以显著提高系统的 ITR。

未来的工作应该考虑进一步测试临床人群中是否存在听觉 ErrP。Spüler 等证实了肌萎缩性脊髓侧索硬化症患者存在视觉 ErrP，并证明其波形与典型发育人群的波形相似，同时提升了 BCI 拼写器的 ITR，进一步推动了在临床人群中使用听觉 ErrP-BCI 潜在优势的研究[27]。

本书使用了距离用户 75cm 的固定扬声器来完成 BCI 实验任务，但是这种设计较为笨重，不易携带。理论上，BCI 应该用听觉刺激来进行测试，而非通过模拟声源方向的双耳耳机。尽管这样做使被试感知的空间方向可能不太准确，但有证据表明，人类可以利用头部相关的传递函数来模拟声源方向，从而对声音进行定位[58]。作者未来的工作还应该评估仅从一个方向提供反馈时所诱发的听觉 ErrP 质量。通过这种方式，可以进一步量化错误和正确反馈的空间分离对 ErrP 检测的影响。

11.5 本章小结

迄今，ErrP 刚刚被成功应用在视觉 BCI 中的错误检测及校正。考虑到 ErrP 对于 BCI 准确率的提高有所帮助，本章首次通过听觉诱发 ErrP，并将其应用于听觉 BCI 中的自动校正机制中。本章主要实现了一个 4 分类的听觉 P300-BCI。9 个健康被试在两天内完成了拼写实验。通过：①利用 ErrP；②评估 BCI 选择置信度；③将两个信息结合构造混合检测器三种方法来进行错误检测。通过交叉验证检测出 ErrP 的平均 AUC 为 0.946。当使用混合方法检测错误时，通过采用后验概率排名第二的字符来模拟自动纠错，这种做法使系统 ITR 提高了 2.3bit/min。结果表明，基于 ErrP 的错误校正方法可以显著提高听觉 BCI 的性能。

参考文献

[1] Farwell L A, Donchin E. Talking off the top of your head: Toward a mental prosthesis utilizing event-related brain potentials [J]. Electroencephalography and Clinical Neurophysiology, 1988, 70(6): 510-523.

[2] Donchin E, Spencer K M, Wijesinghe R. The mental pros-thesis: Assessing the speed of a P300-based brain-computer interface [J]. IEEE Transactions on Rehabilitation Engineering, 2000, 8(2): 174-179.

[3] Townsend G, LaPallo B, Boulay C, et al. A novel P300-based brain-computer interface stimulus presentation paradigm: Moving beyond rows and columns [J]. Clinical Neurophysiology, 2010, 121: 1109-1120.

[4] Bin G, Gao X, Wang Y, et al. A high-speed BCI based on code modulation VEP [J]. Journal of Neural Engineering, 2011, 8(2): 025015.

[5] Yin E, Zeyl T, Saab R, et al. A hybrid brain-computer interface based on the fusion of P300 and SSVEP scores [J]. IEEE Transactions on Neural Systems and Rehabilitation Engineering, 2015, 23(4): 693-701.

[6] Kaufmann T, Schulz S, Grnzinger C, et al. Flashing characters with famous faces improves ERP-based brain-computer interface performance [J]. Journal of Neural Engineering, 2011, 8(5): 056016.

[7] Jin J, Allison B, Sellers E, et al. An adaptive P300-based control system [J]. Journal of Neural Engineering, 2011, 8(3): 036006.

[8] Kaufmann T, Schulz S M, Köblitz A, et al. Face stimuli effectively prevent brain-computer interface inefficiency in patients with neurodegenerative disease [J]. Clinical Neurophysiology, 2013, 124: 893-900.

[9] Jin J, Sellers E W, Zhou S, et al. A P300 brain-computer interface based on a modification of the mismatch negativity paradigm [J]. International Journal of Neural Systems, 2015, 25(3): 1550011.

[10] Acqualagna L, Treder M S, Schreuder M, et al. A novel brain-computer interface based on the

rapid serial visual presentation paradigm [C]//Conference Proceedings of the IEEE Engineering in Medicine and Biology Society, Buenos Aires, 2010.

[11] Treder M S, Schmidt N M, Blankertz B. Gaze-independent brain-computer interfaces based on covert attention and feature attention [J]. Journal of Neural Engineering, 2011, 8(6): 066003.

[12] Schmidt N M, Blankertz B, Treder M S. Online detection of error-related potentials boosts the performance of mental typewriters [J]. BMC Neuroscience, 2012, 13(1): 19.

[13] Sellers E, Donchin E. A P300-based brain-computer interface: Initial tests by ALS patients [J]. Clinical Neurophysiology, 2006, 117(3): 538-548.

[14] Furdea A, Halder S, Krusienski D, et al. An auditory oddball (P300) spelling system for brain-computer interfaces [J]. Psychophysiology, 2009, 46(3): 617-625.

[15] Schreuder M, Blankertz B, Tangermann M. A new auditory multi-class brain-computer interface paradigm: Spatial hearing as an informative cue [J]. PLoS One. 2010, 5(4): e9813.

[16] Guo J, Gao S, Hong B. An auditory brain-computer interface using active mental response [J]. IEEE Transactions on Neural Systems and Rehabilitation Engineering, 2010, 18(3s): 230-235.

[17] Gao S, Wang Y, Gao X, et al. Visual and auditory brain-computer interfaces [J]. IEEE Transactions on Biomedical Engineering, 2014, 61(5): 1436-1447.

[18] Simon N, Käthner I, Ruf C A, et al. An auditory multiclass brain-computer interface with natural stimuli: Usability evaluation with healthy participants and a motor impaired end user [J]. Frontiers in Human Neuroscience, 2014, 8:1039.

[19] Höhne J, Tangermann M. Towards user-friendly spelling with an auditory brain-computer interface: The CharStreamer paradigm [J]. PLoS One, 2014, 9(7): e98322.

[20] Polich J. Neuropsychology of P300 [J]. The Oxford handbook of event-related potential components, 2012, 2012: 159-188.

[21] Chavarriaga R, Sobolewski A, Millán J R. Errare machinaleb est: The use of error-related potentials in brain-machine interfaces [J]. Frontiers in Neuroscience, 2014, 8:208.

[22] Gehring W J, Liu Y, Orr J M, et al. The error-related negativity (ERN/Ne) [J]. The Oxford Handbook of Event-related Potential Components, 2012.

[23] Miltner W, Braun C, Coles M. Event-related brain potentials following incorrect feedback in a time-estimation task: Evidence for a "generic" neural system for error detection [J]. Journal of Cognitive Neuroscience, 1997, 9(6): 788-798.

[24] Ferrez P W, Millán J R. Error-related EEG potentials generated during simulated brain-computer interaction [J]. IEEE Transactions on Biomedical Engineering, 2008, 55(3): 923-929.

[25] Llera A, van Gerven M A J, Gómez V, et al. On the use of interaction error potentials for adaptive brain computer interfaces [J]. Neural Networks, 2011, 24(10): 1120-1127.

[26] Combaz A, Chumerin N, Manyakov N, et al. Towards the detection of error-related potentials and its integration in the context of a P300 speller brain-computer interface [J]. Neurocomputing, 2011, 80: 73-82.

[27] Spüler M, Bensch M, Kleih S, et al. Online use of error-related potentials in healthy users and people with severe motor impairment increases performance of a P300-BCI [J]. Clinical Neurophysiology, 2012, 123(7): 1328-1337.

[28] Seno B D, Matteucci M, Mainardi L. Online detection of P300 and error potentials in a BCI speller [J]. Computational Intelligence and Neuroscience, 2010, 2010: 307254.

[29] Perrin M, Maby E, Daligault S, et al. Objective and subjective evaluation of online error correction during P300-based spelling [J]. Advances in Human-Computer Interaction, 2012, 2012: 4.

[30] Zander T O, Klippel M D, Scherer R. Towards multimodal error responses: A passive BCI for the detection of auditory errors [C]//Proceeding of 13th International Conference on Multimodal Interfaces, ACM, Alicance,2011.

[31] Seno B D, Matteucci M, Mainardi L. The utility metric: A novel method to assess the overall performance of discrete brain-computer interfaces [J]. IEEE Transactions on Neural Systems and Rehabilitation Engineering, 2010, 18(1): 20-28.

[32] Falkenstein M, Hoormann J, Christ S, et al. ERP components on reaction errors and their functional signficance: A tutorial [J]. Biological Psychology, 2000, 51: 87-107.

[33] Yin E, Zeyl T, Saab R, et al. An auditory-tactile visual-saccade independent P300 brain-computer interface [J]. International Journal of Neural Systems, 2016, 26: 1650001.

[34] Luck S J. An Introduction to the Event-Related Potential Technique [M]. Massachusetts: MIT Press, 2005.

[35] Bell A J, Sejnowski T J. An information-maximization approach to blind separation and blind deconvolution [J].Neural Computation, 1995, 7: 1129-1159.

[36] Delorme A, Makeig S. EEGLAB: An open source toolbox for analysis of single-trial EEG dynamics including independent component analysis [J]. Journal of Neuroscience Methods, 2004, 134(1): 9-21.

[37] Mognon A, Jovicich J, Bruzzone L, et al. ADJUST: An automatic EEG artifact detector based on the joint use of spatial and temporal features [J]. Psychophysiology, 2011, 48: 229-240.

[38] Pires G, Nunes U, Castelo-Branco M. Statistical spatial filtering for a P300-based BCI: Tests in able-bodied, and patients with cerebral palsy and amyotrophic lateral sclerosis [J]. Journal of Neuroscience Methods, 2011, 195: 270-281.

[39] Zeyl T, Yin E, Keightley M, et al. Adding real-time Bayesian ranks to error-related potential scores improves error detection and auto-correction in a P300 speller [J]. IEEE Transactions on Neural Systems and Rehabilitation Engineering, 2016, 24(1): 46-56.

[40] Stute W, Manteiga W G, Quindimil M P. Bootstrap based goodness-of-fit-tests [J]. Metrika, 1993, 40: 243-256.

[41] Wolpaw J R, Birbaumer N, Heetderks W J, et al. Brain-computer interface technology: A review of the first international meeting [J]. IEEE Transactions on Rehabilitation Engineering, 2000, 8: 164-173.

[42] Fawcett T, An introduction to ROC analysis [J]. Pattern Recognition Letters, 2006, 27(8): 861-874.

[43] Iturrate I, Chavarriaga R, Montesano L, et al. Latency correction of event-related potentials between different experimental protocols [J]. Journal of Neural Engineering, 2014, 11(3): 036005.

[44] Allison B Z, Leeb R, Brunner C, et al. Toward smarter BCIs: Extending BCIs through hybridization and intelligent control [J]. Journal of Neural Engineering, 2012, 9(1): 013001.

[45] Muller-Putz G, Leeb R, Tangermann M, et al. Towards noninvasive hybrid brain-computer interfaces: Framework, practice, clinical application, and beyond [J]. Proceedings of the IEEE, 2015, 103: 926-943.

[46] Chavarriaga R, Millán J D R. Learning from EEG error-related potentials in noninvasive brain-computer interfaces [J]. IEEE Transactions on Neural Systems and Rehabilitation Engineering, 2010, 18(4): 381-388.

[47] Spüler M, Rosenstiel W, Bogdan M. Online adaptation of a c-VEP brain-computer interface (BCI) based on error-related potentials and unsupervised learning [J]. PLoS One, 2012, 7(12): e51077.

[48] Iturrate I, Montesano L, Minguez J. Task-dependent signal variations in EEG error-related potentials for brain-computer interfaces [J]. Journal of Neural Engineering, 2013, 10(2): 026024.

[49] Van V V, Carter C S. The timing of action-monitoring processes in the anterior cingulate cortex [J]. Journal of Cognitive Neuroscience, 2002, 14(4): 593-602.

[50] Luu P, Tucker D M, Derryberry D, et al. Electrophysiological responses to errors and feedback in the process of action regulation [J]. Psychological Science, 2003, 14(1): 47-53.

[51] Alho K, Escera C, Díaz R, et al. Effects of involuntary auditory attention on visual task performance and brain activity [J]. Neuroreport, 1997, 8(15): 3233-3237.

[52] Escera C, Alho K, Winkler I, et al. Neural mechanisms of involuntary attention to acoustic novelty and change [J]. Journal of Cognitive Neuroscience, 1998, 10(5): 590-604.

[53] Friedman D, Cycowicz Y M, Gaeta H. The novelty P3: An event-related brain potential (ERP) sign of the brain's evaluation of novelty [J]. Neuroscience and Biobehavioral Reviews, 2001, 25: 355-373.

[54] Näätänen R, Kreegipuu K. The mismatch negativity (MMN) [J]. Clinical Neurophysiology, 2012, 5:424-458.

[55] Banko M, Brill E. Scaling to very very large corpora for natural language disambiguation [C]// Proceeding of 39th Annual Meeting on Association for Computational Linguistics, Toulous, 2001.

[56] Ng A, Jordan M. On discriminative vs. generative classifiers: A comparison of logistic regression and naïve Bayes [J]. Advances in Neural Information Processing Systems, 2002, 14: 841.

[57] Light J, Drager K, McCarthy J, et al. Performance of typically developing four- and five-year-old children with AAC systems using different language organization techniques [J]. Augmentative. and Alternative Communnication, 2004, 20: 63-88.

[58] Wenzel E M, Arruda M, Kistler D J, et al. Localization using nonindividualized head-related transfer functions [J]. Journal of Acoustical Society of America, 1993, 94(1): 111-123.

第 12 章　总结与展望

12.1　本书工作总结

尽管BCI技术的研究已经取得了较大进展,脑机通信速率也得到了显著提高,但目前诱发式BCI系统的通信控制能力仍难以满足具有严重运动功能障碍的患者像正常人一样活动，或者增强正常人的感知运动能力方面的需求。为了推动诱发式 BCI 技术向实用化方向发展，本书的研究致力于实现更快速、更稳定以及具有更多可选目标数的BCI通信。本书立足于传统诱发式BCI方法研究的局限与不足,着重从诱发特征电位神经机制、DS 策略、多模态刺激诱发范式和多模态特征电位融合方法四个方面展开研究，取得的进展与成果主要有以下几个方面。

1. SSVEP 特征电位的神经机制与优化策略研究[1]

虽然 SSVEP-BCI 系统性能已经有了巨大的提升，但关于 SSVEP 特征电位神经机制研究的缺乏，使该类 BCI 技术的发展依旧处于瓶颈状态。为此，本书在相对理想条件下研究了 SSVEP 特征电位的神经机制。具体而言，本书开发出一种 EEG-eye-tracking 同步采集实验系统，并创新性地提出了一种严格视线限定的实验范式。实验过程中，被试的视线被严格限制在屏幕正中心。同时，视野半径为 11.5°的屏幕范围内的 46 个位置上随机出现的 SSVEP 定频闪烁刺激，用以研究不同方向和距视野中心不同视角的刺激所诱发的 SSVEP 的神经响应幅值分布特征和枕区脑电 SSVEP 特征响应的空间对侧效应等神经机制。8 名视力正常的被试参与了该实验研究。实验结果表明，不同被试的 SSVEP 特征响应具有一定的个体的差异性，但 SSVEP 特征响应强度在被试视野内均呈近似圆形等高，最终按类高斯分布曲线的速度下降，并在距视线中心 4°～6°后趋于平缓。此外研究发现，相比于水平线以上，在视线水平中线以下的视觉刺激可以诱发更强的 SSVEP 特征响应。本书该部分的研究提出了如在有限的刺激空间里采用圆形刺激、刺激中心之间相距 4°以上、提示字符位于刺激中心偏上位置等设计建议，这些结论在 SSVEP-BCI 的优化设计方面具有重要的指导意义。

2. SSVEP-BCI 的实时信息反馈与 DS 策略研究[2-3]

不同被试的脑控能力不同，即使相同被试的脑控能力也会由于大脑的状态时刻发生变化。研究表明，被试对诱发式 BCI 操控任务注意力的提高有助于减少系统错误输出。然而在以往的诱发式 BCI 研究中，学者们的研究重心主要集中在 BCI 系统本身的理论研究和优化设计方面，对被试操控任务的执行情况没有给予足够的重视。本书以 SSVEP-BCI 为例，结合动态反馈机制和 DS 策略设计了基于被试状态变化的诱发式 BCI 动态优化机制，具体内容如下。

(1) 为了提高系统性能，本书提出了一种包含实时信息反馈机制的动态优化 SSVEP-BCI 拼写器。在该系统中，首先基于 SSVEP 信号处理结果设计了一种实时信息反馈机制，用于增强被试对目标刺激的注意力。其次，将 P300-BCI 拼写器中传统的 RC 范式引入 SSVEP-BCI 系统中，采用 6 个频率的周期闪烁刺激，设计了一个具有 36 个指令集的 SSVEP-BCI 拼写器。此外，本书还设计了一种目标选择时间的动态优化方法，并将其与固定优化方法进行了在线性能的对比。11 名被试参加了该实验，证实了本书所提出的 SSVEP-BCI 拼写器的性能与传统方法相比有了显著的提高。具体来说，通过增强被试对目标刺激的注意力，减少对非目标刺激的选择性注意，实时信息反馈方法有效提高了拼写准确率。动态优化方法相比于固定优化方法达到了更高的 PITR。所提出的 SSVEP-BCI 拼写器的在线平均 PITR 达到了 41.08bit/min。

(2) 针对被试执行脑控任务过程中状态的实时波动问题，本书提出了两种用于评价分类结果置信度的 DS 优化策略，分别为 Bayes 概率估计和线性判别分析模型，并利用拓展 CCA 方法和整合 TRCA 方法提取出 SSVEP 信号的特征。DS 策略模型可以建立多时间点用于检测分类结果置信度，自适应地为每名被试的每一个试次优化输出时间，以实现提升 ITR 的目的。本书在两组数据集上验证了所提方法的有效性。实验结果表明，DS 策略模型能在几乎不牺牲分类准确率的前提下显著缩短所用的数据长度，从而实现了相比于 FS 策略更高的 ITR。到目前基于 TRCA 的 DS 策略实现了 BCI 拼写器中最高的信息传输率。本书首次将 DS 策略整合到高速 SSVEP-BCI 系统中，以提高 BCI 系统的通信速率，为实现具有优异性能的脑控系统奠定了算法基础。

3. 听触觉双模态刺激研究与非视觉 P300-BCI 系统设计[4]

为了验证多模态刺激对提升诱发式 BCI 系统性能的作用，本书基于听觉和触觉的同步刺激方法提出了一个非视觉 P300-BCI。在该方法中，在同一方向上同时施加听觉和触觉随机刺激，设计了一个方向一致(direction-congruent)的双模态范式。在目标选择过程中，被试只需要关注来自目标方向的听觉和触觉刺激，同时忽略其他方向上的非目标刺激。此外，为了提高目标刺激和非目标刺激的区分度，在听觉刺激方面，采用了男、女声随机播放的音频文件，用于诱发主动认知任务(active mental task)；在触觉刺激方面，采用了电极两两成对组合和高低档控制机制的设置。将该双模态 BCI 系统称为非视觉 BCI，这是因为该系统的刺激和反馈均采用非视觉模态，在操控过程中，被试完全不需要与 BCI 系统进行视觉交互。为了能进一步提高系统性能和实用性，根据离线训练结果，为每名被试设置了最佳 EEG 通道组合和最优刺激时间。实验结果表明，基于听触觉双模态刺激范式的 P300-BCI 系统相比于听觉和触觉单独刺激条件下的 P300-BCI，目标识别准确率和 ITR 均有明显提高。该双模态 P300-BCI 系统的在线 ITR 达到了 10.77bit/min。该项研究不仅证实了多模态刺激方法对提高 P300-BCI 性能的促进作用，同时表明了本书所提出的双模态 P300-BCI 范式在未来的 BCI 研究中具有重要实用价值。

4. 基于 P300 与 SSVEP 的混合 BCI 研究与优化设计[5-7]

随着诱发式 BCI 技术的发展，P300-BCI 拼写器和 SSVEP-BCI 的系统性能已经有了显著提高，然而由于 EEG 信号的信噪比较低，这种基于单一模态特征信号的 BCI 系统性能仍然处于瓶颈状态，通信效率很难再有较大的提升。为了突破当前瓶颈状态，实现 BCI 拼写器性能的进一步提升，本书根据混合 BCI 研究思路，提出了三个基于 P300 和 SSVEP 的混合 BCI 系统。具体内容如下。

(1) 本书首先论证了同时诱发 P300 和 SSVEP 两种特征电位的可能性，并进一步将 SSVEP 刺激范式引入 P300-BCI 拼写器中，提出了一种新型的混合 BCI 范式。在该范式中，设计了一种由随机闪烁和周期闪烁构成的混合刺激机制。此外，本书还基于 P300 和 SSVEP 特征电位信息建立了一种融合决策机制。实验结果表明，SSVEP 特征的引入有效提高了 P300-BCI 拼写器的目标识别准确率，系统单 trial 在线拼写准确率达到了 93.85%，实现了更加准确、稳定的拼写效果。该方法为视觉 BCI 拼写器的研究提供了一个新的思路。

(2) 为了提高拼写速度，本书采用 P300 和 SSVEP 并行输入的方式，提出了一种新的混合 BCI 拼写方法。在该 BCI 系统中，目标字符坐标由 P300 和 SSVEP 两个子拼写器同时输出的二维坐标共同确定。基于该方法设计了区域/位置(SL)和行/列(RC)两个快速拼写范式。为了达到更好的在线拼写性能，基于离线分析得到的 PITR 曲线设计了最优 trial 优化选择方法。实验结果表明，本书所提出的混合 BCI 方法相比于单模态的 BCI 拼写器(如 P300 和 SSVEP 方法)的拼写速度有了显著提高，在线平均 PITR 可达到 53.06bit/min。

(3) 为了实现 P300 和 SSVEP 特征信息更加有效合理的运用，本书基于 P300 与 SSVEP 得分融合机制，提出了一种具有 64 个可选目标的混合 BCI 系统。在该方法中，将 P300-BCI 拼写器的 RC 范式和 SSVEP 两步选择机制相结合，设计了两种混合 BCI 范式，分别称为双 RC 和四维范式。在该混合 BCI 方法中，目标均由基于 P300 与 SSVEP 的四维时频特征信息识别得到。此外，本书进一步提出了 MPE 融合方法，用于在得分级实现 P300 和 SSVEP 的融合，并将该方法与线性判别分析、朴素 Bayes 分类器和支持向量机进行了性能对比。实验结果表明，四维范式相比于 DRC 范式的性能更加优越，MPE 融合方法较其他方法得到了更高的准确率，系统平均准确率可达到 95.18%。该混合 BCI 方法在 BCI 键盘设计研究中具有一定的应用价值。

5. 基于 P300 与 ErrP 的混合 BCI 研究与优化设计[8-10]

P300-BCI 拼写器在提高具有严重运动障碍患者的交互能力上存在很大潜能。然而，其通信效率还需要进一步提升，才能满足实际应用的需要。研究表明，ErrP 在 P300-BCI 的自动纠错方面具有巨大的潜在价值。为了进一步提升 P300-BCI 系统的通信效率，本书设计了一系列基于 P300 与 ErrP 的混合 BCI 方法，具体内容如下。

(1) 本书首先将 ErrP 引入 P300-BCI 拼写器中，设计出一种自动纠错方法。该方法中，首先提出了一种利用实时贝叶斯 DS 策略获得 P300 置信度的机制。随后，采用一组决策树算法来融合 ErrP 和 P300 置信度特征，用于识别目标字符。本书使用提前训练好的 BCI 系统对 11 名被试进行了在线错误检测，得到的平均灵敏度为 86.67%、特异性为 96.59%。自动纠错方法使系统选择精确度提高了 13.67%，SPM 由原来的 1.23±0.63 提高到了 2.98±0.98。

(2) 本书基于 ErrP 得分提出了一种半监督自适应 P300-BCI，并基于来自两步式 P300-BCI 拼写器输出的原始标签，对比分析了基于 ErrP 得分、P300 后验目标得分和两种得分混合方法的系统性能。此外，本书还进一步评估了半监督自适应方法和再训练方法适应新 SOA 的能力。11 名健康被试参加了 3 次带反馈的跨天在线拼写实验，基于监督标签的再训练方法在 AUC 上分别实现了 0.85%(第 2 阶段实验，$p<0.01$)和 1.89%(第 3 阶段实验，$p<0.05$)的提升，证实了分类器自适应设计的有效性。在新的 SOA 上，半监督自适应方法显著提升了 SPM，但发现仅使用 P300 后验目标得分的 SPM 值最大，这表明 ErrP 在提升半监督自适应方法的分类表现上并不是必需的。

(3) 迄今，ErrP 刚刚被成功应用于视觉 BCI 的错误纠正机制研究。本书首次通过听觉诱发 ErrP，并将其应用于听觉 BCI 中来设计自动纠错机制。具体来说，本书主要实现了一个 4 分类的听觉 P300-BCI，同时对比研究了基于 ErrP、P300 和两种模态融合三种识别方法的系统通信效率。9 个健康被试分别在两天内完成了拼写实验。实验结果表明，听觉 BCI 所诱发的 ErrP 高于视觉 BCI，平均 AUC 可达到 0.946，而基于混合方法的自动纠错机制使系统 ITR 提高了 2.3bit/min，显著提高了听觉 P300-BCI 的通信效率。

12.2　未来工作展望

自从 20 世纪 70 年代以来，BCI 技术与理论从无到有，取得了长足的进展，已经成为多学科高度交叉的科学领域和前沿热点研究方向。由于在康复医疗、军事、娱乐等诸多领域存在巨大的潜力和市场价值，BCI 及其相关技术研究已被列为未来最具潜力的前沿科学之一。然而我们必须认识到，目前 BCI 技术仍处于理论与技术研发的初级阶段，与现实需求仍有一定差距。为了进一步推动 BCI 技术的发展，优化系统性能，下一步工作可以从以下几个方面着手展开。

1. 基于多目标优化机制的 BCI 技术研究

本书以脑机交互速率的提升为目标，进行诱发式 BCI 的理论研究与优化设计，成功实现了 BCI 系统的准确率和 ITR 的提高。然而在实际应用中，BCI 系统的评价指标有很多种。随着研究的深入，将逐步纳入系统可靠性、鲁棒性、通用性、异步控制能力以及目标识别算法对不同被试的自适应调节能力等系统控制领域所涉及的性能评价指标，并在此基础上探索基于多个目标的 BCI 优化设计方法。众所周知，在 BCI 系统的应用过程中，用户不但需要输出控制命令，也需要空闲状态用于休息或执行其他类型的操作。系统的异步控制能力是 BCI 迈入实用化的重要标志之一。然而，这种控制/空闲状态的识别往往需要牺牲 BCI 系统的通信速度。目前，BCI 研究领域还没有综合这两个指标的多目标优化问题的研究。基于上述考虑，本书的下一步研究将重点关注异步控制能力与通信速度的综合优化问题。

2. 混合 BCI 技术研究

通过本书的研究可知，混合 BCI 方法有效突破了传统单模态 BCI 性能指标的瓶颈状态，大大提高了系统性能。然而，混合 BCI 技术的研究才刚刚开始，BCI 系统的优化设计拥有巨大的潜力。随着 BCI 技术向实际应用的转化，混合 BCI 技术无疑将成为该领域的主流研究方向。本书建议未来可以在以下几个方面开展混合 BCI 的研究。

(1) 多源信号的采集和分析处理方面。设计基于多源信号的混合 BCI 实验平台，开展神经电生理实验，采集被试执行任务过程中的脑源与非脑源神经活动信号，研究被试在执行复合控制任务过程对应的神经机理与模式。具体来说，研究可以以脑源信号为主，以高时间分辨率的 EEG 信号的采集和分析识别技术为核心，综合 fMRI 和 NIRS 等其他多种大脑活动测量手段，利用他们在空间分辨率上的优势，从而获取大脑活动更完整的信息。此外，还可以结合肌电(electromyogram，EMG)、眼电(electro-oculogram，EOG)和皮肤电导率/磁导率等多种神经信号，研究脑源信号与其继发神经活动信号的关联模式，为混合 BCI 提供更多维度的控制信息。为了使 BCI 系统能更好地适应复杂环境的控制，还可以结合现有智能系统所提供的控制信号，探索 BCI 系统与人工智能的联合控制机制。

(2) 混合 BCI 范式设计方面。可以关注其他多种模态信号在混合 BCI 系统控制中对应的大脑活动模式的信号变化过程、相关性、差异性及显著性，遴选出具有较高区分度和较快响应速度的信号，并通过进一步的实验进行组合、优化和检验，构建合理有效的多模态组合和切换方式，完成对通信控制设备的操作控制。混合 BCI 范式中系统各部分的组合方式将包括但不限于并行与串行控制、多对多与多对一控制、异步与校错控制等。

(3) 多模态数据融合方面。为了更加合理地利用混合 BCI 中各模态的信息，以提高系统控制的准确性和鲁棒性为目标牵引，可以依靠信息融合方法，从数据级、特征级和决策级三个层次尝试进行信息融合，并针对 BCI 系统提出相应的多模态信息融合方法。其中，数据级融合类似于单模态信号各通道之间的信息整合，可直接利用信号处理与识别方法对多模态数据进行处理；特征级融合是在对各模态信号进行特征提取之后，利用信息融合方法对混合特征进行识别与分类；决策级融合是在各多模态信号的判别器输出结果之后，综合不同模态信号的识别率和可靠性等信息，计算出最终的系统输出结果。

3. 被试对 BCI 系统性能的影响研究

目前，BCI 技术的研究仍处于实验室阶段。被试的生理和心理因素均在一定的可控范围之内。为了提高 BCI 系统性能，本书通过对范式和被试实验任务的改进，有效提高了 BCI 系统的通信效率。然而，在实际应用环境中，被试的生理和心理因素常常受到噪声、温度、光线等外部环境，以及被试的心情、疲劳程度、心跳速度等内部环境的干扰。这些干扰往往是不可控的，而且会对被试操控 BCI 系统的能力造成影响。特别是在战场作战或者宇航员执行太空任务等极端环境下，被试的各项身心指标将会与实验室条件下有很大的不同。本书建议进一步研究特定环境下被试的大脑信号特征，以及相对应的 BCI 系统性能，从而设计出可以应用于实际操控环境下的 BCI 系统。

参考文献

[1] Zhang N, Liu Y, Yin E, et al. Retinotopic and topographic analyses with gaze restriction for steady-state visual evoked potentials [J]. Scientific Reports, 2019, 9(1): 4472.

[2] Yin E, Zhou Z, Jiang J, et al. A dynamically optimized SSVEP brain-computer interface (BCI)

speller [J]. IEEE Transactions on Biomedical Engineering, 2015, 62(6): 1447-1456.

[3] Jiang J, Yin E, Wang C, et al. Incorporation dynamic stopping strategy into the high-speed SSVEP-based BCIs [J]. Journal of Neural Engineering, 2018, 15(4): 046025.

[4] Yin E, Zeyl T, Saab R, et al. An auditory/tactile visual saccade-independent P300 brain-computer interface [J]. International Journal of Neural Systems, 2016, 26(1): 165001.

[5] Yin E, Zhou Z, Jiang J, et al. A novel hybrid BCI speller based on the incorporation of SSVEP into the P300 paradigm [J]. Journal of Neural Engineering, 2013, 10(2): 026012.

[6] Yin E, Zhou Z, Jiang J, et al. A speedy hybrid BCI spelling approach combining P300 and SSVEP [J]. IEEE Transactions on Biomedical Engineering, 2014, 61(2): 473-483.

[7] Yin E, Zeyl T, Saab R, et al. A hybrid brain-computer interface based on the fusion of P300 and SSVEP scores [J]. IEEE Transactions on Neural Systems and Rehabilitation Engineering, 2015, 23(4): 693-701.

[8] Zeyl T, Yin E, Keightley M, et al. Adding real-time Bayesian ranks to error-related potential scores improves error detection and auto-correction in a P300 speller [J]. IEEE Transactions on Neural Systems and Rehabilitation Engineering, 2016, 24(1): 46-56.

[9] Zeyl T, Yin E, Keightley M, et al. Partially supervised P300 speller adaptation for eventual stimulus timing optimization: Target confidence is superior to error-related potential score as an uncertain label [J]. Journal of Neural Engineering, 2016, 13(2): 026008.

[10] Zeyl T, Yin E, Keightley M, et al. Improving bit rate in an auditory BCI: Exploiting error-related potentials [J]. Brain-Computer Interfaces, 2016, 3(2): 75-87.